AF548430

Peter Bahn · Sven Koch · Gamal Raslan

Atlas der Dorn-Therapie

Peter Bahn

unter Mitarbeit von
Sven Koch und Gamal Raslan

Atlas der Dorn-Therapie

Der große Bildatlas zur Dorn-Methode und Breuß-Massage

Mit Videos zu den Kapiteln

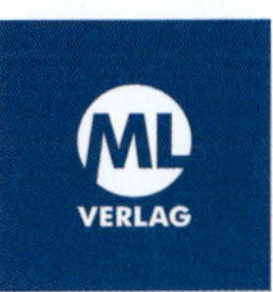

Wichtige Hinweise: Die Autoren haben große Sorgfalt auf die (therapeutischen) Angaben, insbesondere Indikationen und Warnhinweise, verwendet. Dennoch entbindet dies den Anwender dieses Werkes nicht von der eigenen Verantwortung. Weder die Autoren noch der Verlag können für eventuelle Nachteile und Schäden eine Haftung übernehmen, die aus den im Buch gemachten Hinweisen resultieren.

Die Dorn-Therapie ist eine einfache, wirkungsvolle und schonende Art, die Wirbelsäule zu behandeln. Dieses Buch richtet sich an den Therapeuten, der nach Dorn behandeln möchte. Zur besseren Lesbarkeit erscheint im Text meist nur die männliche Form, also der Therapeut, der Patient usw. Selbstverständlich sind Frauen – Therapeutinnen und Patientinnen – gleichermaßen angesprochen.

5. Auflage 2024

© 2013 ML Verlag in der Mediengruppe Oberfranken – Fachverlage GmbH & Co. KG, Kulmbach

Druck und Bindung: Generál Nyomda Kft., H-6727 Szeged

Das Werk ist urheberrechtlich geschützt. Die dadurch begründeten Rechte, insbesondere die der Übersetzung, des Nachdrucks, der Funksendung, der Wiedergabe auf fotomechanischem Weg und der Speicherung in Datenverarbeitungsanlagen, auch bei nur auszugsweiser Verwertung, bleiben vorbehalten.

Lektorat: Dr. Inge Ziegler, München
Layout und Satz: Schäffler & Kollegen GmbH, Augsburg
Fotos und Filme: Oliver Berg, Münster

www.ml-buchverlag.de

ISBN 978-3-96474-766-2

Inhalt

Vorwort

Zur Dorn-Therapie, die sich erfreulicherweise in der heutigen Medizin etabliert hat, gibt es seit Jahren umfassende Literatur, die sich eingehend mit dieser manuellen Therapie befasst. Diese, teilweise auf hohem Niveau stehenden Bücher beinhalten sehr viel Text, in der Regel jedoch nur wenige bildliche Darstellungen der Behandlungsabläufe.

Vielen Seminarteilnehmern, die diese sanfte Art der manuellen Therapie erlernt haben, um sie in ihre therapeutische Tätigkeit zu integrieren, waren diese textorientierten Lehrbücher nicht ausreichend. So entstand im August 2008 der Gedanke, Behandlungsabläufe der Dorn-Therapie in stehenden und bewegten Bildern festzuhalten. Dieser Anregung folgend wurde der Dorn-Atlas geschaffen, komplettiert durch Videos, die alle Facetten der Dorn-Therapie praxisnah demonstrieren. So ist es den Dorn-Therapeuten und Dorn-Anwendern möglich, die Seminarinhalte aufzuarbeiten, respektive visuell nachzuvollziehen. Auf Hinweise zur Ursache von Krankheiten, zu Kontraindikationen sowie auf die Vermittlung theoretischen Grundwissens wurde bis auf wenige Ausnahmen bewusst verzichtet. Der Betrachter sollte sich darüber im Klaren sein, dass das Anschauen des Bildbandes und des Lehrfilms den Besuch von Seminaren nicht ersetzen kann. Fachbegriffe wurden in Text und Kommentar weitgehend vermieden, um auch dem medizinischen Laien einen verständlichen Behandlungsablauf zu vermitteln. Moderate Abweichungen in Atlas und Film vom Inhalt der Fachliteratur haben ihren Grund in der Individualität der Behandlung und basieren auf den jahrelangen Erfahrungen der Autoren an ihren Patienten.

Der Wunsch der Autoren ist es, ein Werk geschaffen zu haben, das einerseits den interessierten Betrachter motivieren soll, diese sanfte manuelle Methode zu lernen. Andererseits sollen Bildatlas und Film den Absolventen von Dorn-Seminaren als Hilfe zur Aufarbeitung der theoretischen und praktischen Seminarinhalte dienen sowie Freude an der therapeutischen Arbeit vermitteln.

Wir möchten all denen danken, die maßgeblich an der Gestaltung und Vollendung dieses Werkes mitgewirkt haben, insbesondere Herrn Andreas Beutel als Initiator und Geschäftsführer des Verlages, den Modellen Ute, Theresa und Anne, Herrn Oliver Berg, verantwortlich für die Foto- und Filmaufnahmen sowie der Lektorin, Frau Dr. Inge Ziegler.
Enden möchten wir mit einem Zitat des Arztes Michael Schlaadt, der aus unserer Sicht die Dorn-Therapie sehr schön beschrieben hat, und wünschen Ihnen viel Freude beim Betrachten dieses Buches:

»Die Methode Dorn ist deshalb so perfekt, weil sie sich aus der Intelligenz der Intuition speist und nicht aus dem medizinischen Intellekt entwickelt wurde.«

Sankt Augustin, Herbst 2010
Für das Autorenteam
Peter Bahn, Heilpraktiker

Geleitwort

Liebe Leserin, lieber Leser,

kennen Sie das? Sie wissen genau wo der Fehler liegt. Sie wissen genau, dass es eigentlich keine Möglichkeit gibt, das Problem zu lösen, und dann sagt Ihnen jemand „versuch doch mal …“ und Sie denken: Das kann nicht gehen – und es geht eben doch. Und zwar so, wie Sie es sich kaum hätten vorstellen können!

Nun arbeite ich schon einige Jahre als Lehrkraft für Anatomie und Physiologie in der universitären wie auch pflegerischen medizinischen Ausbildung im Rheinland und „bewege“ mich sicher im Bewegungsapparat des Menschen und mindestens genauso lange leide ich unter Rückenschmerzen, die ich punktgenau einem anatomischen Bereich zuordnen kann. Alle Versuche mit konventionellen Mitteln gegen die Symptomatik zu arbeiten sind fehlgeschlagen oder waren nur von kurzem Erfolg gekrönt. Und dann sagte mir jemand: „Versuch doch mal die Dorntherapie.“ Eigentlich nicht logisch, eigentlich nur kleine Bewegungen, eigentlich keine große Sache, aber eigentlich habe ich seither keine Schmerzen mehr. Und ich habe gelernt, mir mit eigentlich ganz unspektakulären Übungen selbst zu helfen, dauerhaft!

Dr. rer. nat. Christiane C. Stieber, Bonn

Einführung

Seit ihren Anfängen vor rund 40 Jahren hat sich die Dorn-Therapie intensiv weiterentwickelt und verbreitet. Nach wie vor streben viele Therapeuten eine Ausbildung in der Dorn-Therapie an. Der vorliegende Dorn-Atlas unterstützt die Ausbildung in Seminaren durch ausführliches Bildmaterial – ergänzt um kurze Beschreibungen der einzelnen Griffe. In den verlinkten Videos werden die einzelnen Bewegungsabläufe ausführlich demonstriert. Der Dorn-Atlas ermöglicht ein schnelles Rekapitulieren der filmisch dargestellten Behandlungsschritte. Um möglichst viele Varianten der Dorn-Therapie aufnehmen zu können, wurde ein Autorenteam aus verschiedenen Therapeuten zusammengestellt.

Die Texte im Bildteil sind zur besseren Übersichtlichkeit bewusst kurz und prägnant gehalten. Hinsichtlich theoretischer Grundlagen wie Kontraindikationen, Abrechnung etc. sei der Leser auf die weitere Literatur verwiesen. An dieser Stelle soll noch kurz auf einige Besonderheiten hingewiesen werden, die bei den einzelnen Behandlungsschritten nicht immer explizit erwähnt werden:

- Die meisten Gelenkkorrekturen folgen bei der Dorn-Therapie dem gleichen Prinzip: Das zu korrigierende Gelenk wird zunächst in einen 90°-Winkel gebracht. Anschließend bringt der Therapeut das Gelenk unter anhaltendem Druck auf das Gelenk in die Streckung.
- Die Positionen „rechts" und „links" beziehen sich auf die jeweilige Körperseite des Patienten.
- Ob Untersuchung und Behandlung an der Liege, an oder auf einem Stuhl oder an einem anderen Mobiliar erfolgen, ist nicht entscheidend.
- Vor der Untersuchung und Behandlung wird das zu behandelnde Segment in der Regel mit Johanniskrautöl eingeölt, auch wenn dies Foto und Film nicht in allen Einstellungen wiedergeben.
- Untersuchung und Behandlung werden jeweils exemplarisch für eine Körperseite, einen Wirbel etc. dargestellt. Die Behandlung der anderen Seite erfolgt entsprechend seitenverkehrt.
- Die Korrektur von Fehlstellungen sollte in der Ausatmungsphase erfolgen, das heißt der Therapeut und der Patient atmen bei der Korrektur aus. Allerdings gibt es hierzu auch Ausnahmen. Hinweise zur Atmung gelten – sofern nicht explizit anders erwähnt – gleichermaßen für Therapeut und Patient. Der Idealfall einer synchronen Atmung von Therapeut und Patient ist in der Praxis jedoch nicht immer zu erreichen.
- Pendeln – ob mit Arm oder Bein – und gleichzeitiges Ein- und Ausatmen sollten nicht zu schnell erfolgen, da es sonst zu einer Hyperventilation kommen kann. Um dies zu verhindern, können Pendeln und Korrektur in Ausnahmefällen ohne festgelegten Atemrhythmus ausgeübt werden.
- Erfordert eine Korrektur das Pendeln eines Beines im Stehen, so sollte das Standbein bei der Korrektur auf einem Brett, Buch oder Ähnlichem positioniert sein und das Bein der „gesunden" Seite pendeln.
- Die Angaben zur Anzahl der Korrekturversuche bzw. Wiederholungen sind nicht starr zu verstehen. Entscheidend ist die Intensität der Fehlstellung. Erfahrene Therapeuten handeln hier intuitiv. Gegebenenfalls während der Korrekturversuche mehrmals die Fehlstellung überprüfen.
- Zu guter Letzt nicht das Ausmassieren und Ausstreichen vergessen.
- Auch wenn nicht explizit darauf hingewiesen wird: Die Intensität des Drucks beim Abtasten und in der Korrektur richtet sich immer nach dem körperlichen Befinden des Patienten. Der Druck sollte grundsätzlich „sanft" sein, kann aber auch bei Patienten mit mehr Gewebe „fester" ausgeübt werden. Intuition und Erfahrung des Therapeuten haben also oberste Priorität.
- Moderate Abweichungen des Textes im Buch zum gesprochenen Text in den Filmsequenzen waren aus technischen Gründen nicht vermeidbar. Ausschlaggebend sind die Texte im Atlas.

1 Untersuchung auf Beinlängendifferenzen

Die Ursachen funktioneller Beinlängendifferenzen sind vielfältig. Nach MRT-Befunden (Magnetresonanztomographie) des Orthopäden Dr. Hansen sind vor allem Dysbalancen im komplexen neuro-muskulären-skelettalen System der Wirbelsäule, des Beckens und der Beine für Beinlängendifferenzen verantwortlich.

1.1 Beinlängenüberprüfung ohne Schuhe

Neben der Anamnese, die jeder Behandlung vorausgeht, ist die Untersuchung auf Beinlängendifferenzen die Basis der Dorn'schen Behandlung.

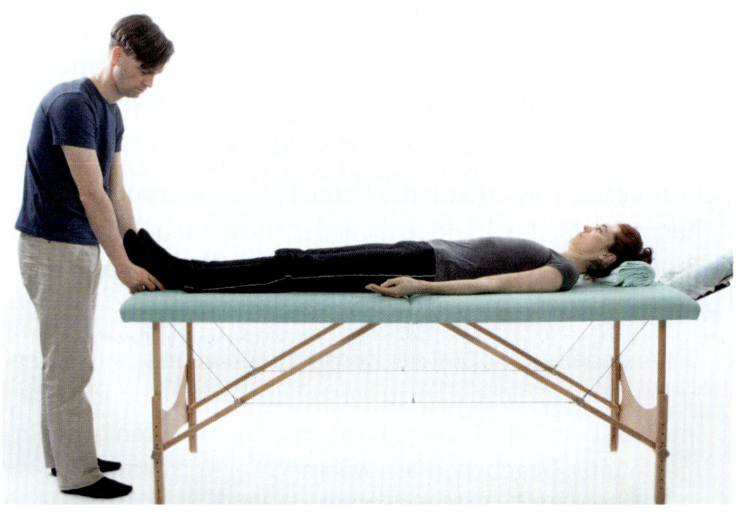

Dabei liegt der Patient angekleidet mit dem Rücken auf einer Behandlungsliege. Gegenstände wie Geldbörse, Schlüssel, Handy oder Ähnliches müssen aus der Bekleidung, insbesondere aus den Gesäßtaschen der Hosen, entfernt werden, um Fehlmessungen zu verhindern. Die Beine des Patienten sind gestreckt. Der Therapeut steht am Fußende der Liege.

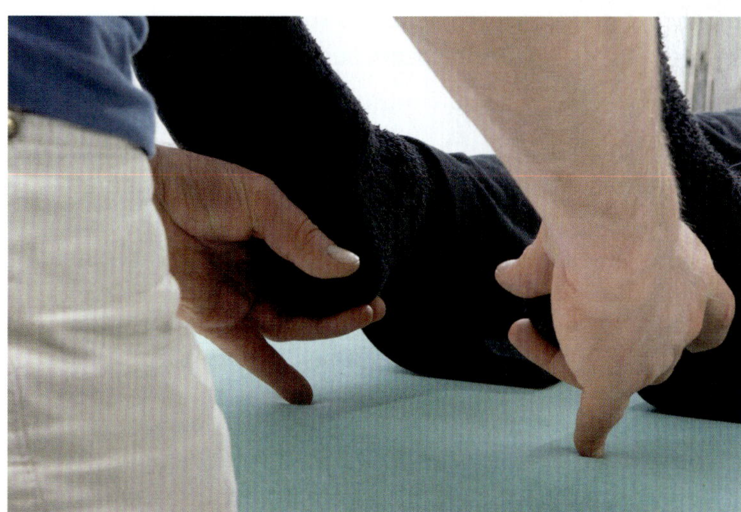

Der Therapeut nimmt die Füße des Patienten im Bereich der Fersen und Sprunggelenke in die Hände und hebt die Beine ein wenig an.

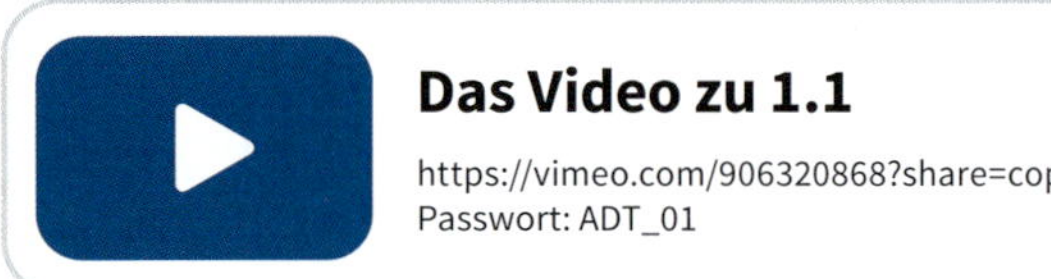

Das Video zu 1.1

https://vimeo.com/906320868?share=copy
Passwort: ADT_01

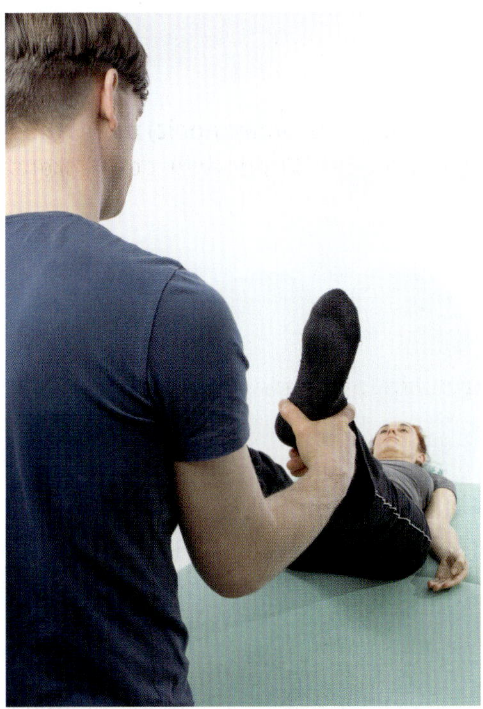

Um die Spannung aus dem Körper des Patienten zu nehmen, werden die Beine etwas geschüttelt. Dabei nicht an den Beinen ziehen.

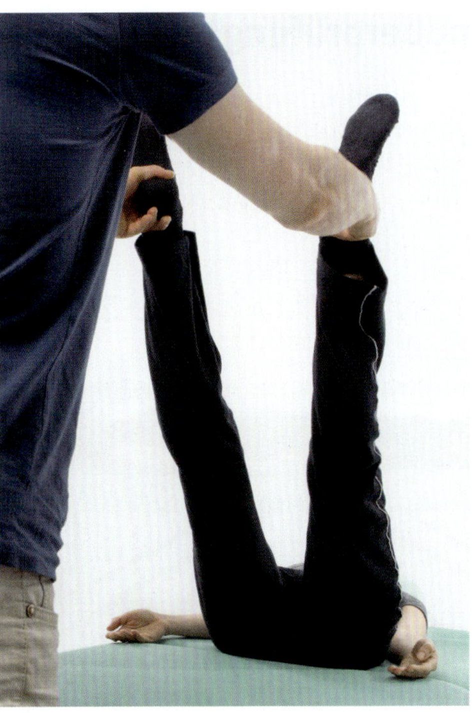

Der Therapeut führt anschließend die Beine des Patienten langsam in einer moderaten Außenrotation nach oben, während er zugleich sein Körpergewicht leicht zum Patienten verlagert.

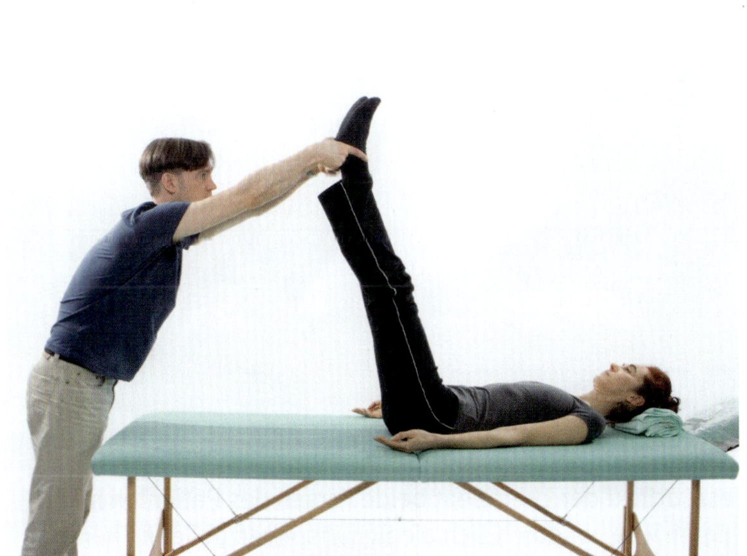

Bei einer 70- bis 80°-Stellung der gestreckten Beine zur Liege ist die Endstellung erreicht.

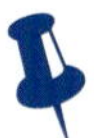

Beide Beine des Patienten müssen in der 80- bis 90°-Stellung exakt in der gedachten Verlängerung des Körpers liegen. Ein Abweichen nach rechts oder links verändert den Befund.

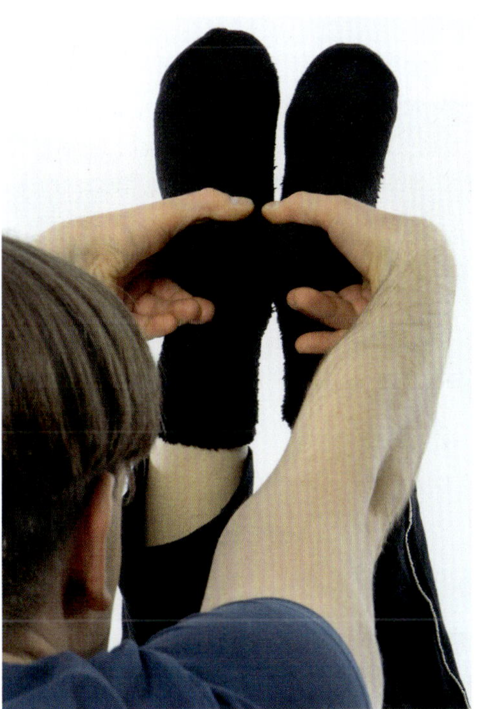

In dieser Position werden die Füße parallel stehend zusammengebracht. Über den Stand der Fersen wird, gegebenenfalls mit aufgelegtem Daumen, eine mögliche Beinlängendifferenz ermittelt. Danach die Füße umfassen und langsam wieder ablegen.

1.2 Beinlängenüberprüfung mit Schuhen

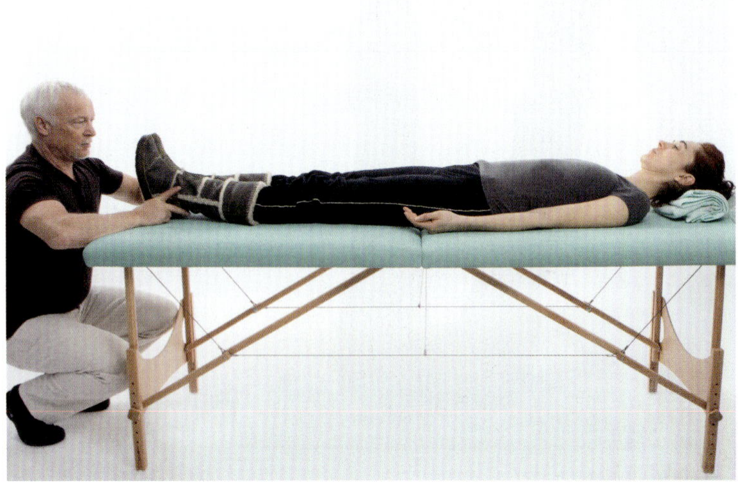

Ausgangsposition wie in Kapitel 1.1.

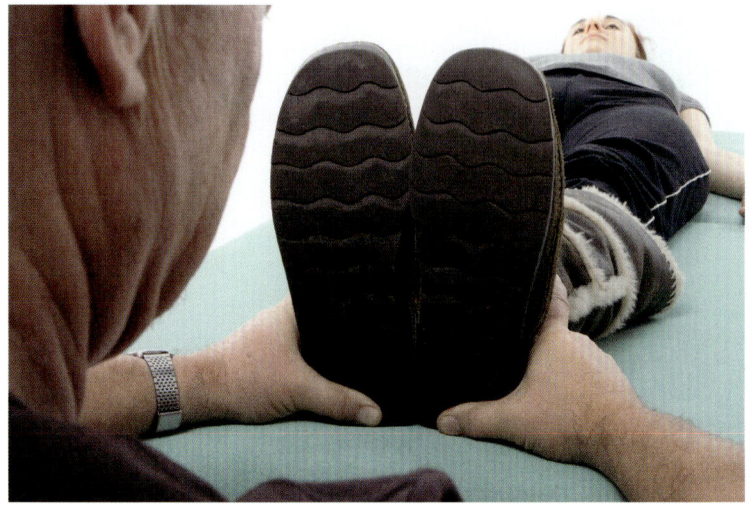

Der Therapeut legt die Daumen seiner Hände links und rechts im Bereich der Schuhsohle mittig möglichst nahe am Fersenrand auf.

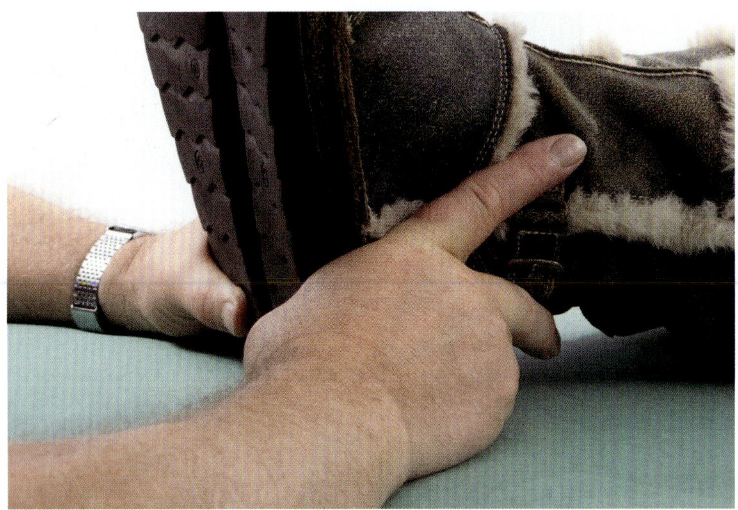

Die Außenknöchel der Füße liegen zwischen Zeige- und Mittelfinger. Die Finger nehmen dabei die Haltung wie bei einer Schwurhand ein.

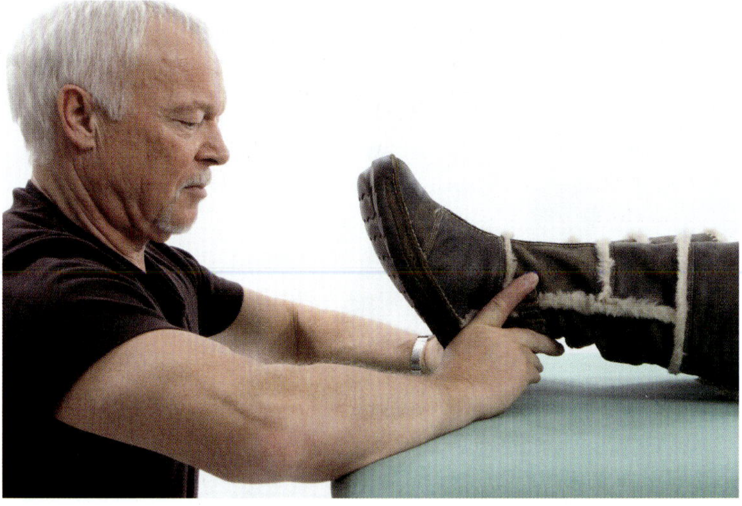

Jetzt drückt der Therapeut beide Fersen des Patienten nach hinten weg, wodurch sich die Schuhspitzen auf den Therapeuten zu bewegen. Damit werden die oberen Sprunggelenke fixiert, so dass sie keinen Bewegungsspielraum mehr haben.

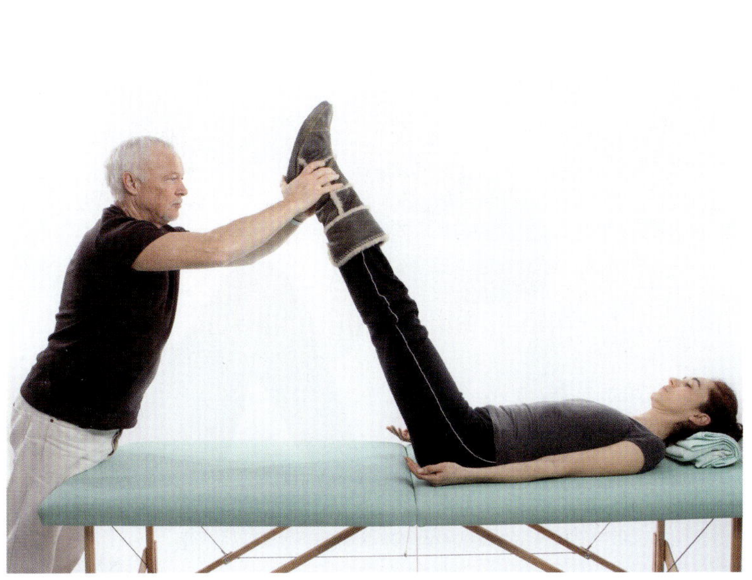

Der Therapeut führt mit dieser Grifftechnik die gestreckten und parallel gehaltenen Beine unter stetigem Druck auf die Fersen in eine 70- bis 80°-Stellung zur Liege.

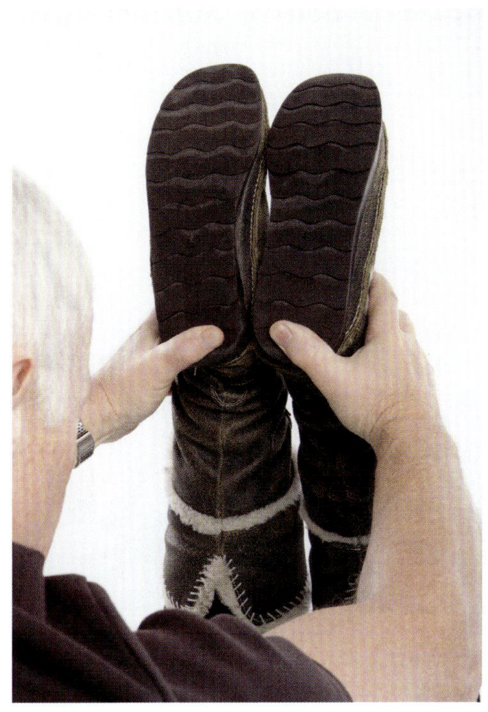

Über einen Vergleich der Position der Schuhsohlenabsätze wird eine mögliche Beinlängendifferenz ermittelt.

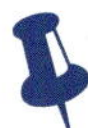

Bei Patienten mit Problemen in der Lendenwirbelsäule, verbunden mit starken Schmerzen z. B. beim Hexenschuss oder einer Ischialgie, ist es aufgrund der starken Schmerzsymptomatik kontraindiziert, die Beine anzuheben und in die zur Überprüfung der Beinlängen notwendige 70- bis 80°-Stellung zu bringen. Bei diesen Befunden kommt es durch das Anheben der gestreckten Beine über 20 bis 30° hinaus zu einer Dehnung des Ischiasnervs und auf der kranken Seite zu Schmerzen im Gesäß und Oberschenkel (Lasèque-Zeichen). Alternative Untersuchungsmethoden für Schmerzpatienten werden in den Kapiteln 1.3 und 1.4 beschrieben.

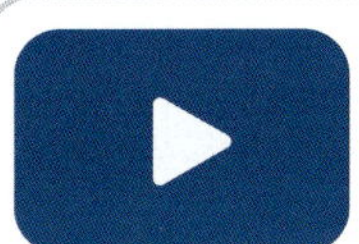

Das Video zu 1.2

https://vimeo.com/906320888?share=copy
Passwort: ADT_01

1.3 Beinlängenüberprüfung Schmerzpatient im Liegen

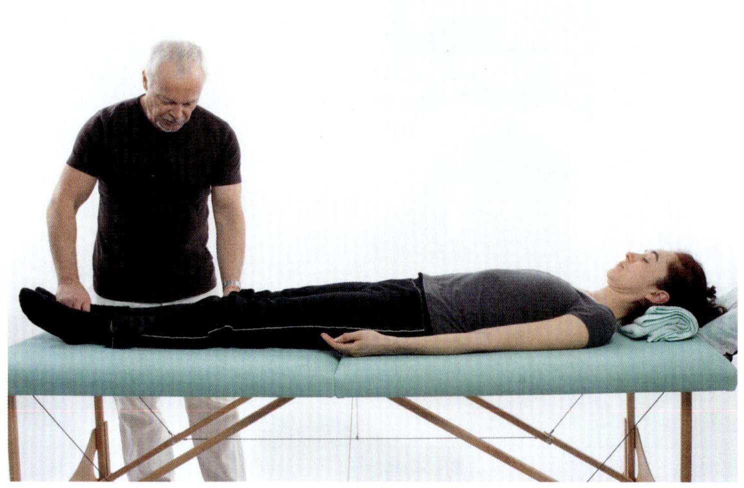

Der Patient liegt, soweit dies möglich ist, gestreckt mit dem Rücken auf der Liege.

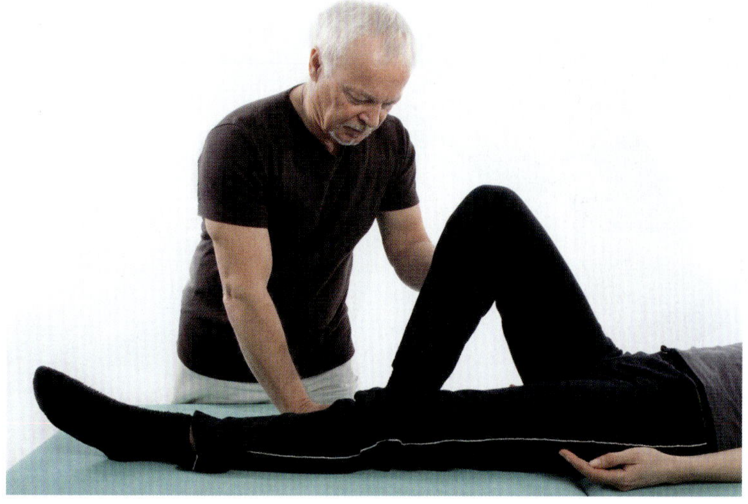

Der Therapeut stellt nacheinander die Füße des Patienten in Richtung Gesäß auf, ohne dass der Patient aktiv eingreift.

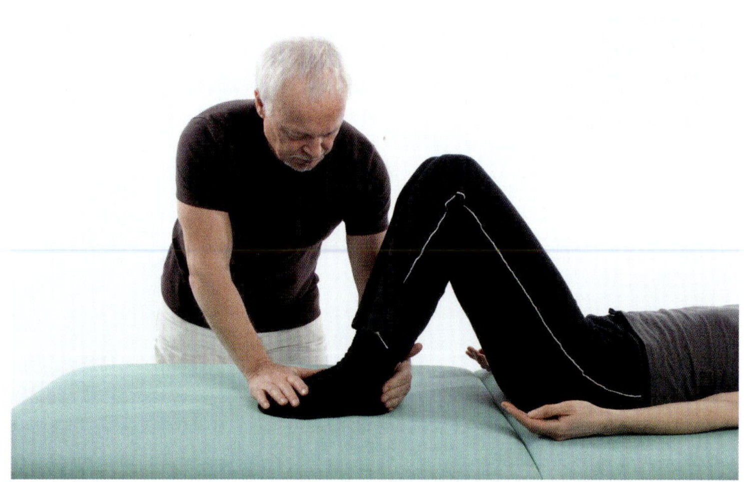

Ober- und Unterschenkel bilden einen spitzen Winkel.

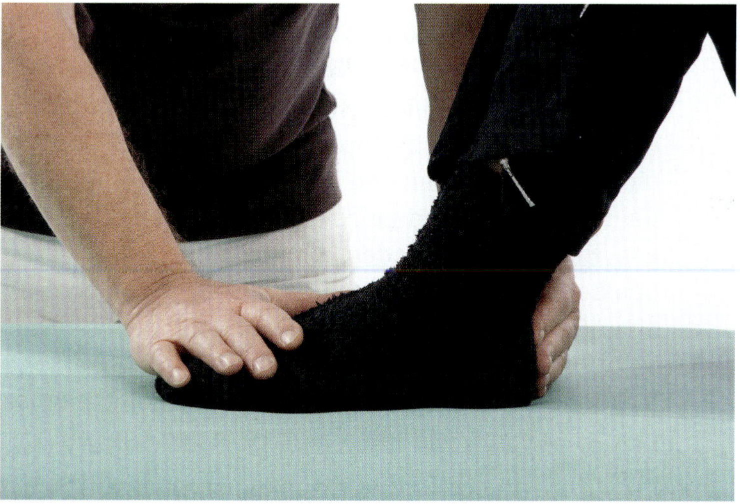

Die Fersen müssen exakt auf einer geraden Linie ausgerichtet sein.

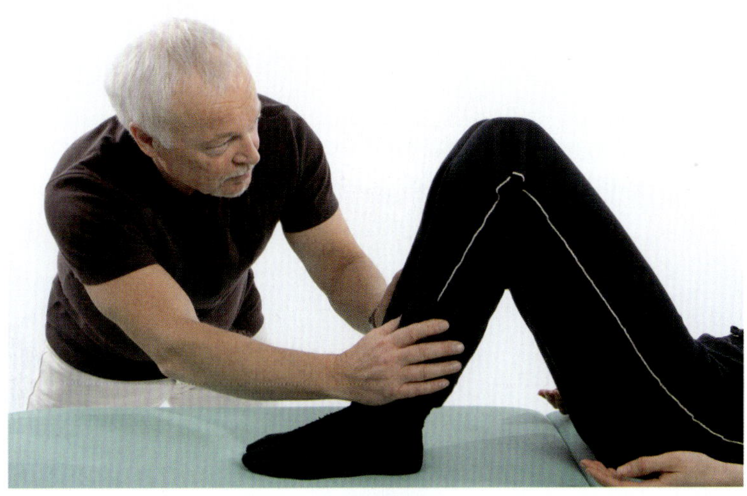

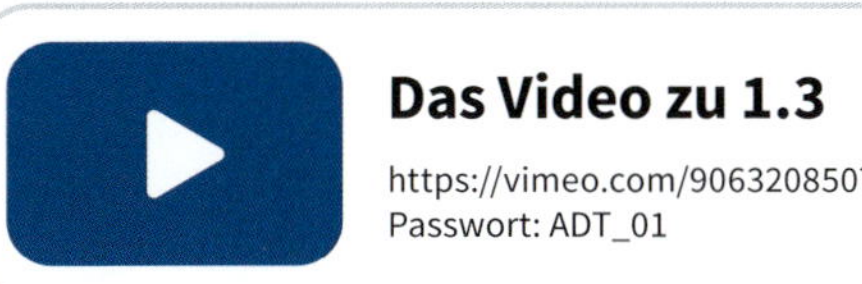

Das Video zu 1.3

https://vimeo.com/906320850?share=copy
Passwort: ADT_01

Der Therapeut kann nun über die Höhe der Knie eine mögliche Differenz der Beinlängen feststellen. Falls notwendig kann zur Überprüfung eine Wasserwaage herangezogen werden.

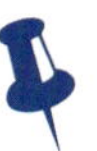

Bei Schmerzpatienten mit positivem Lasèque-Zeichen, die sich nicht auf den Rücken legen können, kann die Untersuchung auch auf einem Stuhl sitzend vorgenommen werden (Kap. 1.4).

1.4 Beinlängenüberprüfung Schmerzpatient im Sitzen

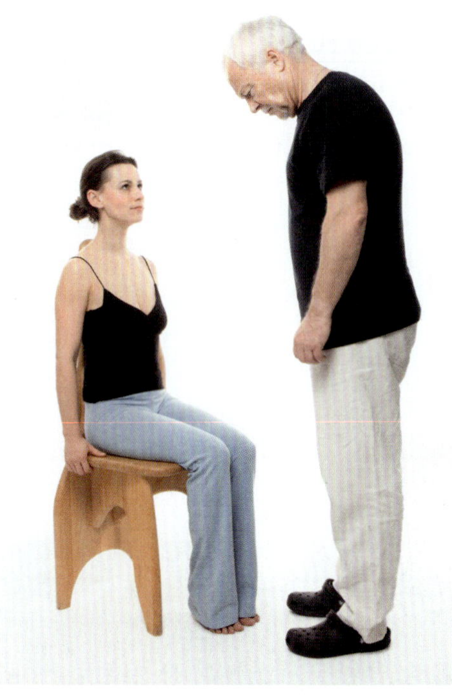

Der Patient sitzt auf einem Stuhl mit Rückenlehne. Gesäß und Lendenwirbelsäule haben Kontakt zur Rückenlehne.

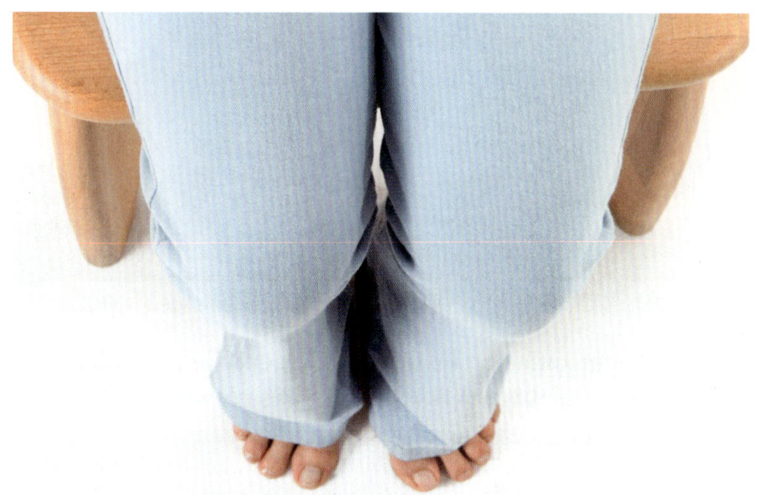

Oberschenkel und Knie des Patienten berühren sich. Ober- und Unterschenkel bilden einen 90°-Winkel. Die Füße haben mit der ganzen Fußsohle Kontakt zum Boden.

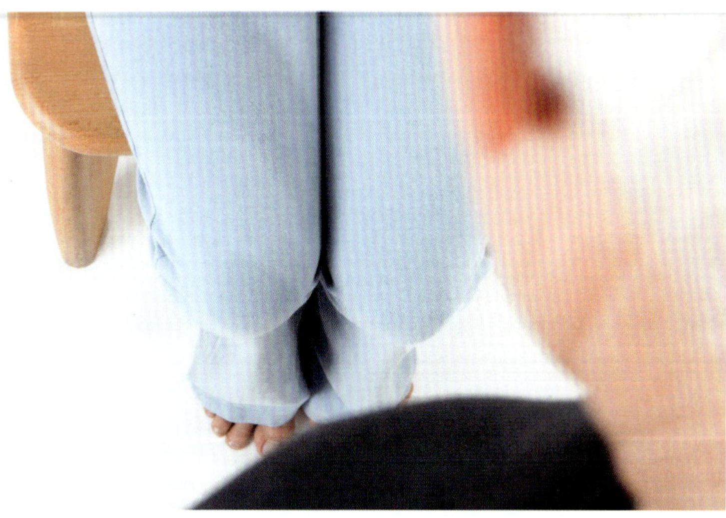

Der Therapeut schaut von oben auf beide Knie und beurteilt deren Position: Ein weiter nach vorne ragendes Knie lässt auf ein längeres Bein schließen.

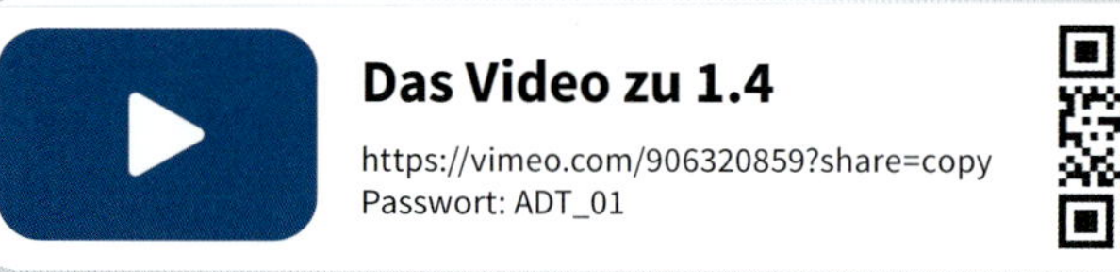

Das Video zu 1.4

https://vimeo.com/906320859?share=copy
Passwort: ADT_01

2 Hüftgelenk

Bei der klassischen Beinlängenkorrektur nach Dorn wird zunächst das Hüftgelenk korrigiert. Ergibt eine anschließende Beinlängenüberprüfung (Kap. 1) immer noch eine Beinlängendifferenz, wird zunächst das Knie (Kap. 3) und nach erneuter Kontrolle bei Bedarf das Sprunggelenk (Kap. 4) korrigiert.

2.1 Klassische Beinlängenkorrektur

Die Demonstration der klassischen Beinlängenkorrektur erfolgt am Beispiel des rechten Beines.

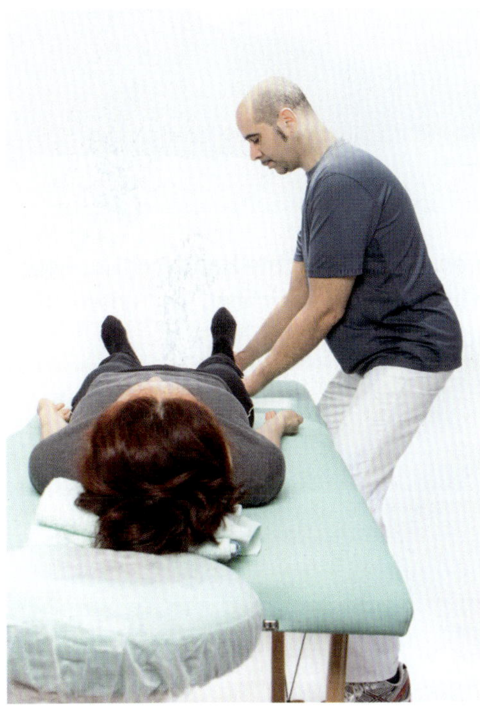

Der Patient liegt mit dem Rücken und gestreckten Beinen auf der Behandlungsliege. Der Therapeut steht rechts neben der Liege ...

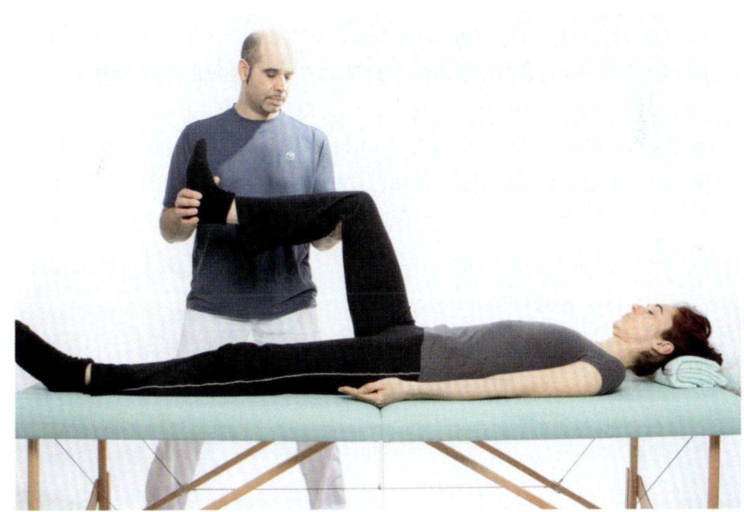

... und bringt das zu korrigierende Bein mit dem Oberschenkel in eine 90°-Stellung zum Rumpf. Darauf achten, dass der Oberschenkel senkrecht zum linken Bein steht, zum Rumpf keinen spitzen Winkel bildet und nicht nach innen fällt.

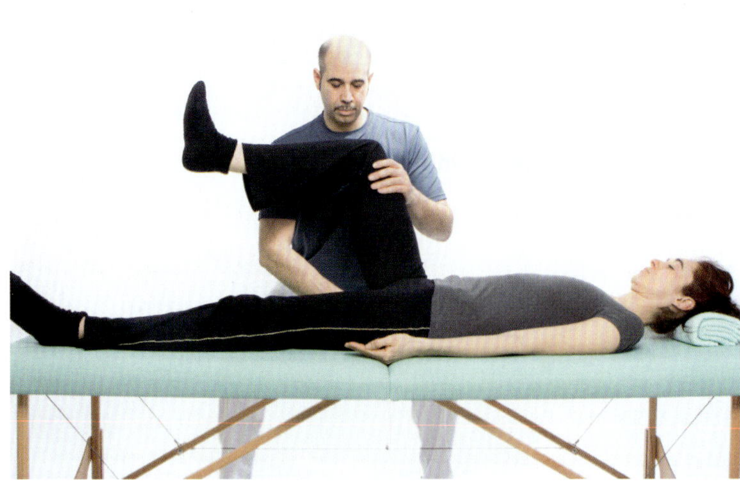

Der Therapeut greift nun um, so dass seine linke Hand das rechte Bein des Patienten am Übergang vom Knie zum Oberschenkel umfasst. Die rechte Hand des Therapeuten liegt oberhalb der Po-Querfalte quer zum Oberschenkel des Patienten.

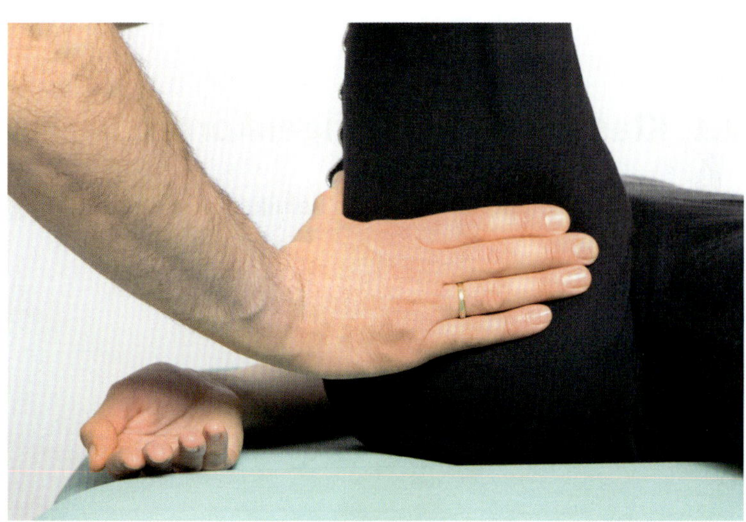

Dabei ist darauf zu achten, dass die rechte Hand nicht zu hoch im muskulären Bereich liegt und auch nicht zu weit unten im Bereich der Sitzbeinhöcker.

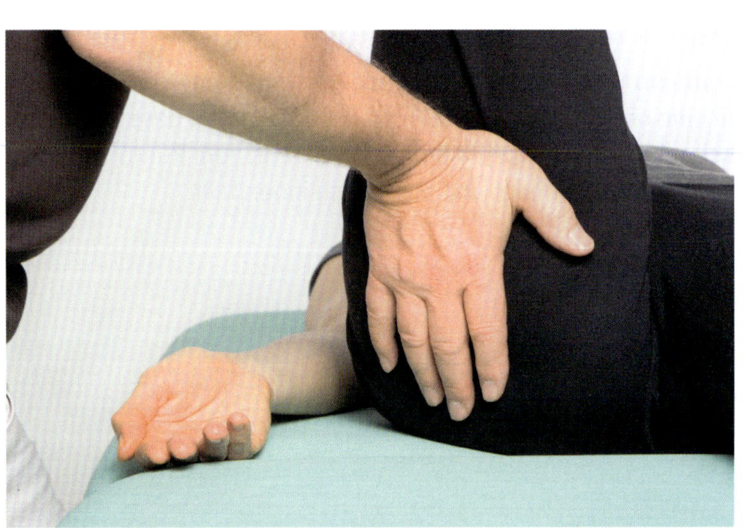

Alternative Handhaltung: Um bei weiblichen Patienten bei der Korrektur einen Kontakt der Fingerspitzen des Therapeuten zum Intimbereich zu vermeiden, kann die Korrektur mit dem Handballen ausgeführt werden. Der Handballen liegt unterhalb (caudal) der Po-Querfalte leicht außen und in diagonaler Ausrichtung zur linken Schulter des Patienten. Die Finger sind nach unten zur Liege ausgerichtet.

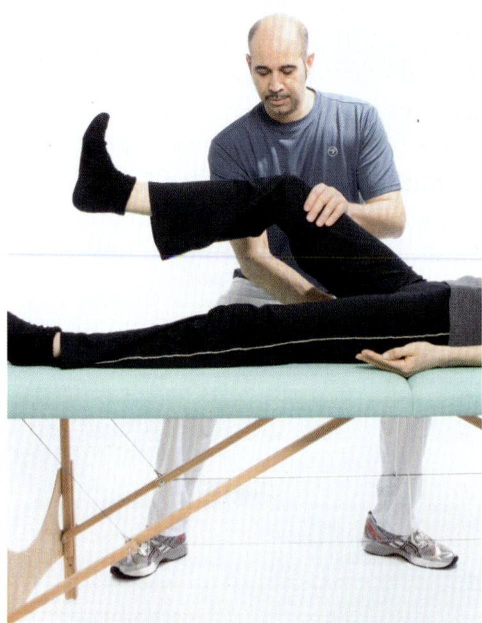

Der Therapeut führt jetzt mit seiner linken Hand das Bein des Patienten nach unten zur Liege.

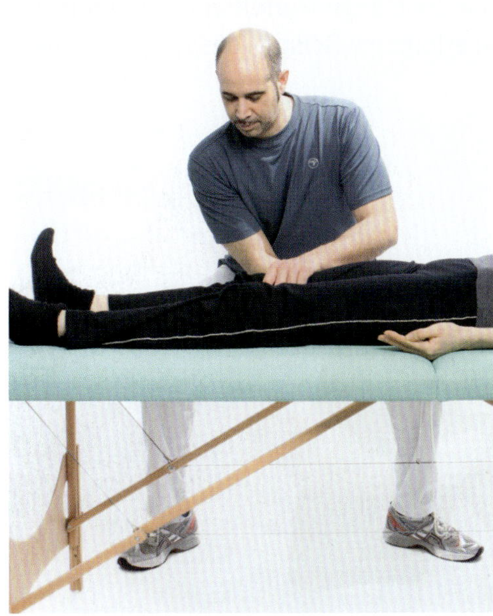

Dabei übt er mit der flachen rechten Hand gleichzeitig Druck in Richtung Hüfte und leicht diagonal zur linken Schulter des Patienten aus. Patient und Therapeut atmen während der Bewegung aus.

Dies wird mehrfach wiederholt. Anschließend die Beine erneut in die 70- bis 80°-Stellung bringen, um zu prüfen, ob die Korrektur erfolgreich war.

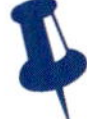

Diese Beinlängenkorrektur kann auch in einer moderaten „Außenrotation“ am langen Bein vorgenommen werden (Kap. 2.2). Durch die veränderte Kontraktion der beteiligten Muskeln und Bänder stellt sich der Behandlungserfolg oft schneller ein.

Das Video zu 2.1

https://vimeo.com/906321218?share=copy
Passwort: ADT_02

2.2 Beinlängenkorrektur über die „Außenrotation“

Durch die veränderte Kontraktion der beteiligten Muskeln und Bänder stellt sich der Erfolg einer Beinlängenkorrektur in moderater Außenrotation oft schneller ein. Die Demonstration der Beinlängenkorrektur in Außenrotation erfolgt am Beispiel des rechten Beines.

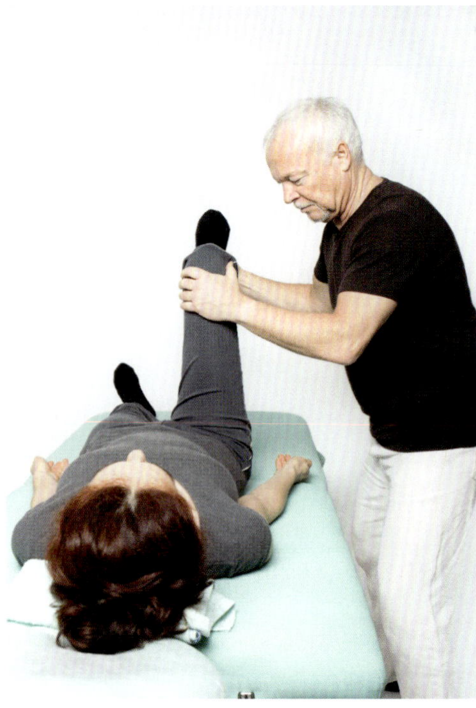

Der Therapeut steht rechts neben der Liege. Der rechte Oberschenkel des Patienten wird – wie in Kapitel 2.1 dargestellt in eine 90°-Stellung zum Rumpf geführt.

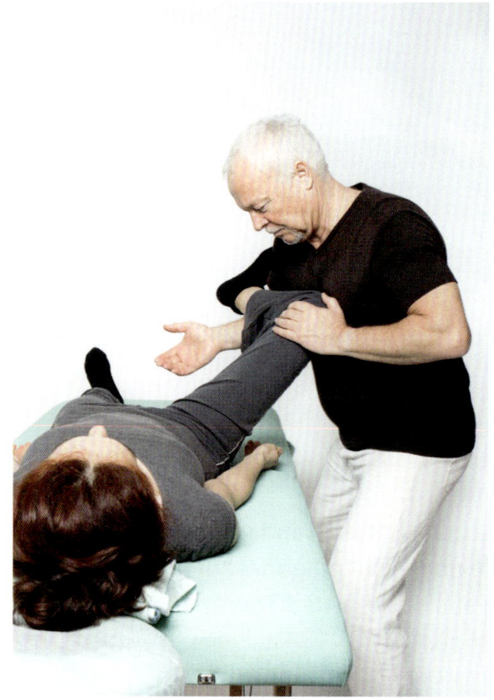

Nun nimmt der Patient die Spannung aus seinem rechten Bein und lässt es angewinkelt locker nach außen fallen, bis es mit dem Knie am Körper des Therapeuten liegt.

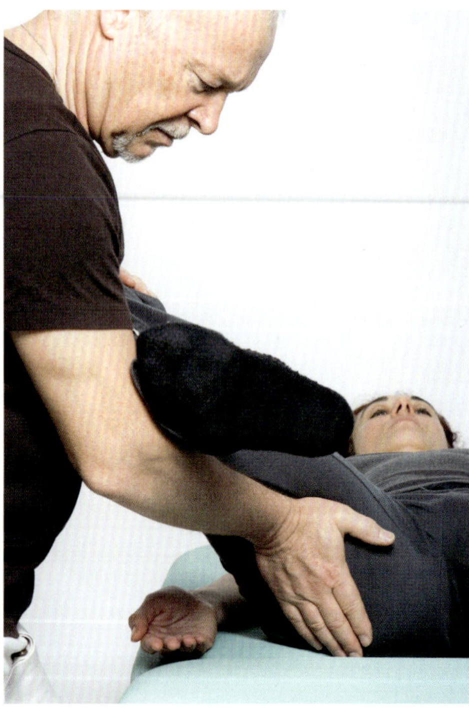

Der Therapeut legt den Unterschenkel des Patienten auf seinen rechten Unterarm und positioniert seinen rechten Handballen etwa auf Höhe der Po-Querfalte am Oberschenkel des Patienten.

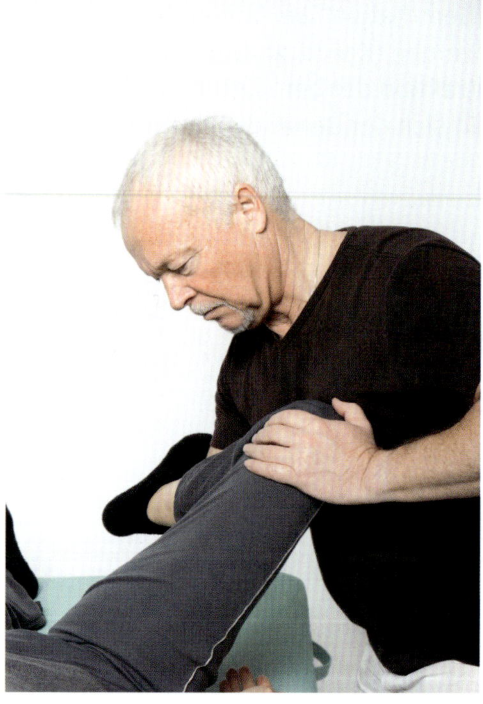

Die linke Hand legt der Therapeut auf das rechte Knie des Patienten.

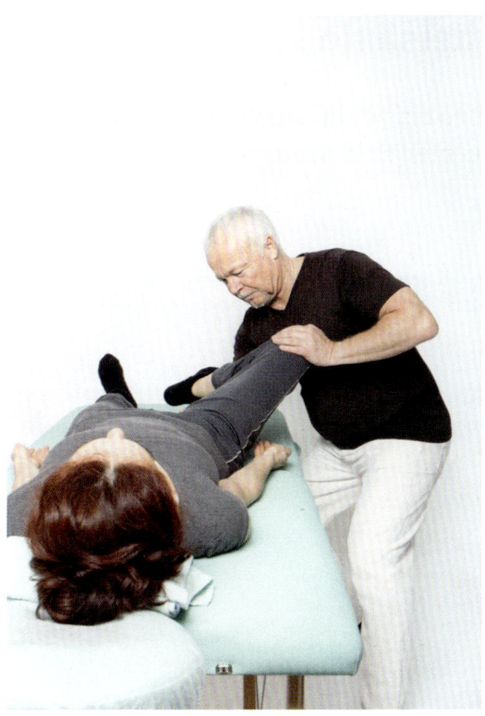

In der Ausatmungsphase wird das nach außen rotierte und angewinkelte Bein des Patienten in Richtung Fußende geführt. Der Therapeut gibt mit seiner rechten Hand Druck in Richtung rechte Hüfte und führt das nach außen gekippte Bein mit seiner linken Hand, die am Knie des Patienten liegt, in Richtung Fußende.

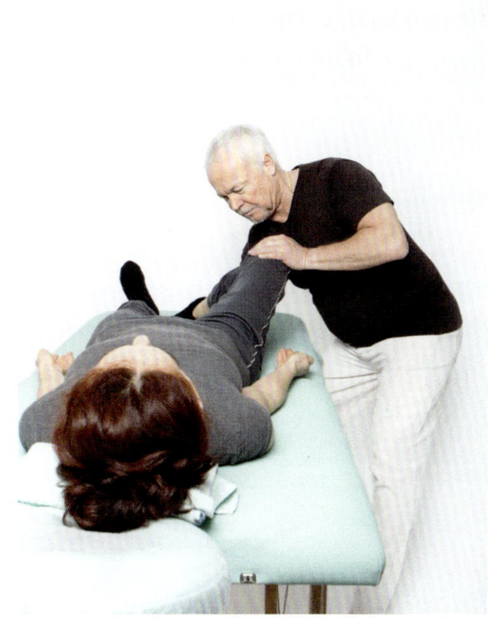

Im letzten Drittel wird das Bein des Patienten in einer wellenförmigen Bewegung zurück zur Mitte geführt, …

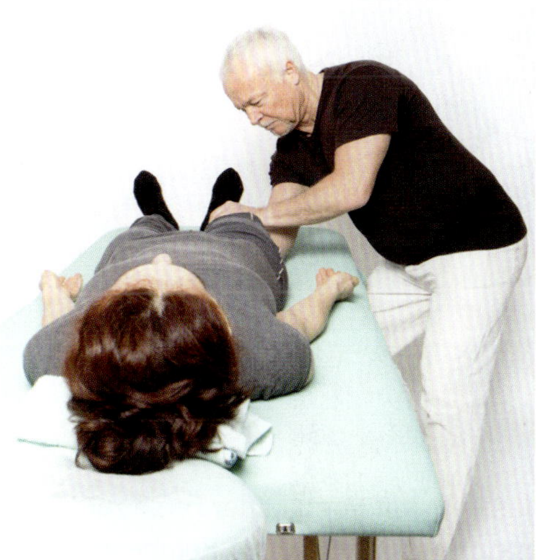

… um es dann sanft parallel zum liegenden, gestreckten linken Bein abzulegen. Während der Korrektur wird ausgeatmet. Danach prüft der Therapeut, ob die Korrektur erfolgreich war. Gegebenenfalls die Korrektur mehrfach wiederholen.

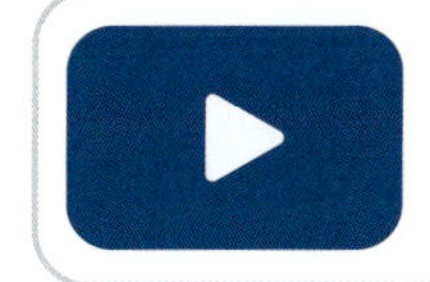

Das Video zu 2.2

https://vimeo.com/906321171?share=copy
Passwort: ADT_02

2.3 Beinlängenkorrektur bei Schmerzen in der Lendenwirbelsäule

Bei ausgeprägten Schmerzen können die Beine des Patienten nicht über einen Winkel von 20 bis 30° hinaus angehoben werden. In diesem Fall empfiehlt sich die folgende Korrektur der Beinlängendifferenz, welche am rechten Bein demonstriert wird.

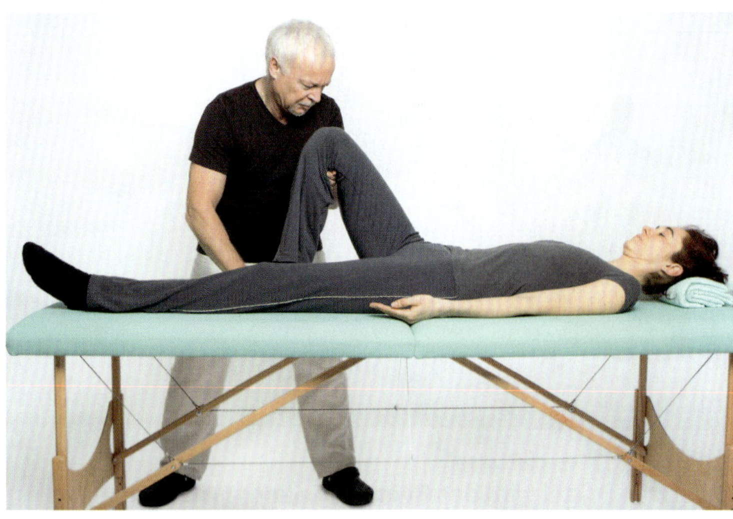

Der Patient liegt, sofern dies möglich ist, mit dem Rücken auf der Liege. Ausgangsposition ist das zum Gesäß aufgestellte rechte Bein. Der Therapeut stellt das rechte Bein des Patienten dabei im Gegensatz zu den bisher beschriebenen Formen der Beinlängenkorrektur (Kap. 2.1 bis 2.2) nicht im rechten, sondern in einem kleineren Winkel auf. Der Fuß des aufgestellten Beines hat Kontakt zur Liege. Um möglichst schmerzfrei zu sein, soll der Patient dabei passiv bleiben, also keine Muskeln anspannen.

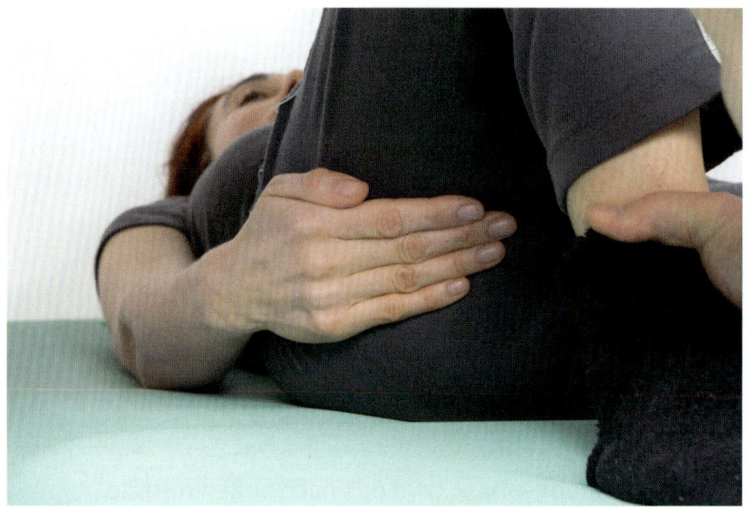

Der Patient legt rechts seine **flache Hand** etwa auf Höhe der Po-Querfalte an den rechten Oberschenkel.

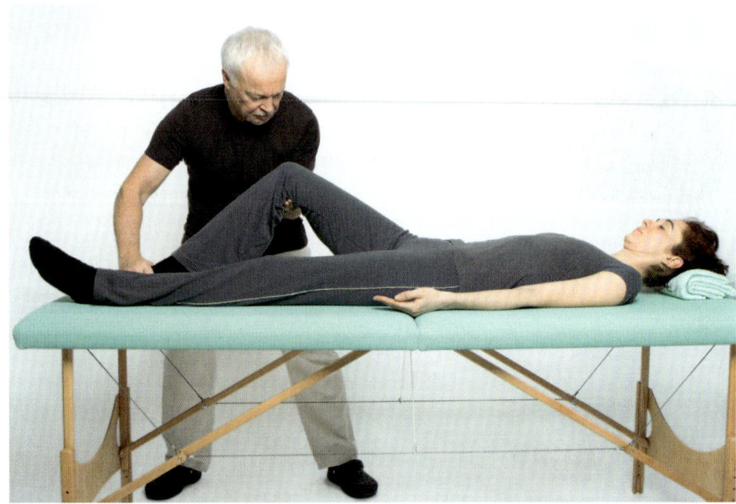

Während der Patient mit der rechten Hand Druck in Richtung Hüfte ausübt und ausatmet, ...

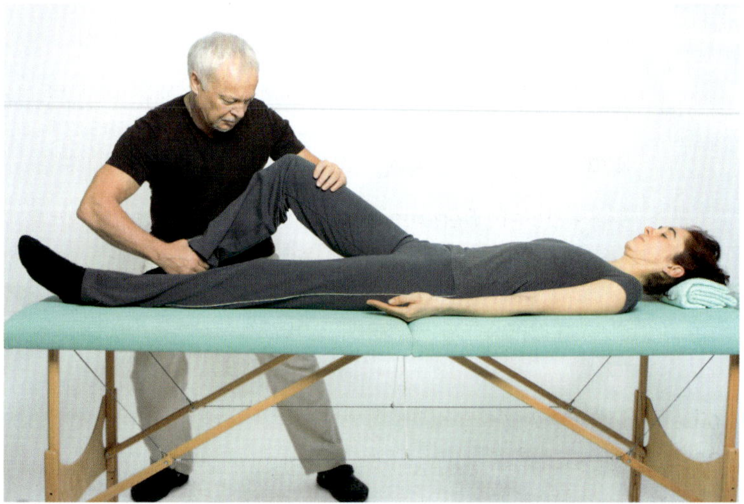

... führt der Therapeut das Bein mit Kontakt der Ferse zur Liege langsam in die Streckung. Der Patient soll die Beinbewegung ohne eigene Aktivität an sich ausüben lassen. Die Passivität der Bein-, Becken- und Lendenwirbelsäulenmuskulatur sorgt in der Regel für einen schmerzfreien Korrekturverlauf.

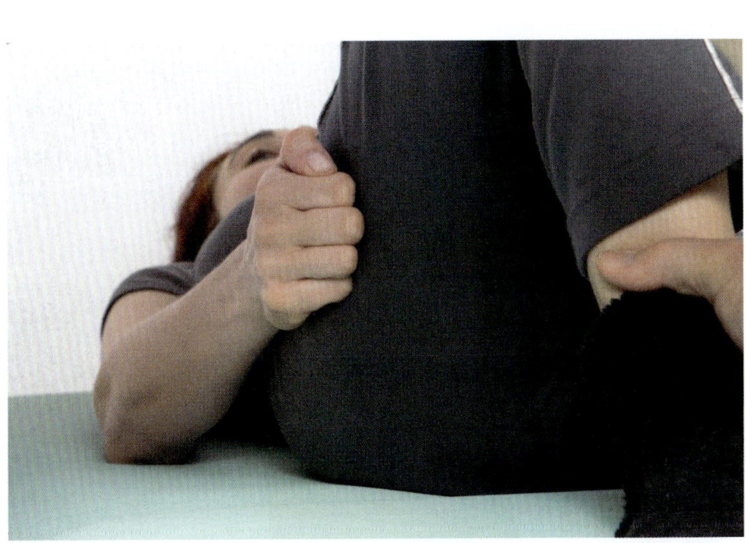

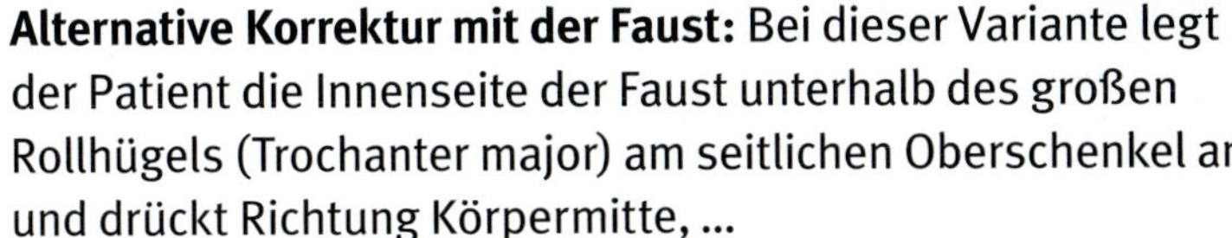

Alternative Korrektur mit der Faust: Bei dieser Variante legt der Patient die Innenseite der Faust unterhalb des großen Rollhügels (Trochanter major) am seitlichen Oberschenkel an und drückt Richtung Körpermitte, …

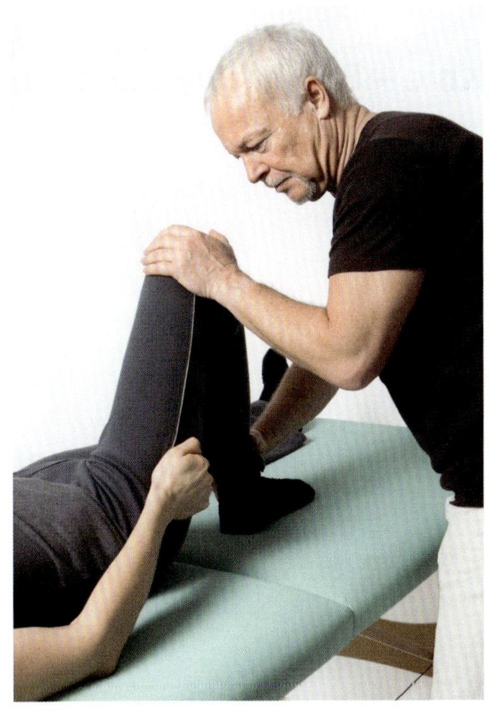

… während der Therapeut das Bein nach unten führt. Nach der Korrektur werden die Beine erneut in die Ausgangsposition gestellt, um über die Höhe der Knie zu überprüfen, ob die Behandlung erfolgreich war (Kap. 1.3).

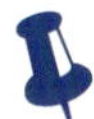

Hinweise:

- Diese Behandlungsart lässt kein aussagekräftiges Urteil darüber zu, ob eine Beinlängendifferenz vorlag und erfolgreich korrigiert wurde.
- Die gezeigte Behandlung ist unter Berücksichtigung der Schmerzsymptomatik bei vielen Patienten durchführbar und kann allein schon durch den Bewegungsablauf eine schmerzlindernde Wirkung haben.

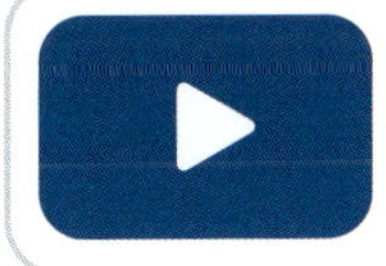

Das Video zu 2.3

https://vimeo.com/906321191?share=copy
Passwort: ADT_02

Sollten trotz der vorgezeigten Korrekturen im hüftgelenknahen Bereich die Beinlängendifferenzen noch nicht vollständig ausgeglichen sein, schließen sich weitere Korrekturen über die Knie- (Kap. 3) und Sprunggelenke (Kap. 4) an.

3 Kniegelenk

3.1 Korrektur Knie – Bewegung nach oben

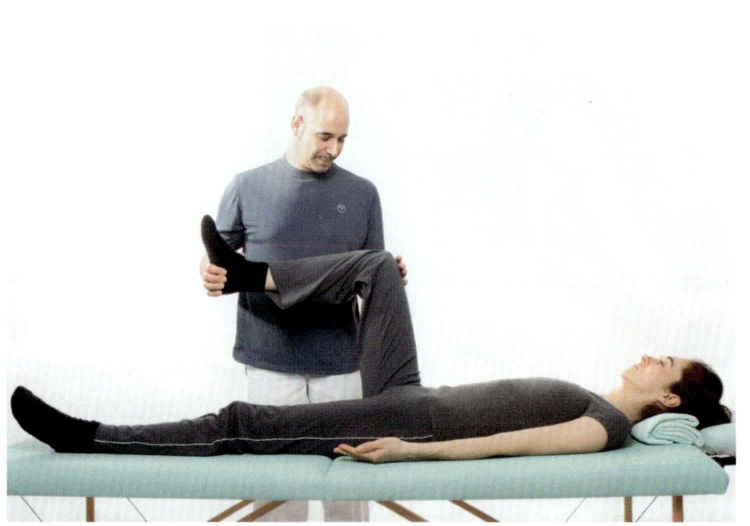

Zur Korrektur des rechten Knies steht der Therapeut an der rechten Seite der Liege mit Blick zum Patienten. Er stellt den rechten Oberschenkel des Patienten senkrecht. Der Unterschenkel wird in eine 90°-Stellung zum Oberschenkel geführt.

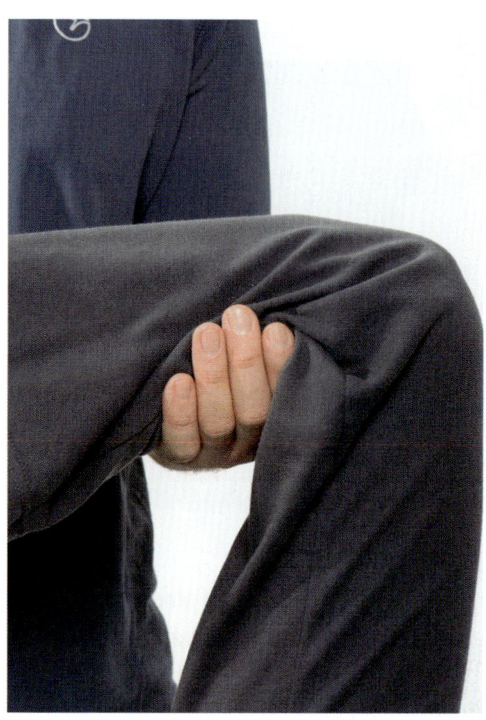

Die linke Hand des Therapeuten hebt die Wade des Patienten unterhalb des Kniegelenks mit Druckrichtung nach oben.

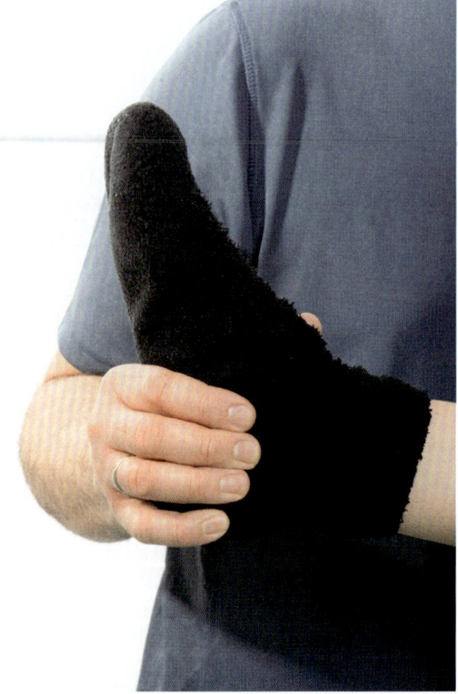

Die rechte Hand des Therapeuten hält zur Stabilisierung den rechten Fuß des Patienten im Fersenbereich.

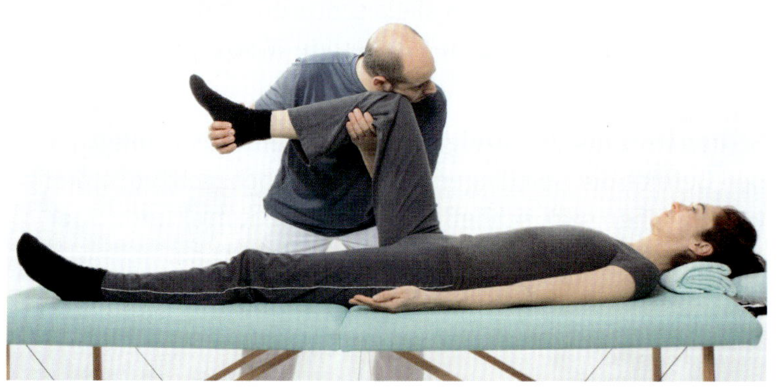

Der Therapeut legt seine rechte Wange mit Blickkontakt zum Patienten auf dessen rechte Kniescheibe, wobei er mit der Wange Druck ausübt und damit die Kniescheibe fixiert.

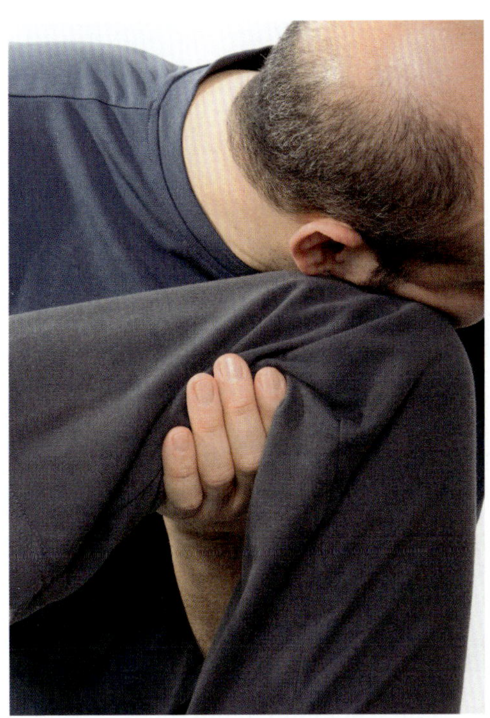

Position der Wange auf der Kniescheibe aus der Nähe betrachtet.

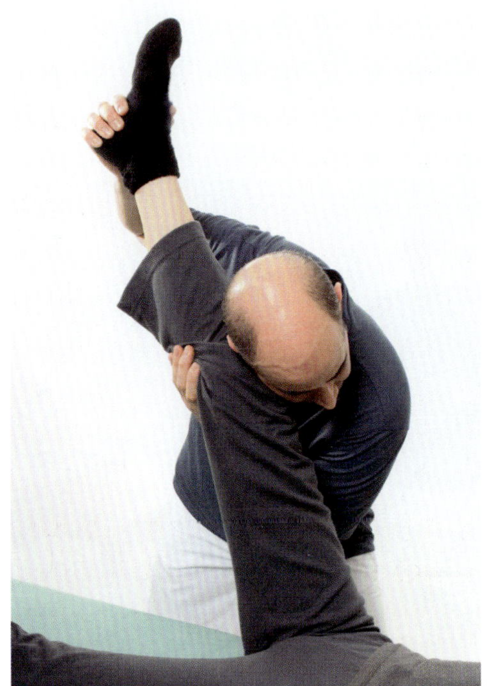

Jetzt führt der Therapeut mit seiner rechten Hand den Unterschenkel des Patienten nach oben bis eine vollständige Streckung des Kniegelenks erreicht ist. Die Streckung des Beines geschieht in der Ausatmungsphase.

6- bis 10-mal wiederholen. Anschließend den Korrekturerfolg überprüfen und ausstreichen.

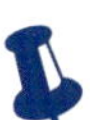

Eine vollständige Streckung ist nur möglich, wenn beteiligte Muskel- und Sehnenstrukturen gut dehnbar sind. Ist dies nicht erreichbar, kann man auf die im Folgenden beschriebene Variante der Korrektur des Knies ausweichen.

Das Video zu 3.1

https://vimeo.com/906321671?share=copy
Passwort: ADT_03

3.2 Korrektur Knie – Bewegung nach unten

Bei verkürzten Sehnen- und Muskelansätzen bietet sich folgende Variante an.

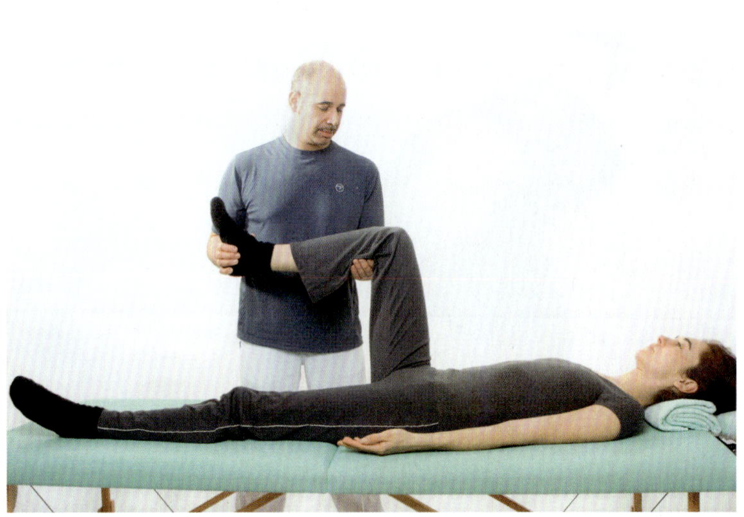

Der Patient liegt mit dem Rücken auf der Behandlungsliege. Zur Korrektur des rechten Knies steht der Therapeut an der rechten Seite der Liege mit Blick zum Patienten. Der rechte Oberschenkel des Patienten wird senkrecht aufgestellt. Ober- und Unterschenkel bilden einen 90°-Winkel.

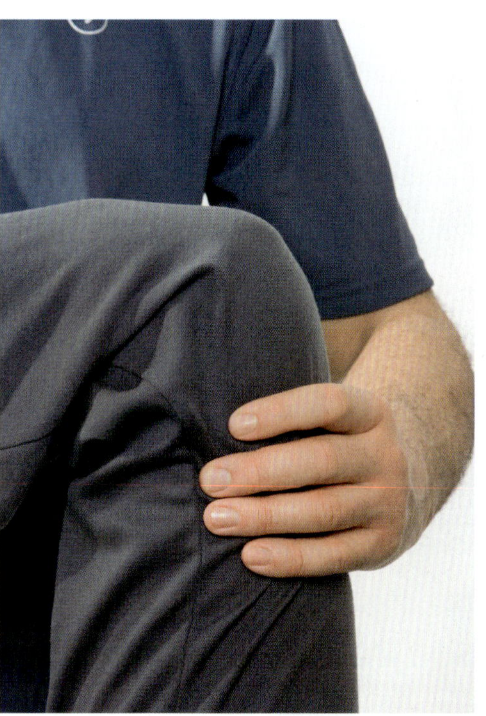

Die linke Hand des Therapeuten liegt direkt oberhalb des Kniegelenks am Übergang zum Oberschenkel.

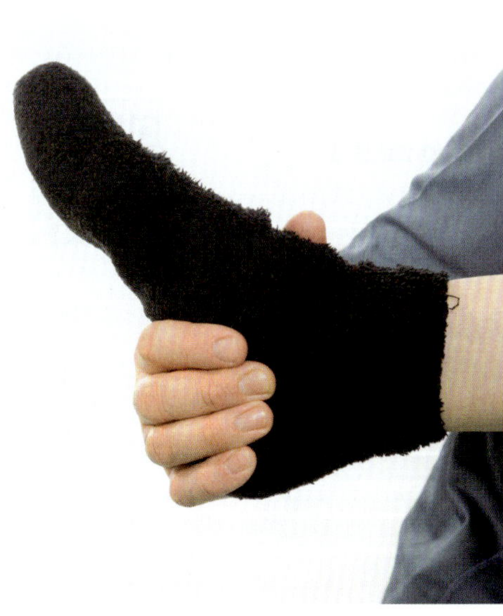

Die rechte Hand des Therapeuten stabilisiert das rechte Bein des Patienten im Bereich Fußsohlenmitte oder Ferse.

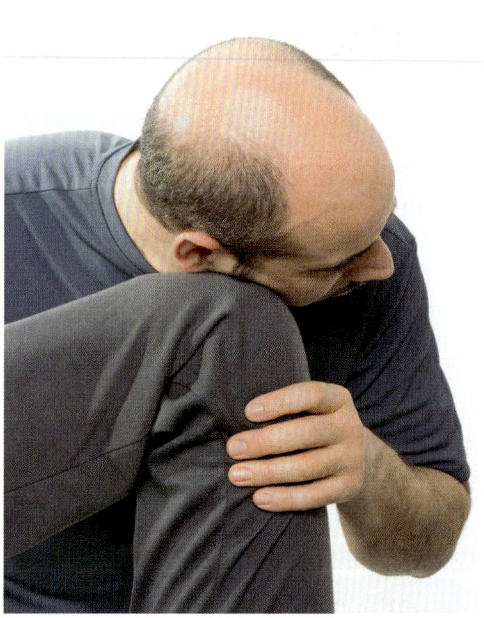

Der Therapeut legt seine rechte Wange mit Blickrichtung zum Patienten auf dessen rechte Kniescheibe.

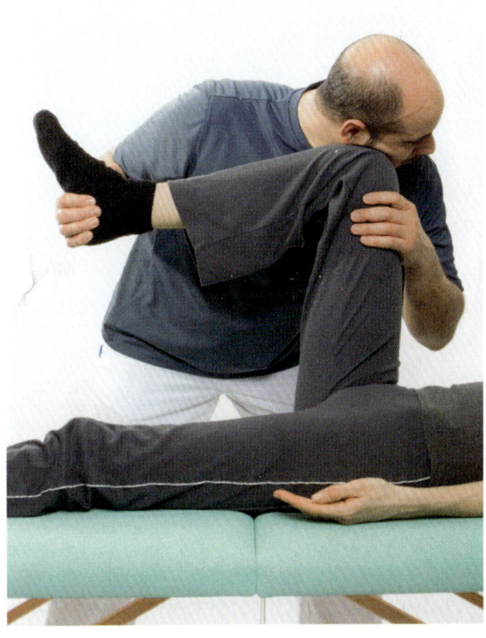

Der Therapeut übt gleichzeitig mit beiden Händen Druck in Richtung Kniegelenk aus, stabilisiert zugleich mit seiner rechten Wange die Kniescheibe und …

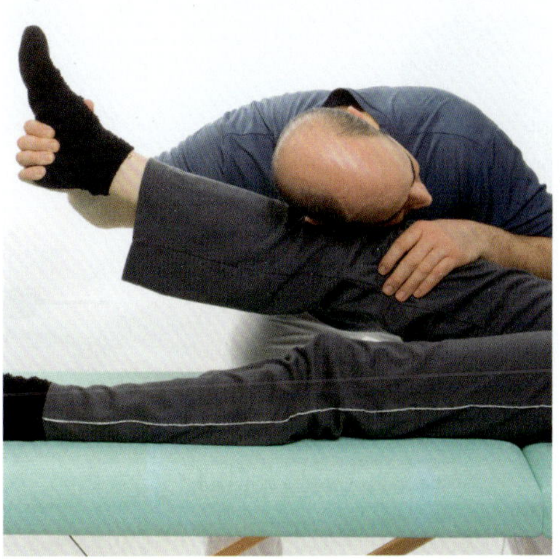

… legt beim Ausatmen das rechte Bein des Patienten in der Streckung zur Behandlungsliege ab.

Die Übung 6- bis 10-mal wiederholen.

Das Video zu 3.2
https://vimeo.com/906321690?share=copy
Passwort: ADT_03

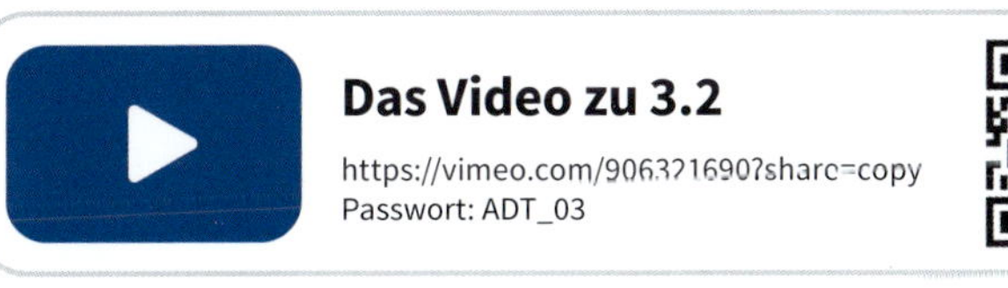

3.3 Korrektur Knie – Unterschenkel auf Unterarm

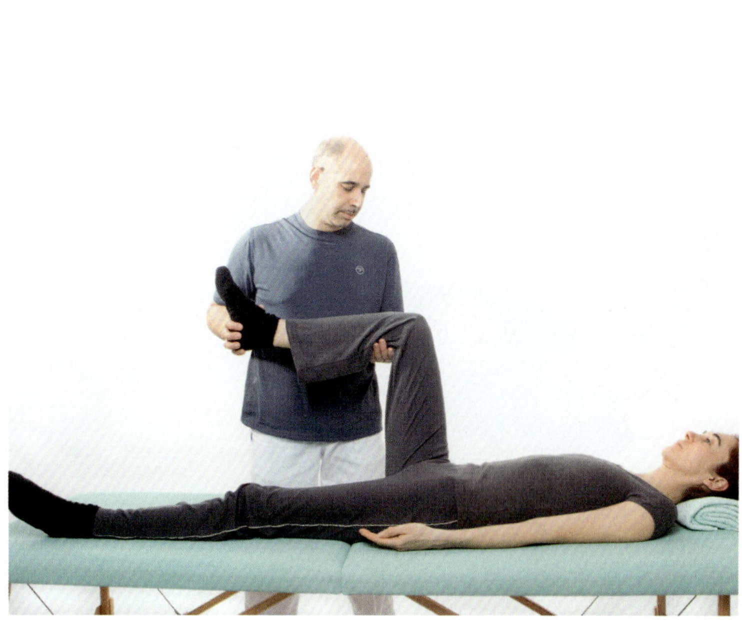

Der Patient liegt mit dem Rücken auf der Behandlungsliege. Der Therapeut steht zur Korrektur des rechten Knies rechts von der Liege und ist dabei dem Patienten zugewandt. Der rechte Oberschenkel des Patienten bildet jeweils einen rechten Winkel zu Liege und Unterschenkel.

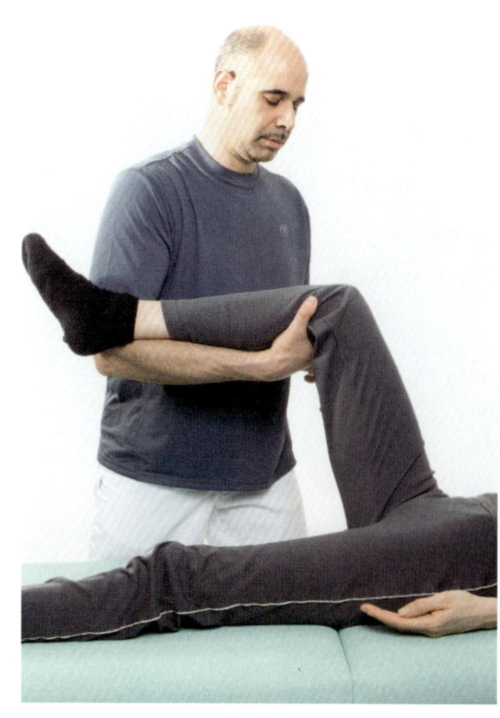

Der Therapeut stabilisiert den rechten Unterschenkel des Patienten, indem er ihn auf seinen rechten Unterarm legt. Sein Unterarm liegt somit **unter** dem Unterschenkel des Patienten. Seine rechte Hand befindet sich knapp oberhalb des Wadenbauches. Der Zeigefinger des Therapeuten liegt in der Kniegelenksfalte.

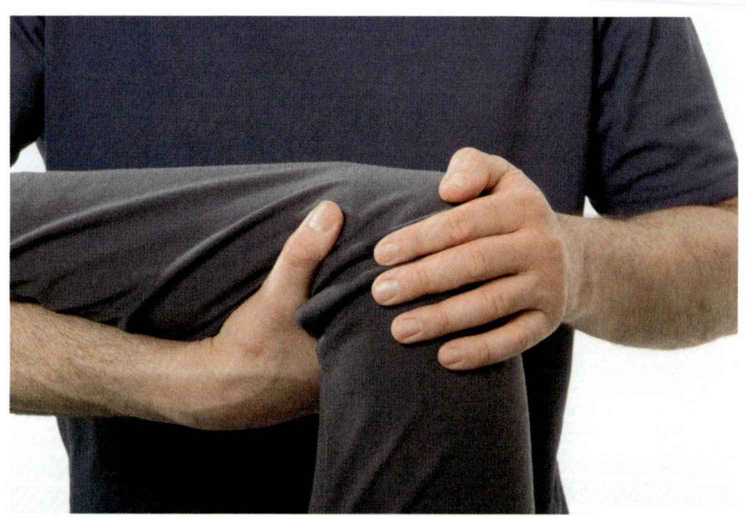

Der rechte Daumen der rechten Hand des Therapeuten liegt innen, ...

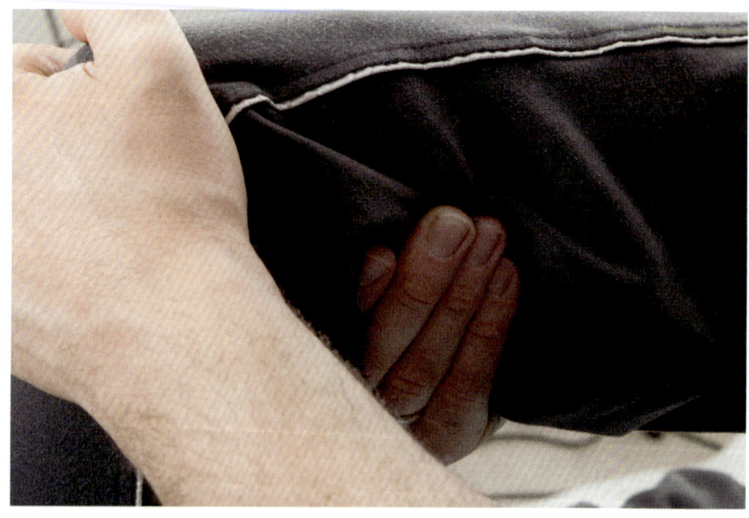

... die restlichen Finger liegen außen. Die linke Hand des Therapeuten befindet sich auf der Kniescheibe.

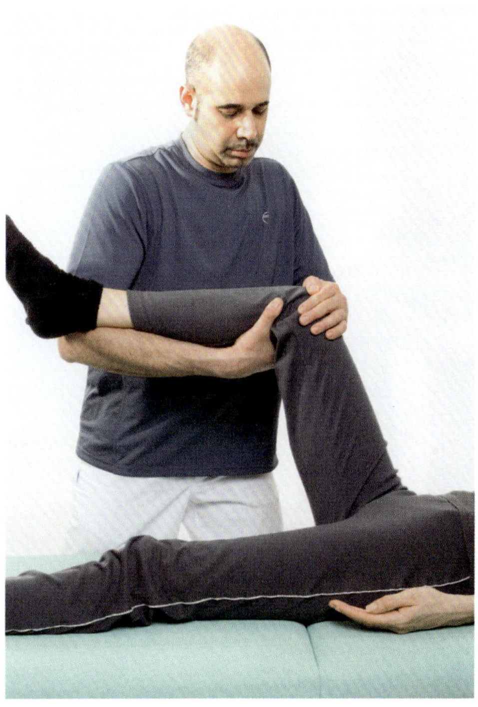

Nun drückt der Therapeut mit beiden Händen in Richtung Kniegelenk ...

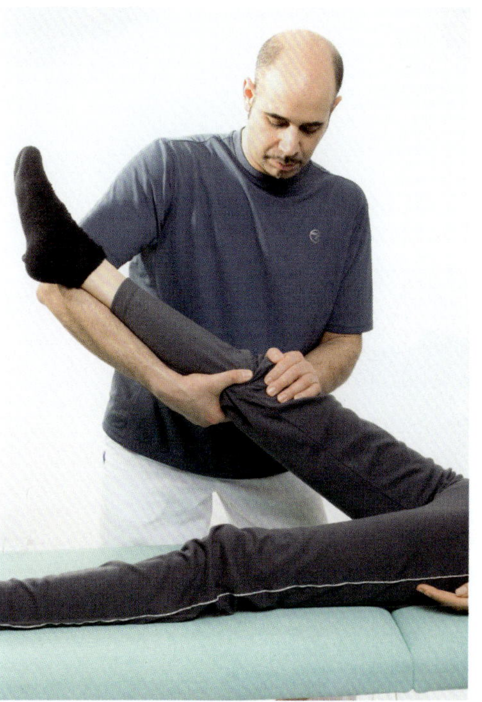

... und streckt gleichzeitig das Bein des Patienten in der Ausatmungsphase.

Mehrfach wiederholen. Anschließend das Gelenk ausstreichen.

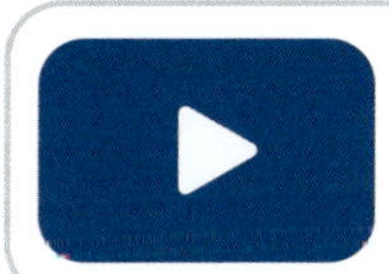

Das Video zu 3.3

https://vimeo.com/906321636?share=copy
Passwort: ADT_03

3.4 Korrektur Knie – Umfassen des Beines

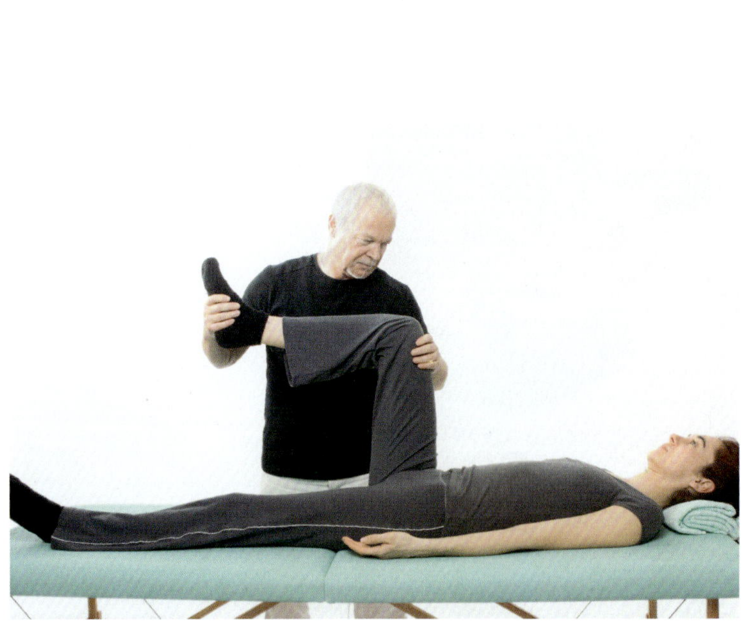

Der Patient liegt mit dem Rücken auf der Behandlungsliege. Der Therapeut steht seitlich rechts an der Liege mit Blick zum Patienten. Das rechte Bein des Patienten wird – wie bei den bereits beschriebenen Varianten der Kniegelenkskorrektur (Kap. 3.1 bis 3.3) – sowohl im Becken als auch im Kniegelenk in einen 90° Winkel gebracht.

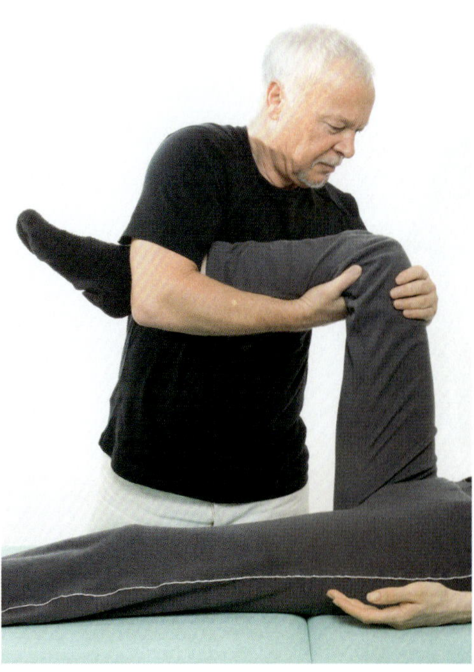

Der Therapeut führt seinen rechten Arm **über** den rechten Unterschenkel des Patienten, so dass seine rechte Hand am oberen Rand des Wadenbauches in der Nähe des Kniegelenks zu liegen kommt.

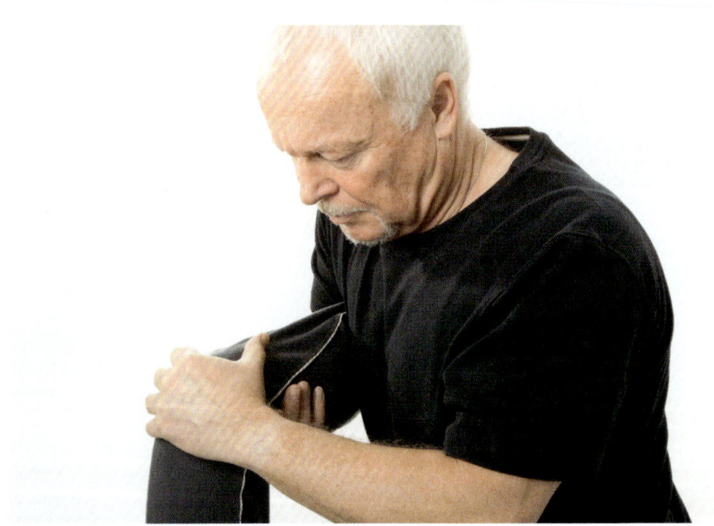

Mit dem rechten Oberarm klemmt der Therapeut den Unterschenkel des Patienten ein.

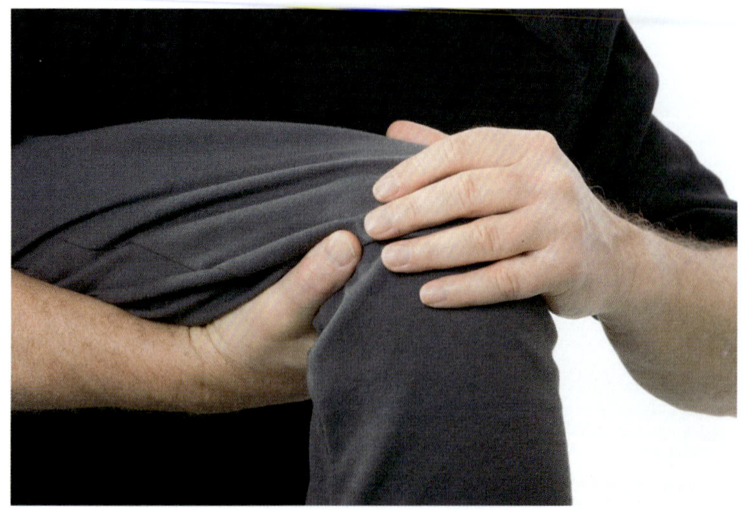

Der Daumen der rechten Hand liegt an der Unterschenkelinnenseite, die restlichen Finger zeigen nach außen. Die linke Hand des Therapeuten liegt auf der Kniescheibe.

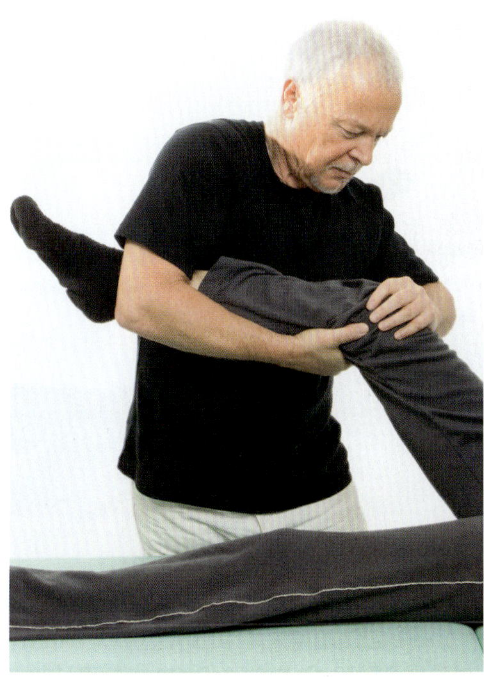

Nun drückt der Therapeut mit beiden Händen in Richtung Kniegelenk …

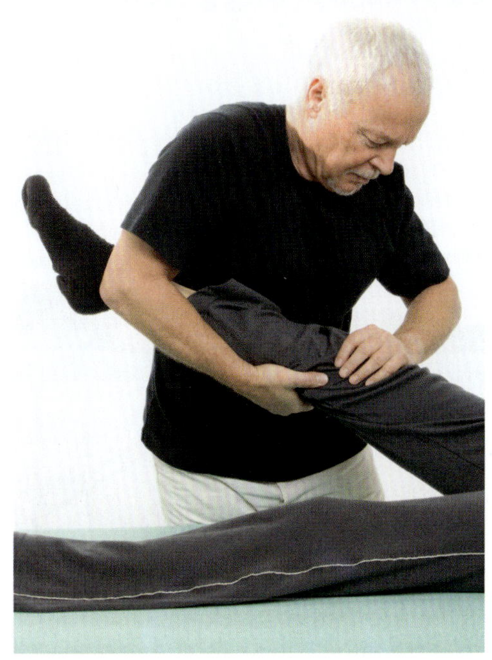

… und streckt gleichzeitig in der Ausatmungsphase das Bein des Patienten.

Dies wird mehrfach wiederholt. Anschließend den Korrekturerfolg kontrollieren und das Gelenk ausstreichen.

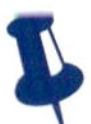

Nicht vergessen werden dürfen die oberen und unteren Sprunggelenke (Kap. 4). Schließlich bilden die Füße die Basis des gesamten Körperbaus, des Skeletts und aller Muskeln. Geringfügige Korrekturen von Beinlängendifferenzen sind auch in diesen Bereichen möglich.

Das Video zu 3.4

https://vimeo.com/906321658?share=copy
Passwort: ADT_03

4 Sprunggelenk

4.1 Korrektur oberes Sprunggelenk

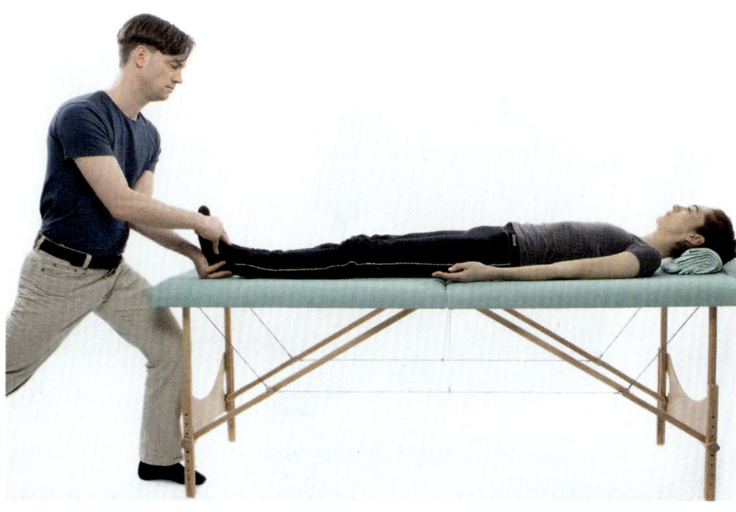

Der Patient liegt mit dem Rücken und gestreckten Beinen auf der Behandlungsliege. Der Therapeut steht am Fußende der Liege.

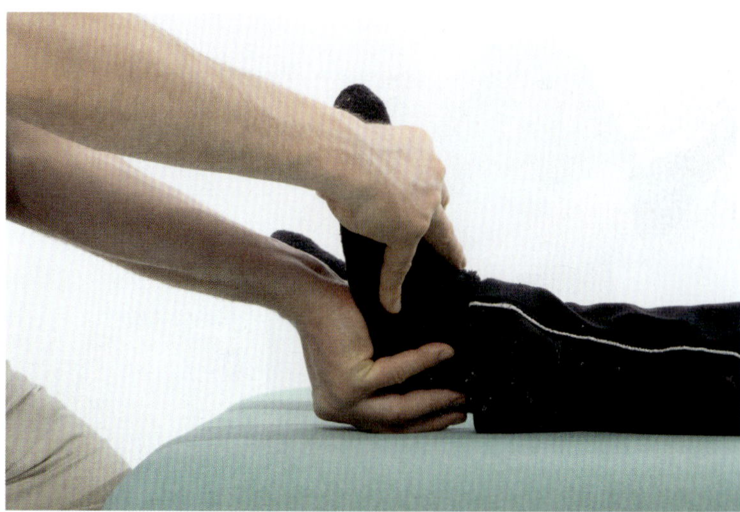

Zur Korrektur des linken oberen Sprunggelenks legt der Therapeut die Ferse des linken Fußes des Patienten in seinen linken Handteller, umschließt und stabilisiert mit seinen Fingern den Sprunggelenksbereich. Dabei kann das Bein des Patienten leicht angehoben werden.

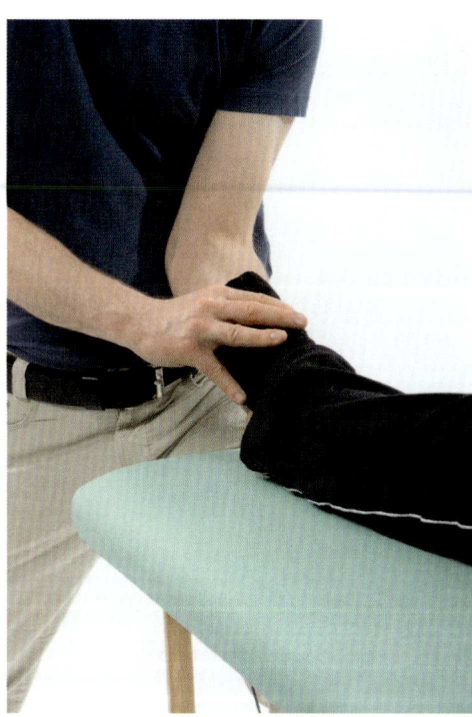

Der Therapeut stellt sein linkes Bein in Schrittlänge Richtung Liege vor und legt seinen linken Ellenbogen zur Stabilisierung im Bereich der linken Hüfte auf.

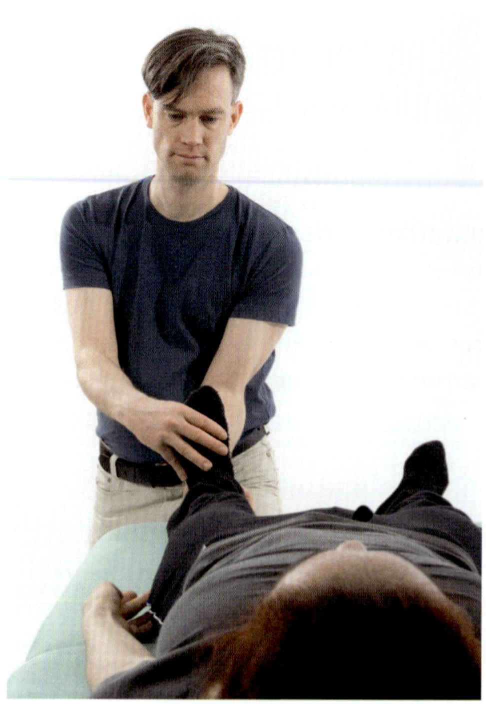

Linkes Bein und Fuß des Patienten sowie der linke Unterarm des Therapeuten bilden eine gerade Linie.

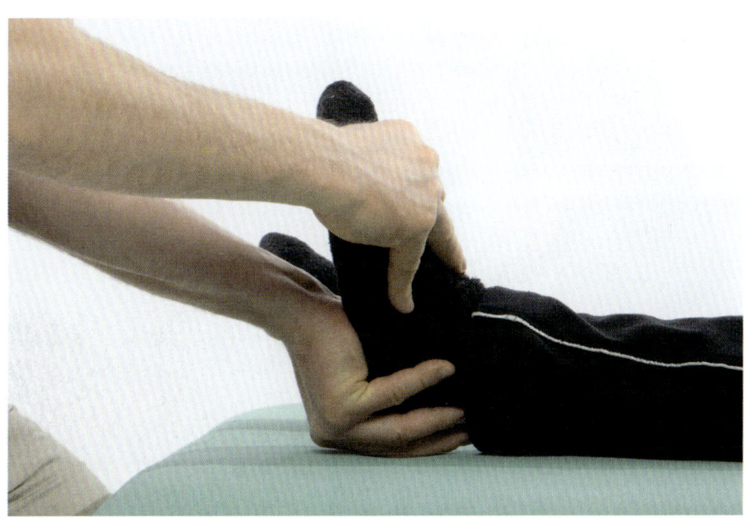

Die rechte Hand des Therapeuten umfasst den Spann des linken Fußes unterhalb der Zehengrundgelenke und bringt den Fußrücken zum Unterschenkel in eine 90°-Stellung.

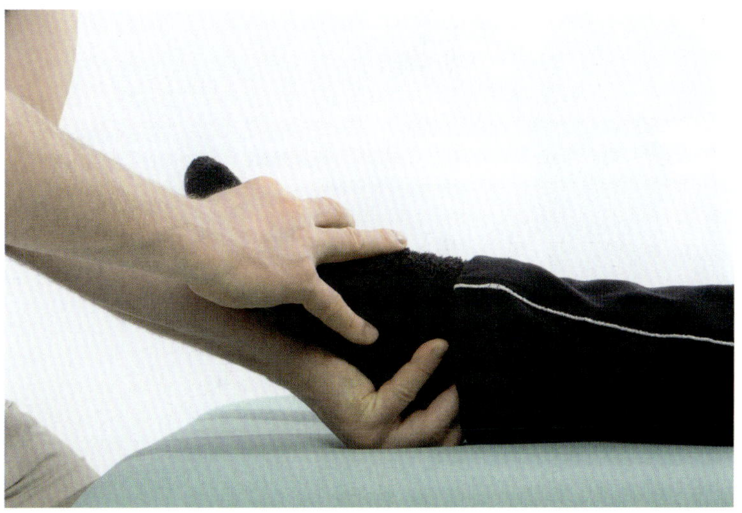

Die linke Hand des Therapeuten drückt mit dem Handballen in Richtung Kopf des Patienten, während gleichzeitig die rechte Hand des Therapeuten den Vorfuß des Patienten zu sich hin zieht. So wird der Vorfuß des Patienten locker aus der 90°-Ausgangsstellung in die gestreckte Endposition gebracht.

Die Übung mehrmals wiederholen und anschließend ausstreichen.

Das Video zu 4.1
https://vimeo.com/906322156?share=copy
Passwort: ADT_04

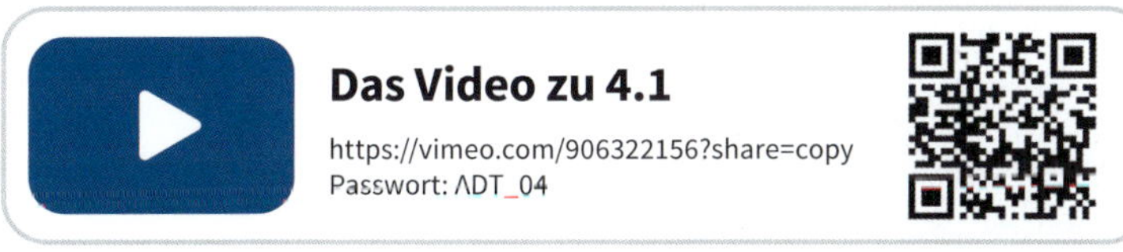

4.2 Korrektur unteres Sprunggelenk

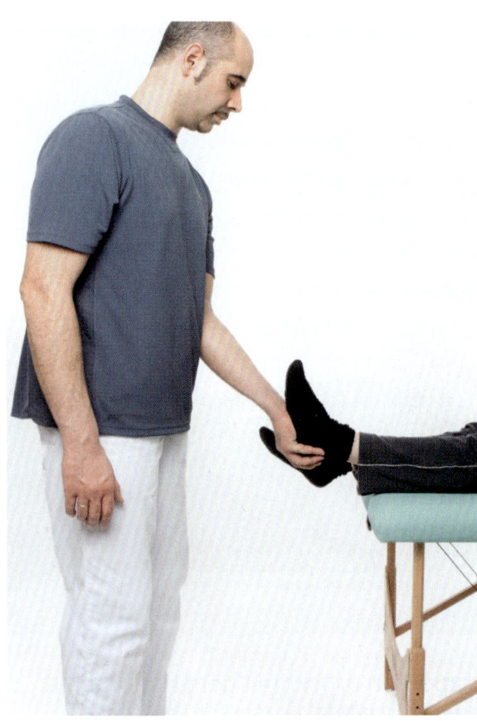

Der Patient liegt mit dem Rücken und gestreckten Beinen auf der Behandlungsliege. Der Therapeut steht am Fußende der Liege. Zur Korrektur des linken unteren Sprunggelenks legt er die Ferse des linken Fußes des Patienten in seinen linken Handteller ...

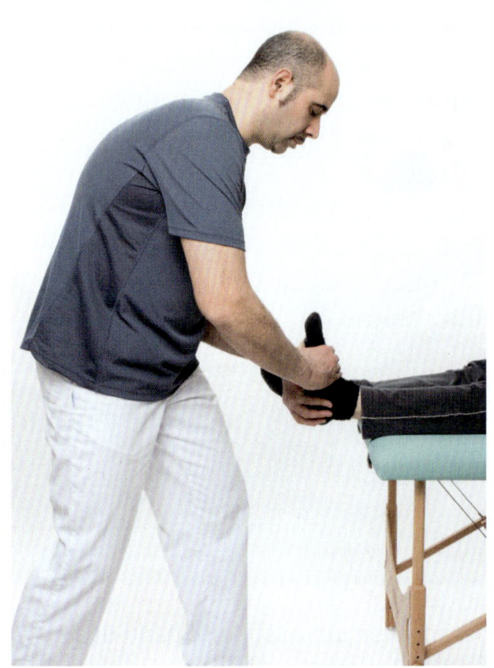

... und umschließt und stabilisiert mit seinen Fingern den Sprunggelenksbereich. Dabei kann das Bein des Patienten leicht angehoben werden.

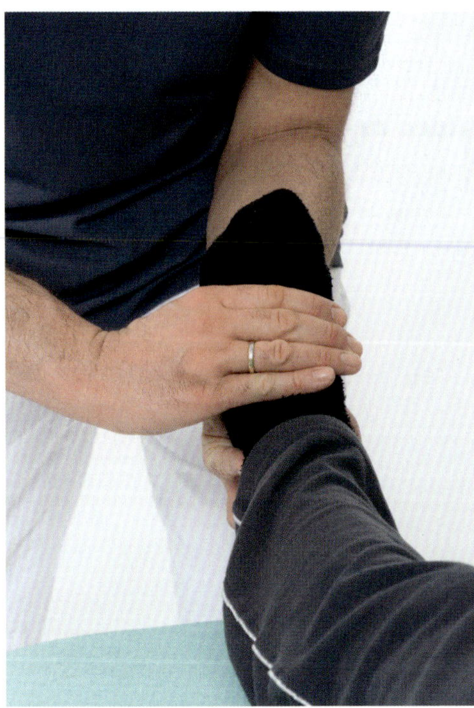

Der Therapeut stellt sein linkes Bein in Schrittlänge Richtung Liege vor und stützt seinen Ellenbogen zur Stabilisierung an seiner linke Hüfte ab. Linkes Bein und Fuß des Patienten bilden mit dem linken Unterarm des Therapeuten eine gerade Linie.

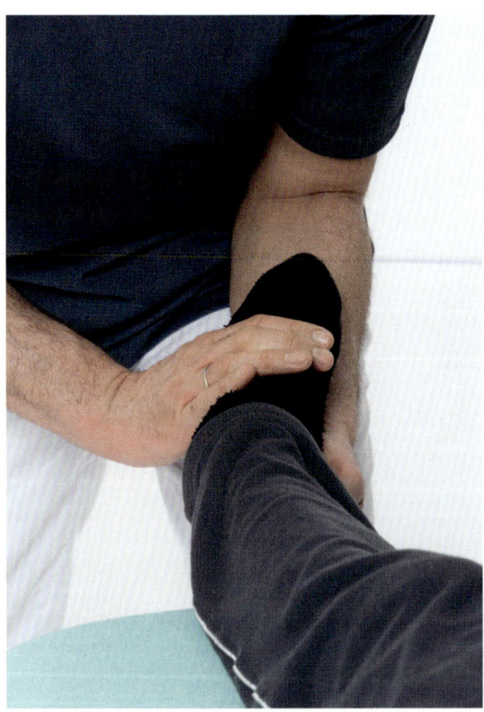

Der Therapeut umfasst mit seiner rechten Hand den linken Fuß des Patienten im Spannbereich, dreht den Vorfuß sanft in die Supination ...

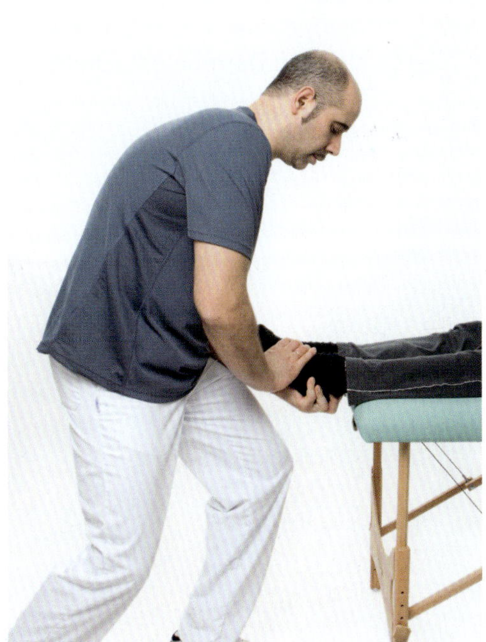

... und zieht zugleich in einer fließenden Bewegung den Fuß auf sich zu in die Endposition. Die Korrekturschritte mehrfach wiederholen, so dass quasi eine „Pumpbewegung“ entsteht.

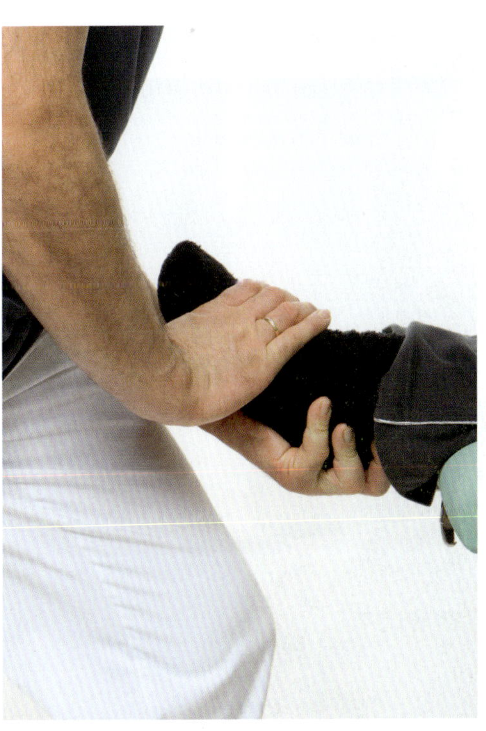

... und zieht den Fuß zugleich in einer fließenden Bewegung auf sich zu in die Endposition. Auch hier in der Kippbewegung des Fußes ausatmen.

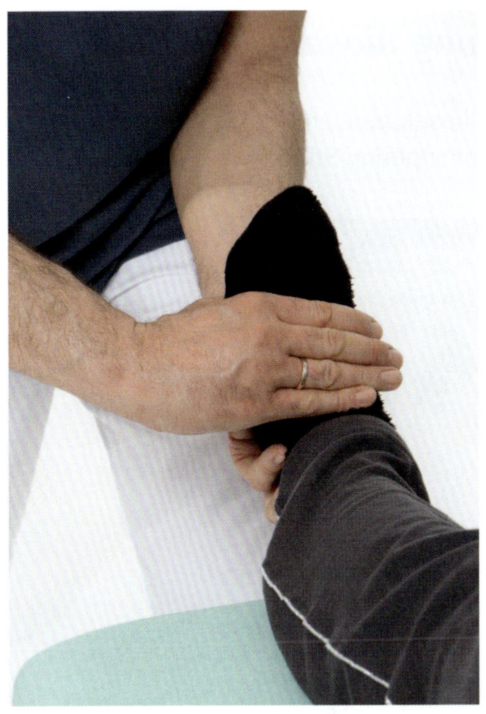

Anschließend dreht der Therapeut den Vorfuß sanft in die Pronation ...

Den Vorgang ebenfalls ähnlich einer Pumpbewegung mehrmals wiederholen. Nach der Behandlung ausstreichen.

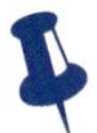

Im Gegensatz zu den meisten anderen Behandlungen, kann die Korrektur des Sprunggelenks auch unabhängig von der Atmung vorgenommen werden.

Das Video zu 4.2
https://vimeo.com/906322125?share=copy
Passwort: ADT_04

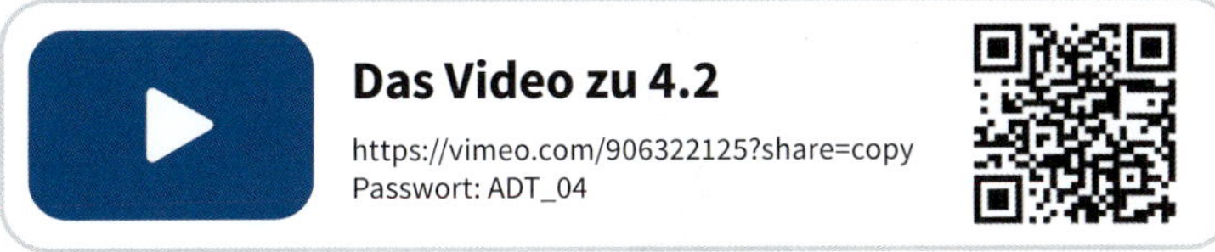

5 Iliosakralgelenk

5.1 Untersuchung Iliosakralgelenk

Die Untersuchung der Iliosakralgelenke (ISG, Kreuzbein-Darmbeingelenke) erfolgt auf den oberen hinteren Darmbeinstacheln (Spinae iliacae posterior superior, SIPS).

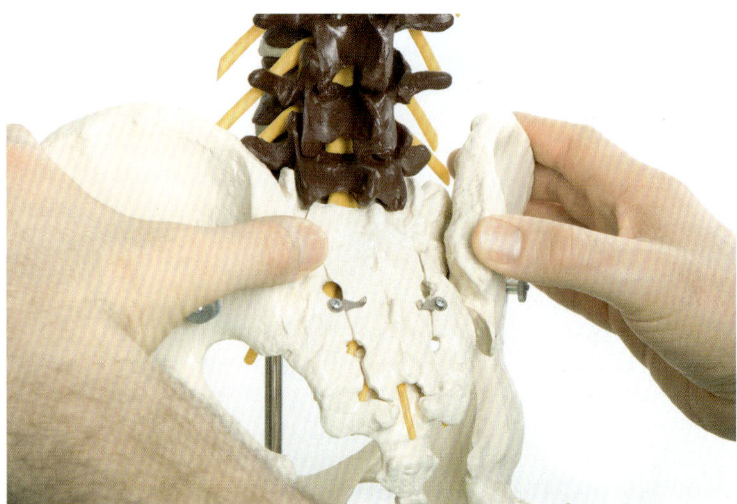

Kontrolle des Iliosakralgelenks am Wirbelsäulenmodell.

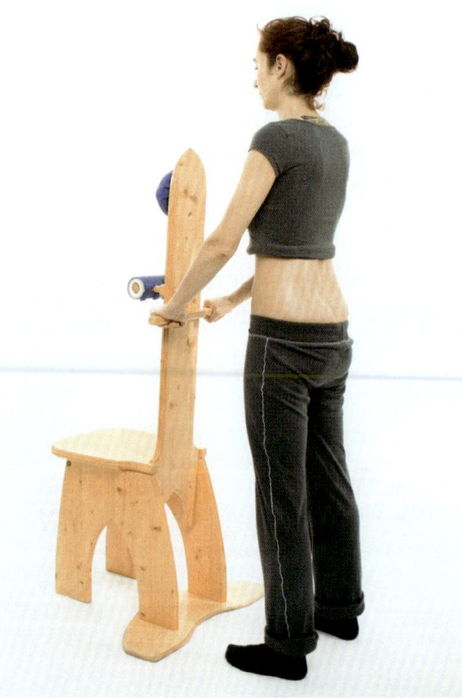

Zur Untersuchung steht der Patient mit teilweise entblößtem Oberkörper und freigelegtem Kreuzbein am Behandlungsstuhl. Der Patient steht am Behandlungsstuhl und stützt sich dort mit seinen Händen ab.

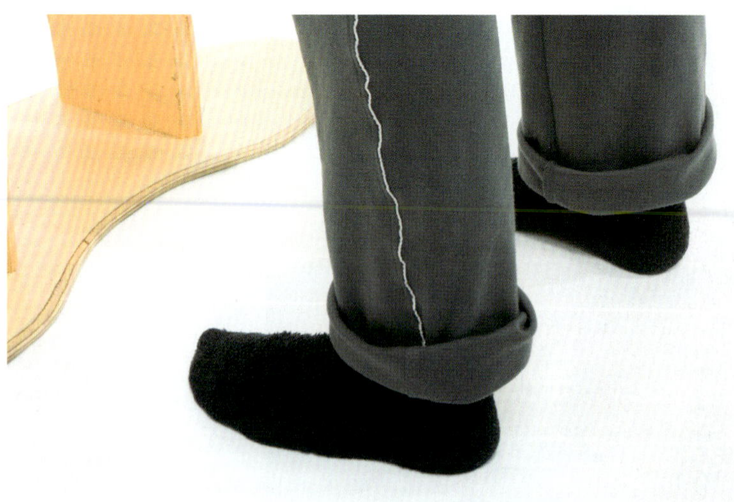

Die Füße sind hüftbreit gespreizt.

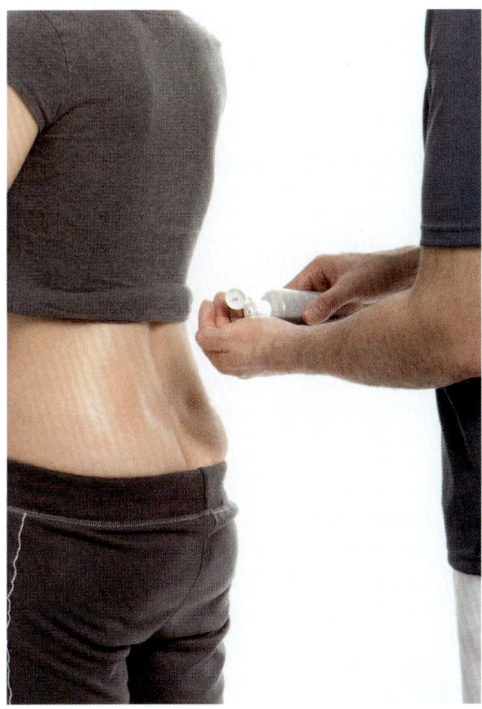

Der Therapeut steht (oder sitzt) zur Untersuchung hinter dem Patienten. Der Bereich des Kreuzbeines wird ein wenig eingeölt.

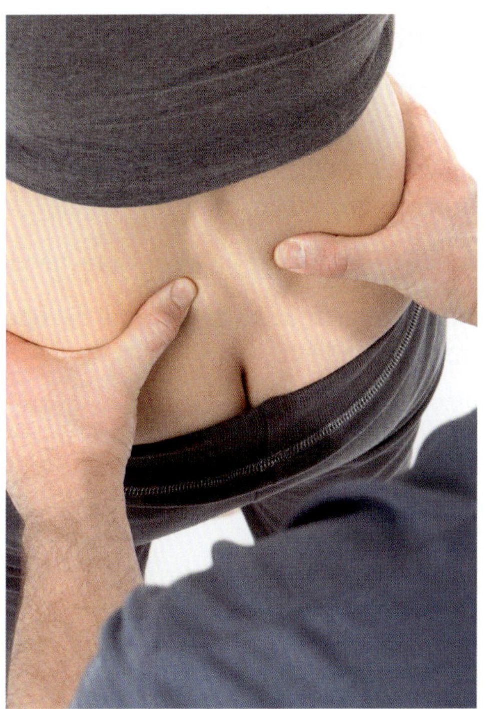

Anschließend sucht der Therapeut ausgehend von den Grübchen mit seinen Daumen den linken und rechten oberen hinteren Darmbeinstachel (SIPS), die in der Regel ein wenig nach außen und oben zu tasten sind.

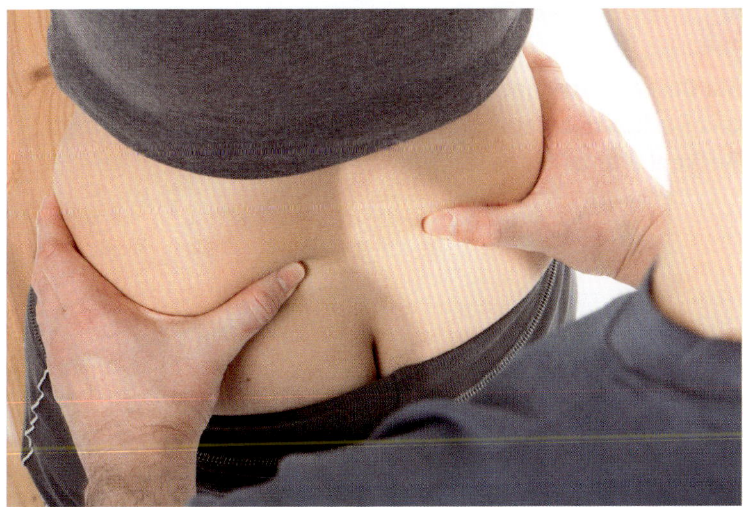

Hat der Therapeut die SIPS gefunden, legt er seine flach ausgerichteten Daumenbeeren, also nicht die Daumenspitzen, fest auf die knöchernen Strukturen.
Jetzt prüft der Therapeut im Seitenvergleich beider Daumen, ob diese gleich tief auf den SIPS aufliegen, oder ob einer der beiden Daumen vom Rücken des Patienten weg steht. Ist dies der Fall, beginnt der Therapeut mit der Korrektur der getasteten Fehlstellung. Die Korrektur erfolgt an der Stelle, an welcher der Daumen am Rücken weiter nach hinten (dorsal) hervor steht.

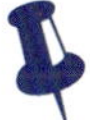

Die Untersuchung kann auch an der Behandlungsliege oder einem Haltegerät erfolgen.

Das Video zu 5.1

https://vimeo.com/906322680?share=copy
Passwort: ADT_05

5.2 Korrektur Iliosakralgelenk über die Spina iliaca posterior superior – Variante 1

Dieser Bewegungsablauf wird circa 8- bis 10-mal mit dem Ziel wiederholt, dass bei der anschließenden Kontrolle beide Daumen des Therapeuten im Seitenvergleich keine Differenz zeigen.

Bei den Alternativen (siehe S. 39) wird der Druck entsprechend mit dem Handballen oder der Faust ausgeübt.

Nach der Behandlung müssen die Kreuzbeinregion und die oberen Quadranten der Gesäßmuskulatur intensiv mit Johanniskrautöl ausmassiert werden. Anschließend ausstreichen.

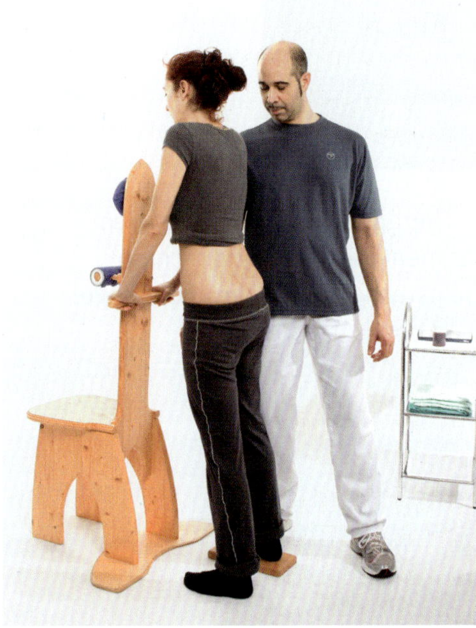

Der Patient steht wie bei der Untersuchung (Kap. 5.1) aufrecht, nun allerdings mit dem rechten Standbein auf einem etwa 2 cm hohen Brett – ein altes Telefonbuch tut es auch – und stützt sich mit den Händen ab. Der Therapeut steht seitlich neben dem rechten Bein des Patienten und stabilisiert dessen Oberschenkel seitlich mit seiner rechten Hüfte.

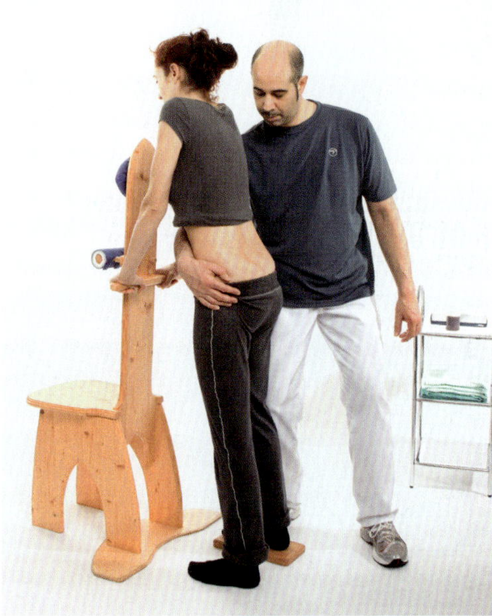

Mit der rechten Hand umfasst der Therapeut von vorne das Becken des Patienten und legt sie auf dessen linken Beckenkamm.

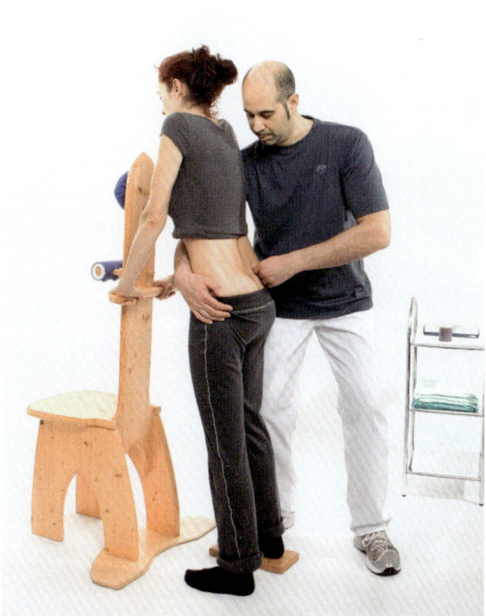

Der Therapeut ballt seine linke Hand zu einer Faust, lässt den Daumen jedoch frei. Diese Handhaltung wird auch als „Dorn'scher Handgriff" bezeichnet.

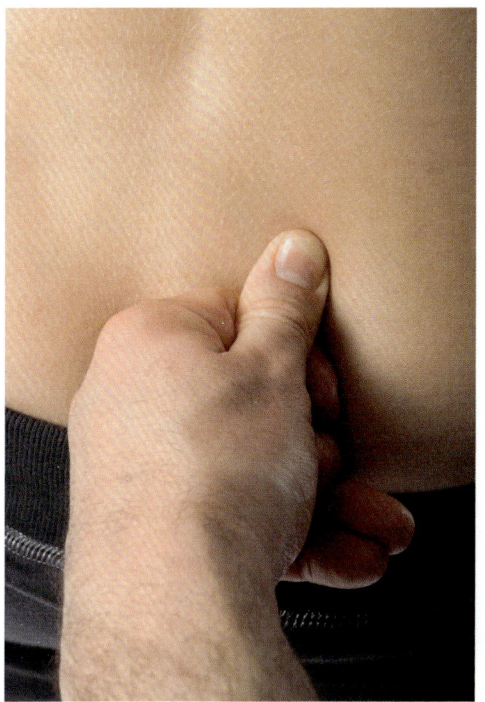

Der Therapeut legt seinen linken **Daumen** auf den rechten vom Rücken weg stehenden hinteren oberen Darmbeinstachel (SIPS).

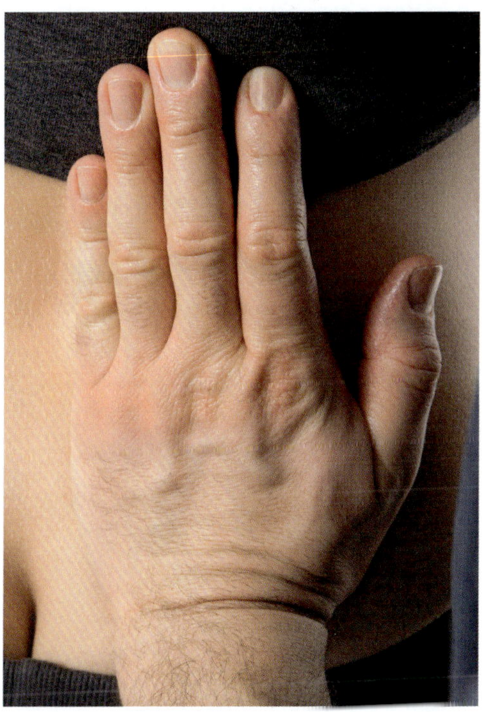

Alternative bei zarten Patienten: Bei Kindern, Frauen oder empfindlichen Patienten kann es durch die Korrektur mit dem Daumen zu einer vorübergehenden Reizung des Gewebes kommen. Auch besteht die Gefahr, dass der Daumen des Therapeuten bei der Korrektur vom Darmbeinstachel auf die Kreuzbeinplatte abrutscht, was schmerzhaft ist. Bei diesen Patienten legt der Therapeut seinen linken **Handballen** auf die rechte SIPS, verteilt also den Druck auf ein größeres Gewebeareal. Die Hand des Therapeuten kann dabei mit den Fingern nach oben, aber auch leicht diagonal aufliegen.

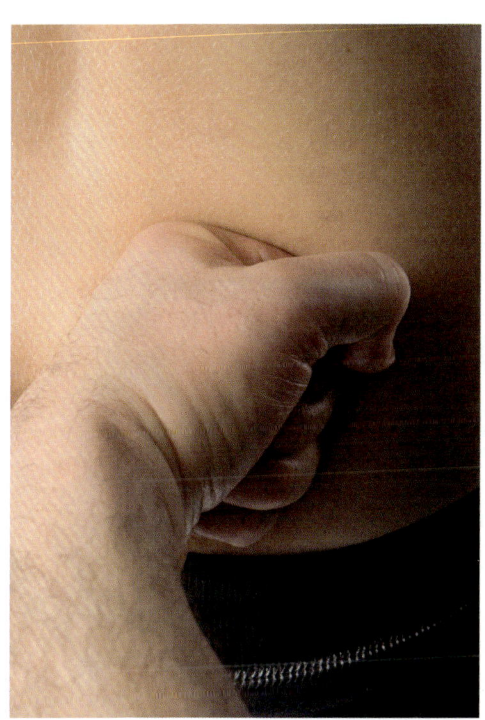

Alternative bei gewebereichen Patienten: Bei Patienten mit viel Gewebe auf den Iliosakralgelenken kann der Therapeut zur Korrektur auch die glatte Seite der **Faust** einsetzen.

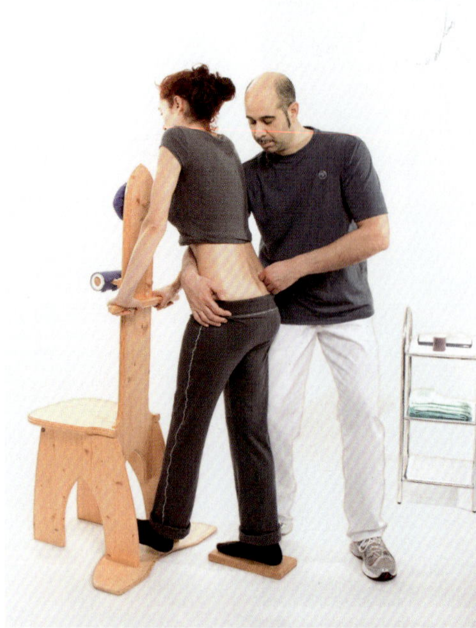

Der Patient beginnt nun mit seinem gestreckten linken Bein locker aus der Hüfte zu pendeln.

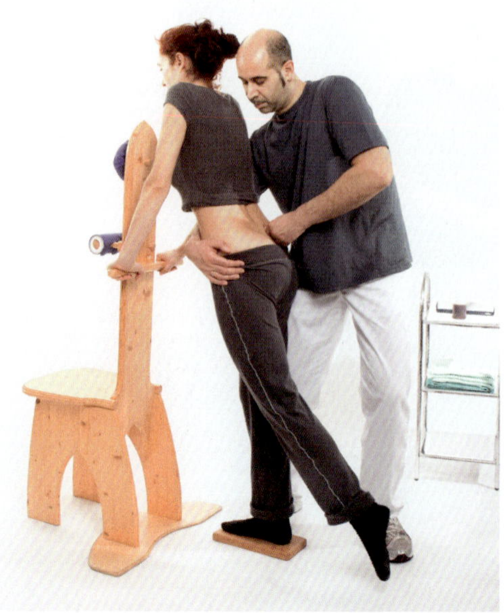

Immer wenn das Bein des Patienten nach hinten schwingt, atmen Patient und Therapeut aus. Gleichzeitig gibt der Therapeut mit seinem linken **Daumen** einen nach vorne gerichteten Impuls, also in den Körper des Patienten. Beim Einatmen wird der Druck herausgenommen.

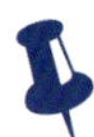

Werden Pendeln und Atmung aufeinander abgestimmt, dürfen sie wegen des Risikos einer Hyperventilation nicht zu schnell erfolgen. Alternativ können Pendeln und Korrektur ohne festen Atemrhythmus ausgeübt werden. Auch hier pendelt der Patient etwa 8- bis 10-mal locker mit dem Bein vor und zurück, während der Therapeut bei jedem Zurückpendeln auf die jeweilige SIPS drückt.

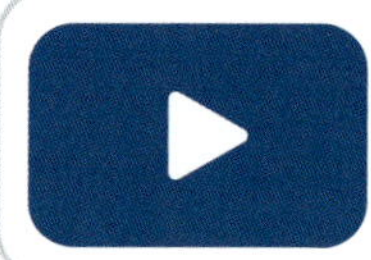

Das Video zu 5.2

https://vimeo.com/906322702?share=copy
Passwort: ADT_05

5.3 Korrektur Iliosakralgelenk über die Spina iliaca posterior superior – Variante 2

Demonstriert wird die Korrektur des Iliosakralgelenks durch Druck nach vorne am rechten hinteren oberen Darmbeinstachel (SIPS) und gleichzeitigem Zug über den vorderen linken oberen Darmbeinstachel (Spina iliaca anterior superior, SIAS) nach hinten.

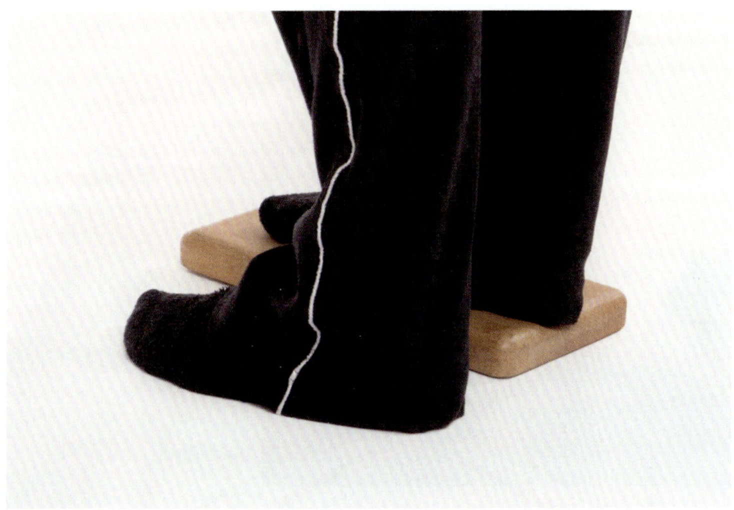

Der Patient steht wie bei der bereits beschriebenen Korrektur (Kap.5.2) aufrecht mit dem rechten Fuß auf einem Brett.

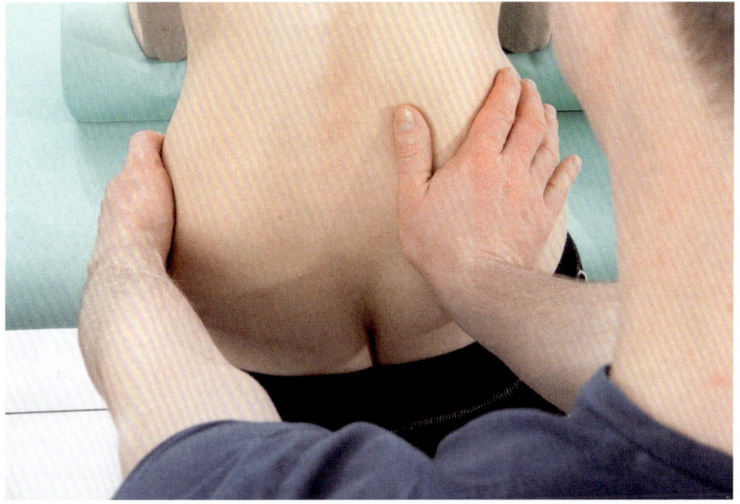

Der Therapeut steht mit etwas Abstand hinter dem Patienten. Sein rechter Handballen liegt auf der rechten SIPS, seine linke Hand greift um die linke Hüfte des Patienten und sucht dort Kontakt mit dem vorderen oberen Darmbeinstachel.

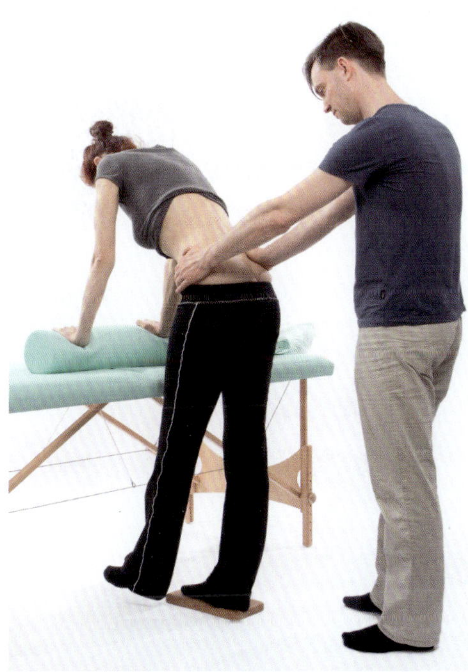

Jetzt beginnt der Patient mit dem linken Bein vor und zurück zu pendeln. Der Therapeut drückt mit seinem rechten Handballen in dem Augenblick nach vorne, ...

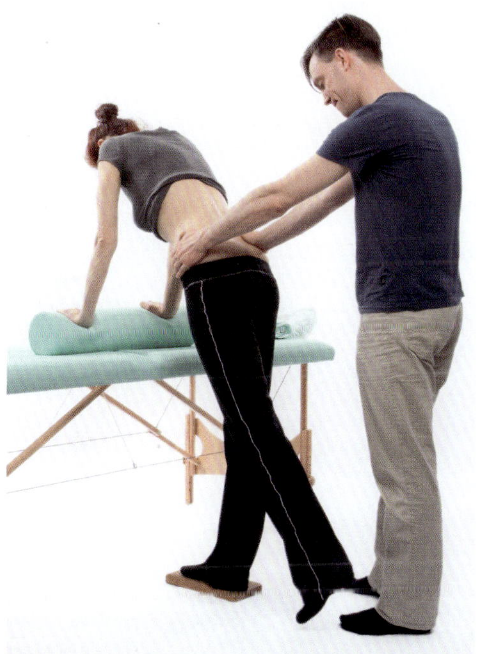

... in dem das Bein des Patienten nach hinten schwingt und zieht gleichzeitig das Becken über den vorderen oberen Darmbeinstachel mit seiner linken Hand auf sich zu. Es wird also eine gegenläufige Bewegung mit den Händen ausgeführt. Die rechte Hand drückt nach vorne, die linke Hand zieht nach hinten.

Alternativ kann der Therapeut anstelle des Handballens auch die rechte Faust auf die SIPS auflegen.

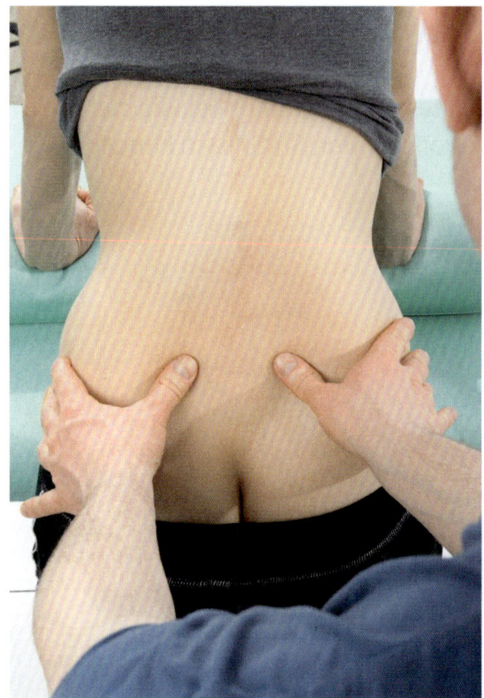

Nach der Korrektur ausmassieren ...

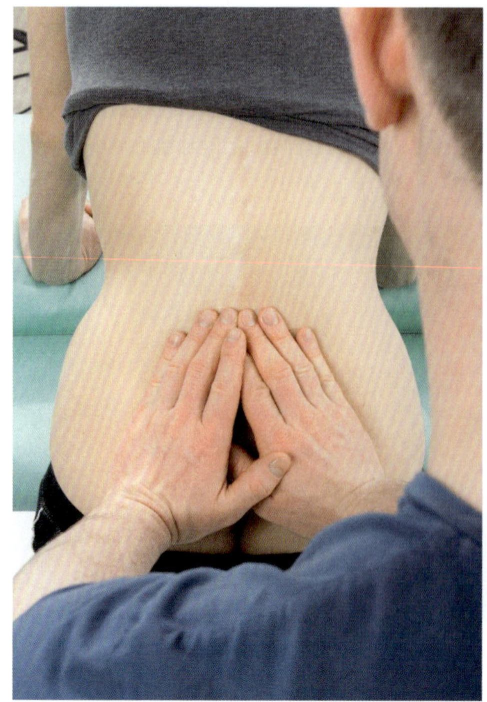

... und ausstreichen.

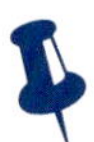

Es sollte individuell entschieden werden, ob bei der Korrektur die Ein- und Ausatmung einbezogen wird. Viele Patienten haben hierbei Koordinationsprobleme.

Das Video zu 5.3

https://vimeo.com/906322662?share=copy
Passwort: ADT_05

5.4 Korrektur Iliosakralgelenk über die Kreuzbeinkante

Die Korrektur am unteren Ende des Kreuzbeines, an der so genannten Kreuzbeinkante am Übergang zum Steißbein, hat einerseits Einfluss auf die Stellung der Iliosakralgelenke, andererseits auch auf das Kreuzbein und die Ausrichtung des Steißbeines. Häufig reicht die Korrektur in diesem Bereich aus, um Fehlstellungen der Iliosakralgelenke, des Kreuzbeines (Kap. 6) sowie des Steißbeines (Kap. 7) auszugleichen.

Im Folgenden ist die Korrektur für den Fall beschrieben, dass die linke Seite des Kreuzbeines beim Übergang zum Steißbein vom Rücken des Patienten weg steht und entsprechend korrigiert werden muss.

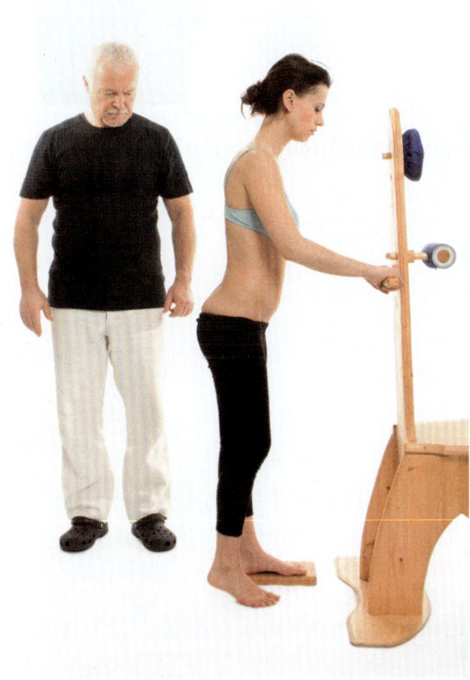

Zur Behandlung steht der Patient mit seinem linken Bein auf einem Brett. Das Kreuzbein wird eingeölt. Der Therapeut steht links neben dem Patienten.

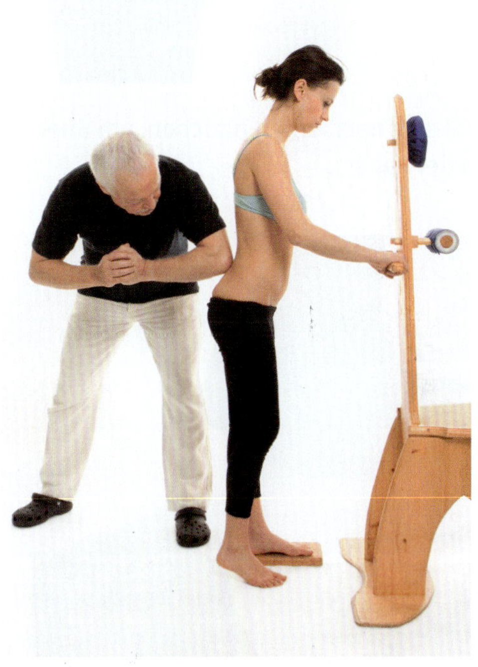

Der Therapeut legt seinen linken Ellenbogen sanft auf die Mitte des Kreuzbeines auf, wobei er seine linke Hand zur Faust schließt.

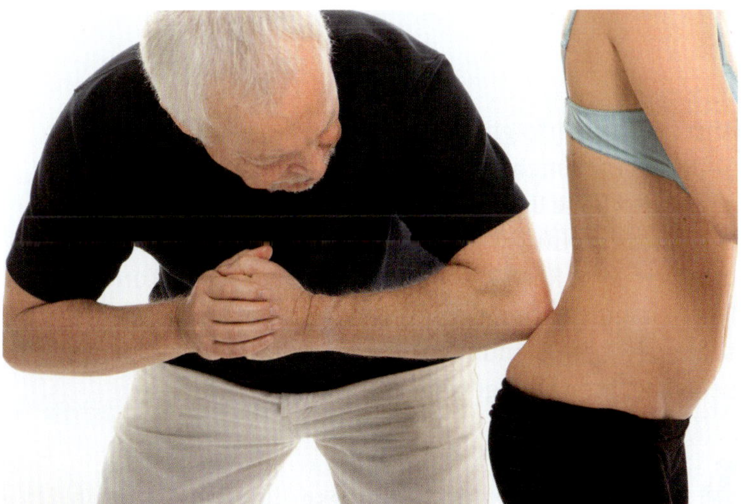

Zur Stabilisierung wird die linke Faust in die offene rechte Hand gelegt.

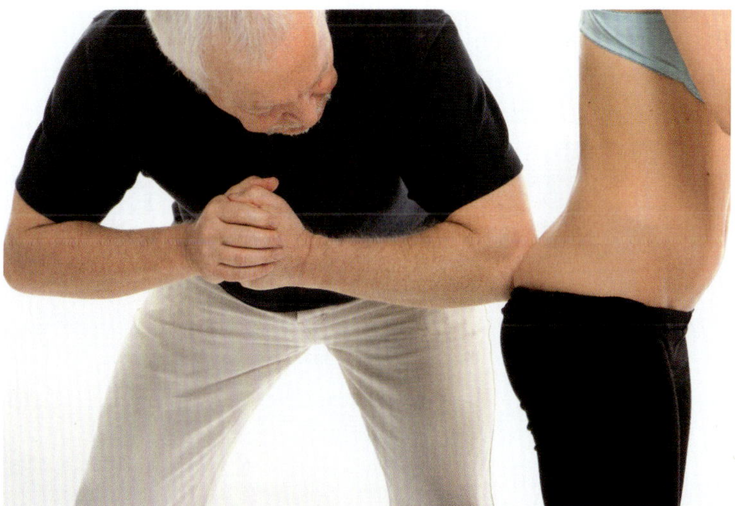

Der Therapeut gleitet nun mit seinem Ellenbogen über die Mitte des Kreuzbeines nach unten, bis er den Übergang des Kreuzbeins zum Steißbein erreicht hat.

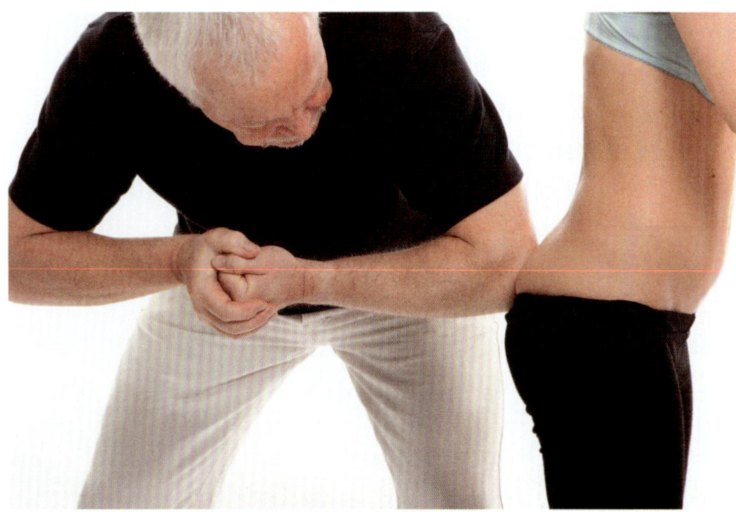

Anschließend noch ein wenig nach unten rutschen, um über ein Hin- und Herdrehen der Faust ...

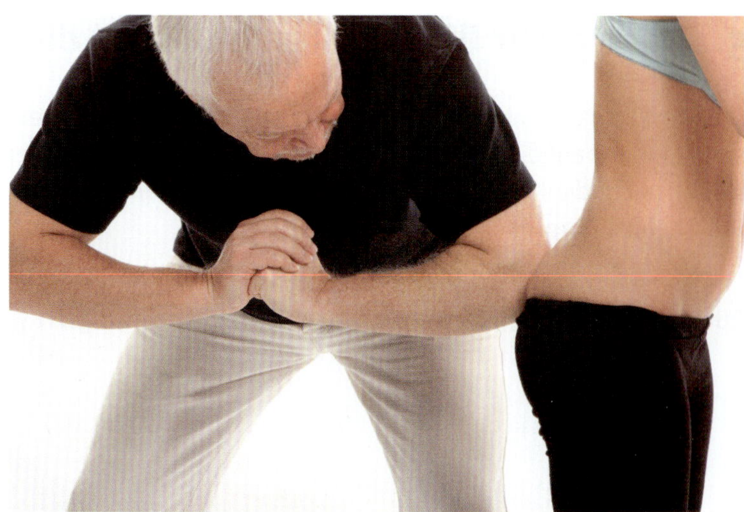

... den Ellenbogen in die optimale Position zu bringen.

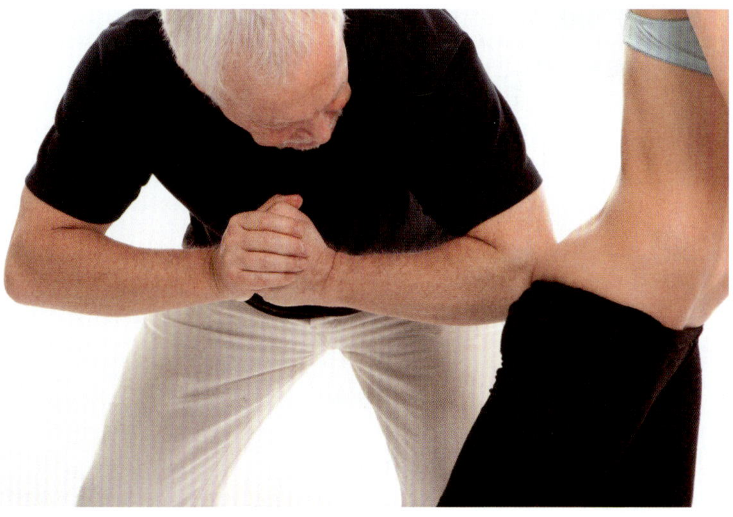

Der Therapeut drückt jetzt mit seiner rechten Hand den Ellenbogen mit angemessenem Druck – nicht mit zu viel Druck – nach vorne in Richtung Schambein des Patienten. Während der Therapeut den Druck ausübt, pendelt der Patient mit dem rechten Bein intensiv etwa 25-mal vor und zurück. Dabei atmet er ganz normal weiter.

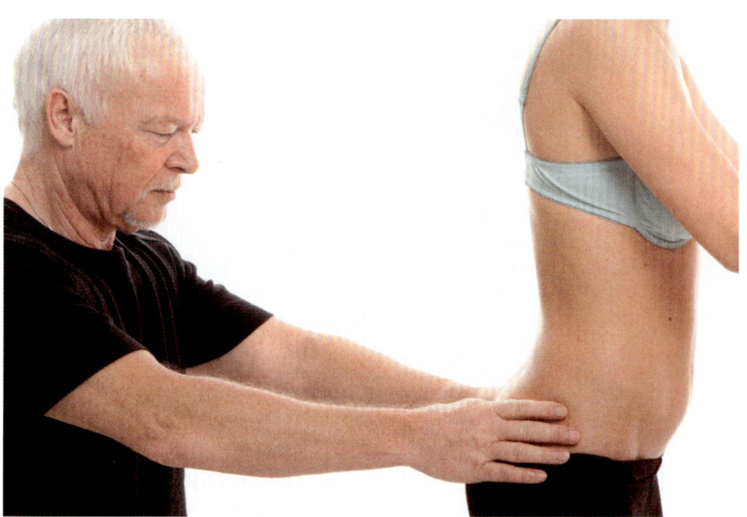

Danach kontrolliert der Therapeut den Erfolg der Korrektur. Dies ist der Fall, wenn im Seitenvergleich beide Daumen im Übergang von Kreuzbein zu Steißbein gleich tief im Gewebe stehen.

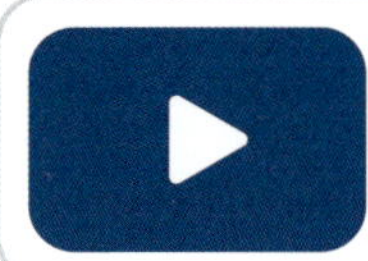

Das Video zu 5.4

https://vimeo.com/906322644?share=copy
Passwort: ADT_05

Anschließend erfolgt das gleiche Procedere auf der rechten Seite des Patienten. Mit dem Wechsel auf die vermeintlich „gesunde“ Seite und die dort durchgeführte „fiktive“ Behandlung wird geprüft, ob die zuerst auf der pathologischen Seite durchgeführte Korrektur stabil geblieben ist. Zur Korrektur des Iliosakralgelenks auf der rechten Seite steht der Patient mit seinem rechten Standbein auf dem Brett; der Therapeut setzt seinen rechten Ellbogen ein.

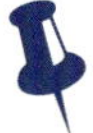

In vielen Fällen ist nach dieser Behandlung auch die Fehlstellung in den Iliosakralgelenken beseitigt. Wenn nicht, wird erneut über die entsprechende SIPS korrigiert (Kap. 5.2 und 5.3).

6 Kreuzbein

6.1 Untersuchung Kreuzbein

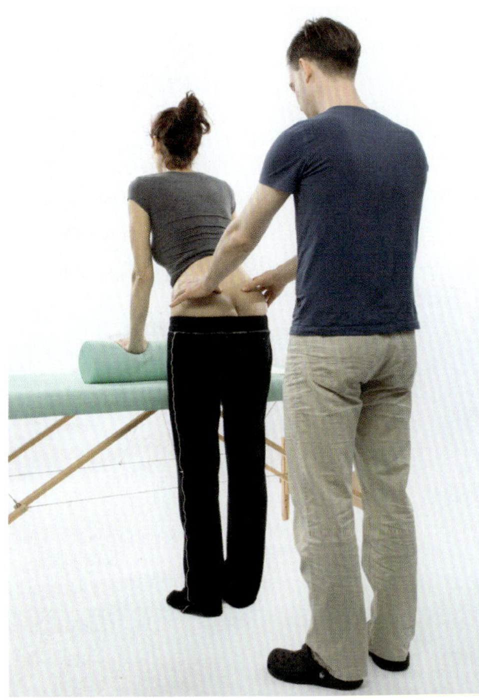

Der Patient stützt sich an der Liege oder am Behandlungsstuhl leicht mit den Händen ab. Das Kreuzbein ist bis zum Beginn der Analfalte freigelegt.

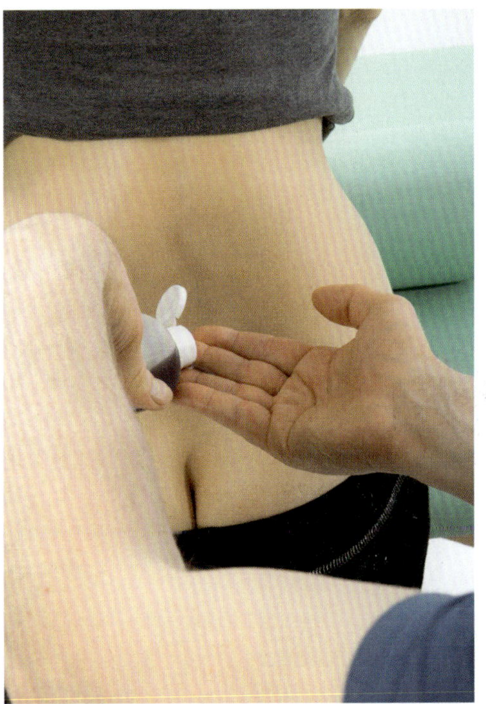

Der Therapeut steht hinter dem Patienten und ölt das Kreuzbein ein.

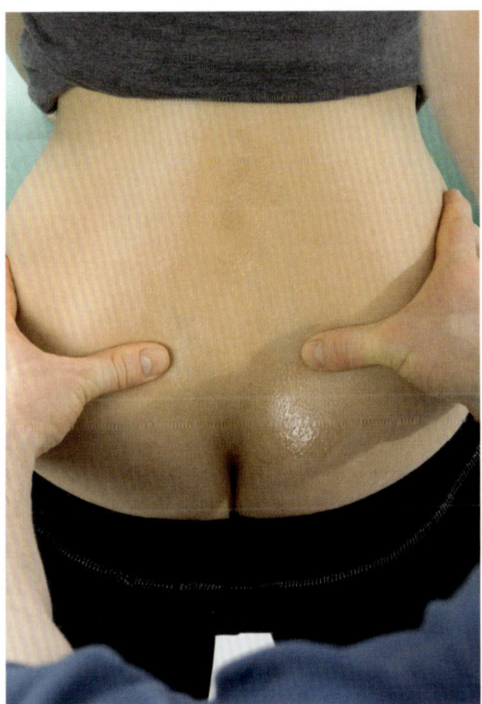

Nun tastet der Therapeut, ausgehend von den SIPS, also von den oberen hinteren Darmbeinstacheln, ...

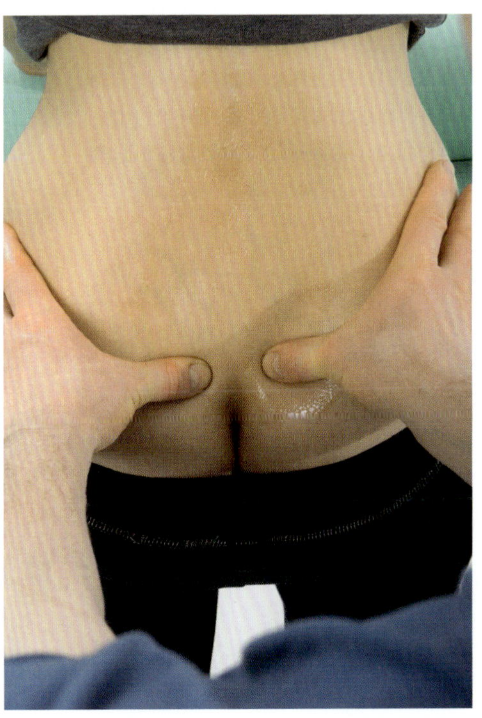

... entlang der seitlichen Kreuzbeinbasis ...

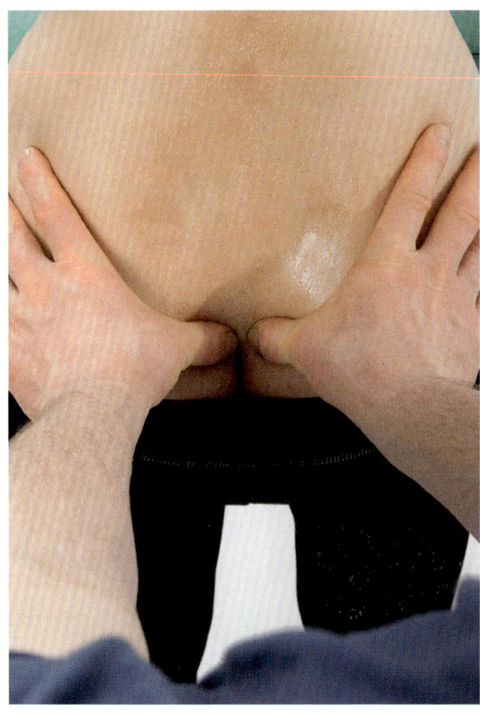
... nach unten in Richtung Analfalte.

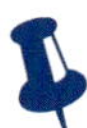

Der Therapeut muss dabei seine Daumen sanft auf die Knochenstrukturen legen, in Richtung Körper des Patienten drücken und im Seitenvergleich beider Daumen deren Position vergleichen. Dringen die Daumen unterschiedlich tief in das Gewebe des Patienten ein, ist die Seite zu korrigieren auf der der Daumen vorsteht, also zum Therapeuten gerichtet ist.

Das Video zu 6.1

https://vimeo.com/906340363?share=copy
Passwort: ADT_06

6.2 Korrektur Kreuzbein mit dem Daumen

Demonstriert wird die Korrektur auf der rechten Seite des Patienten. Angenommen wird die Behandlung eines S4, der rechts nach dorsal vorsteht.

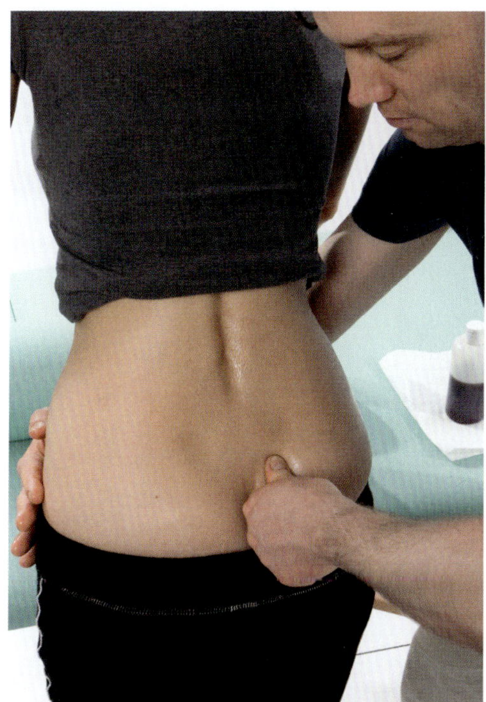

Der Patient steht möglichst aufrecht und stützt sich auf der Behandlungsliege ab. Alternativ kann auch ein Behandlungsstuhl oder eine andere Standvorrichtung verwendet werden. Der Therapeut steht seitlich rechts neben dem Patienten, umfasst mit seiner rechten Hand dessen Becken und legt sie auf den linken Beckenkamm. So wird der Patient stabilisiert.

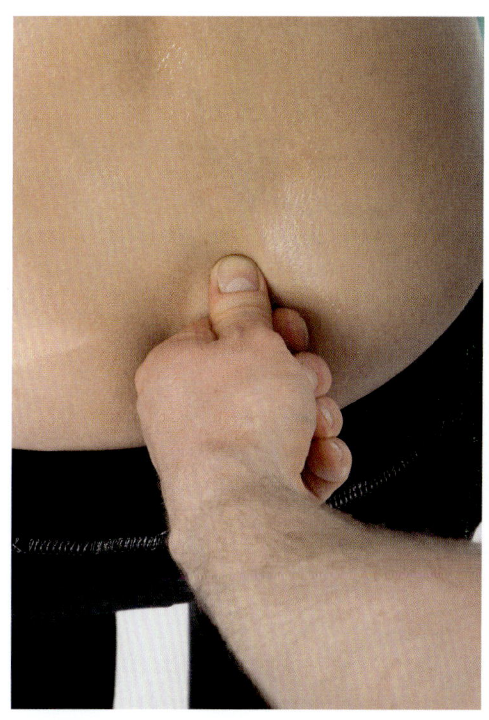

Der linke Daumen, dessen Grundgelenk durch den Faustschluss stabilisiert ist (Dorn'scher Handgriff), wird auf die vom Kreuzbein weg stehende Stelle aufgelegt.

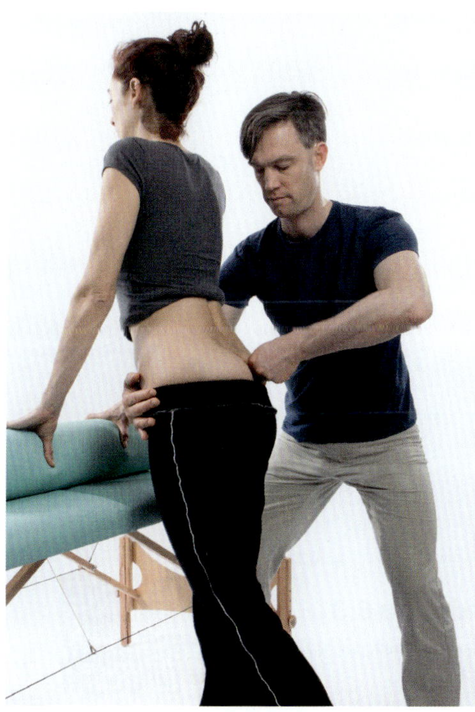

Der Patient beginnt nun mit einem lockeren Vor- und Zurückpendeln seines linken Beines. Jetzt wird der Patient aufgefordert tief ein- und auszuatmen. Bei der Ausatmung drückt der Therapeut mit seinem Daumen sanft nach vorne auf die zu korrigierende Stelle, wobei der Druck in der Ausatmungsphase intensiviert wird.

Während der gesamten Korrektur wird die Pendelbewegung des linken Beines beibehalten.

Dieser Vorgang kann mehrmals wiederholt werden, bis sich ein Erfolg einstellt. Anschließend massieren und ausstreichen.

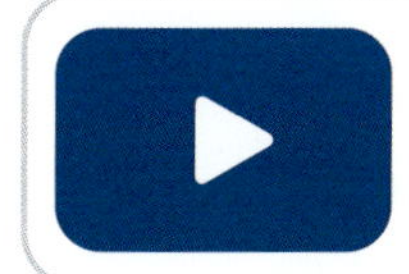

Das Video zu 6.2

https://vimeo.com/906340385?share=copy
Passwort: ADT_06

6.3 Korrektur Kreuzbein mit dem Handballen

Im Folgenden ist die Korrektur mit dem Handballen auf der rechten Kreuzbeinseite des Patienten dargestellt.

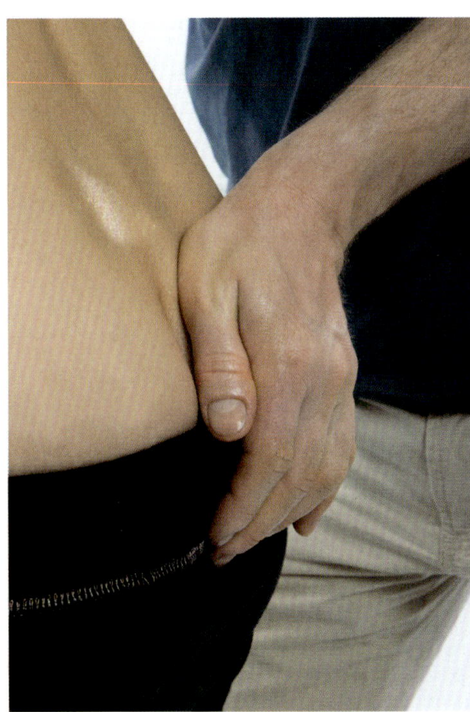

Der Therapeut korrigiert an Stelle des Daumens mit seinem linken Handballen. Dabei legt er den Handballen seiner linken Hand auf die zu korrigierende Stelle. Seine Hand ist so ausgerichtet, dass die Finger leicht diagonal nach unten weisen.

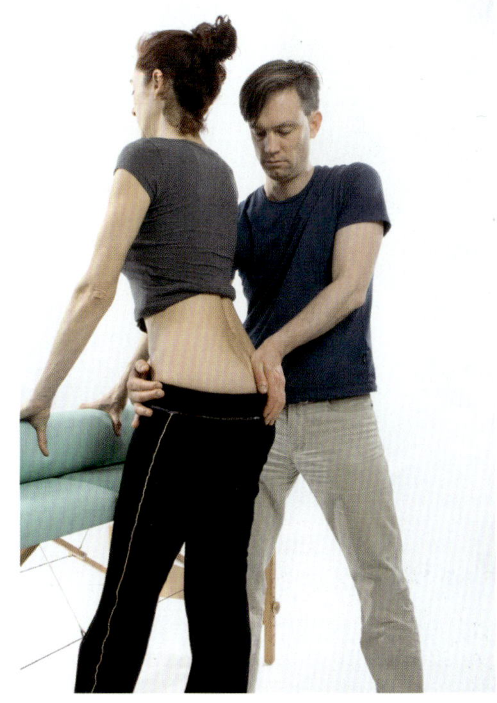

Während der Patient ausatmet und mit seinem linken Bein pendelt, ...

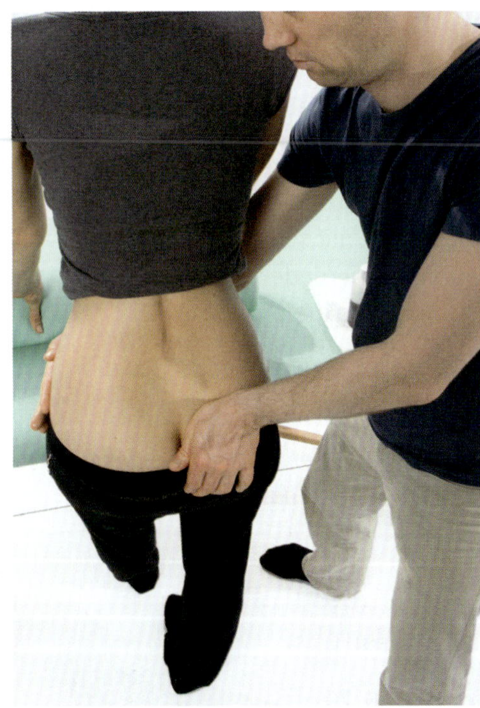

... drückt der Therapeut sanft mit seinem Handballen von oben in Richtung Steißbein.

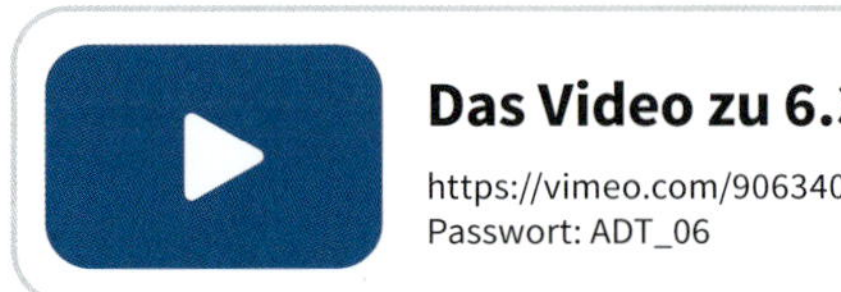

Das Video zu 6.3

https://vimeo.com/906340326?share=copy
Passwort: ADT_06

6.4 Korrektur Kreuzbein mit der Handkante

Gezeigt wird die Korrektur mit der Handkante auf der rechten Kreuzbeinseite des Patienten.

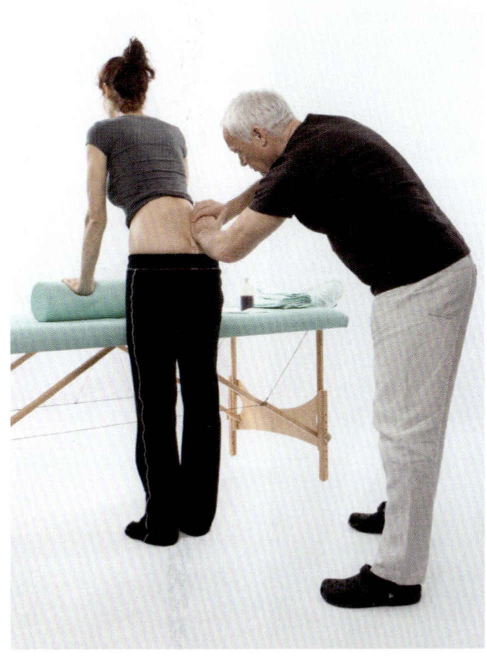

Der Therapeut steht mit etwas Abstand hinter dem Patienten.

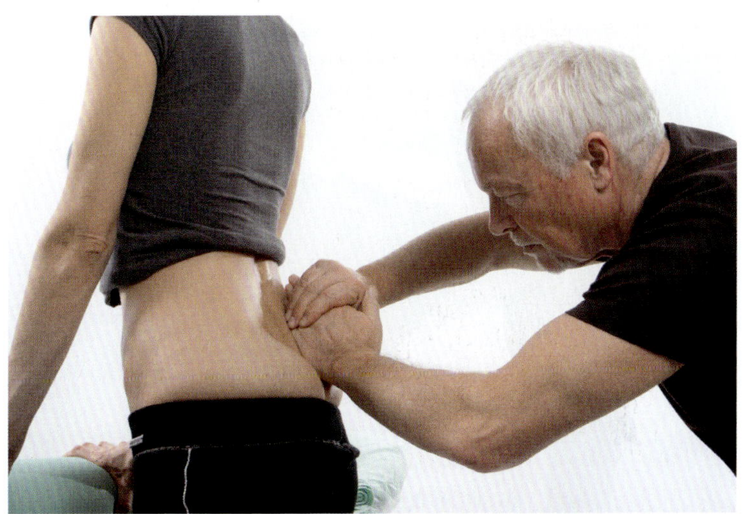

Der Patient steht möglichst aufrecht und stützt sich dabei an der Behandlungsliege ab.

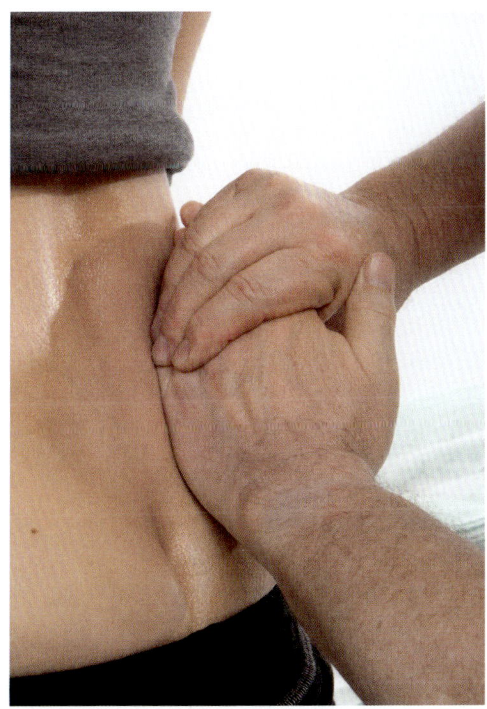

Zur Korrektur legt der Therapeut die Handkante seiner linken Hand auf die seitliche rechte Kreuzbeinbasis.

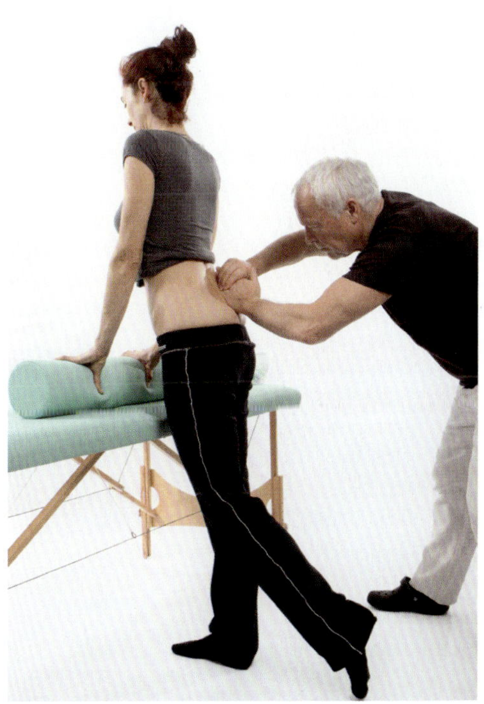

Der Patient pendelt jetzt locker mit seinem linken Bein vor und zurück.

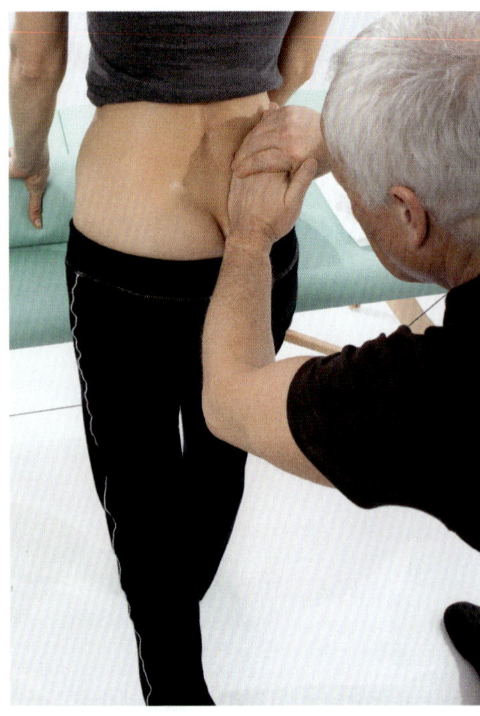

In der Ausatmungsphase drückt der Therapeut seine linke Handkante, die er mit seiner rechten Hand stabilisiert, nach vorne, während der Patient locker weiterpendelt.

Die Korrektur mehrmals wiederholen bis das gewünschte Ergebnis erreicht ist.

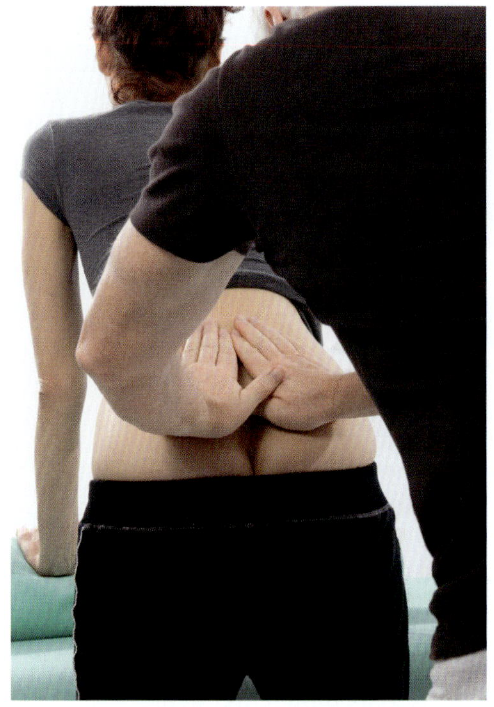

Danach ausmassieren und ausstreichen.

Das Video zu 6.4

https://vimeo.com/906340347?share=copy
Passwort: ADT_06

7 Steißbein

7.1 Untersuchung Steißbein

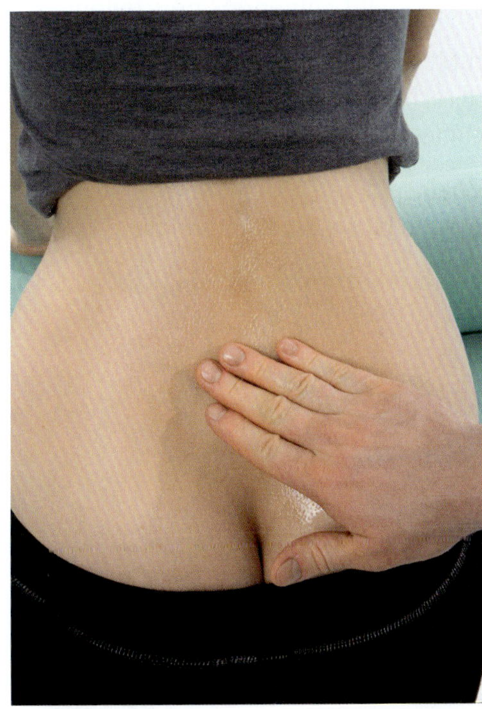

Der Patient steht aufrecht und stützt sich an Behandlungsstuhl oder -liege ab. Zur Untersuchung steht der Therapeut hinter dem Patienten und ölt dessen Kreuzbein-Steißbeinregion ein.

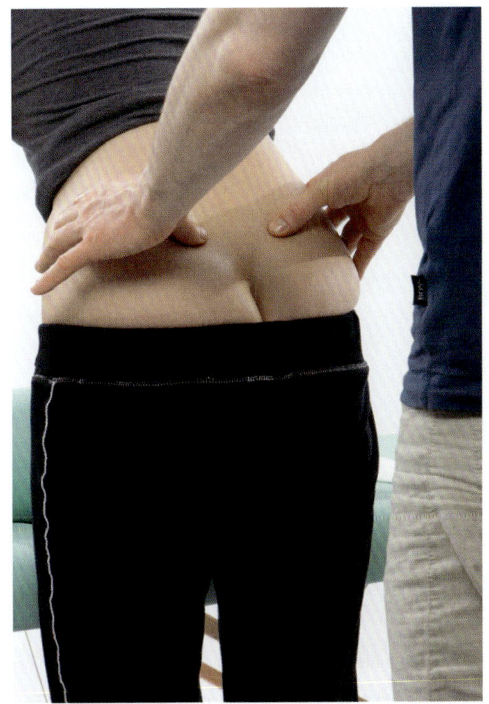

Der Therapeut tastet mit seinen Daumen ausgehend von den SIPS ...

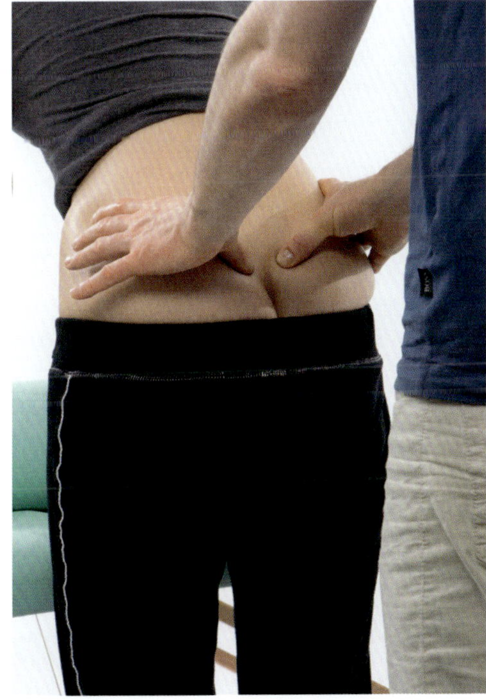

... über die seitlichen Ränder des Kreuzbeines, ...

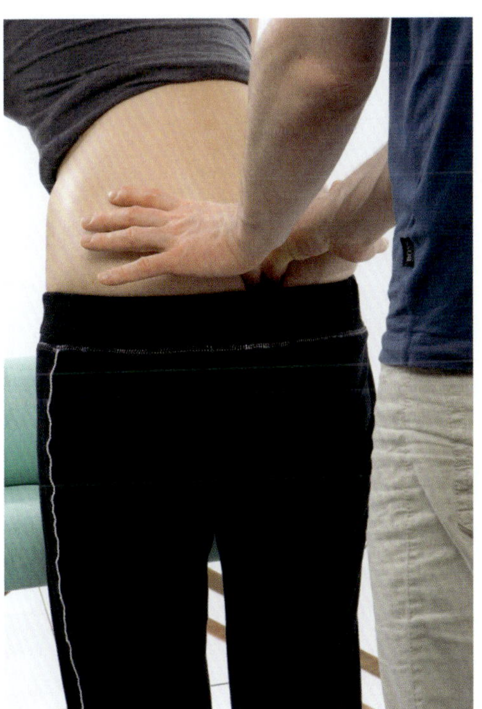

... bis er den Steißbeinansatz unterhalb der Spitze des Kreuzbeines in der Analfalte gefunden hat.

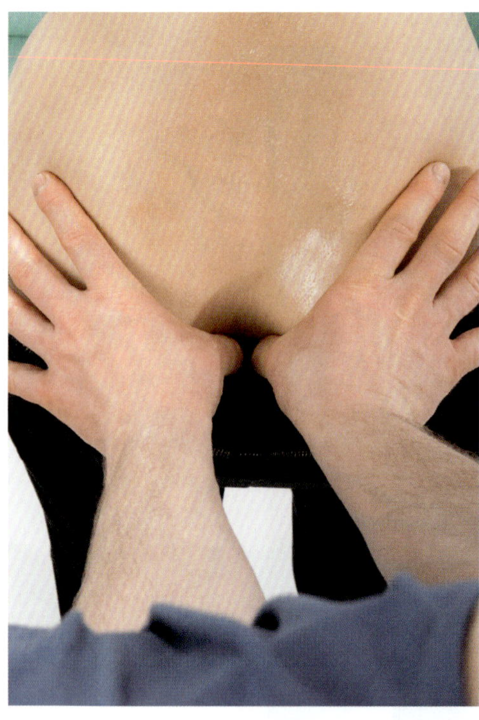

Anschließend tastet der Therapeut mit den Daumen rechts und links die Knochenstrukturen des Steißbeines ab.

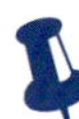

Dabei muss der Therapeut Folgendes beurteilen:

- Liegen die Strukturen symmetrisch oder ist das Steißbein nach rechts oder links verschoben? Äußert der Patient Schmerzempfindlichkeit?
- Liegt die Steißbeinspitze zu weit im Körper, also nach vorne gerichtet, und ist sie druckempfindlich?

Je nach Befund wird eine Korrektur am Steißbein (Kap. 7.2) vorgenommen.

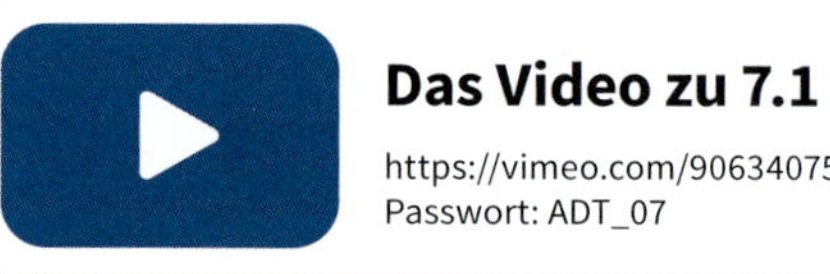

Das Video zu 7.1

https://vimeo.com/906340758?share=copy
Passwort: ADT_07

7.2 Korrektur Steißbein

Die Korrektur des Steißbeines wird am Beispiel der rechten Seite demonstriert.

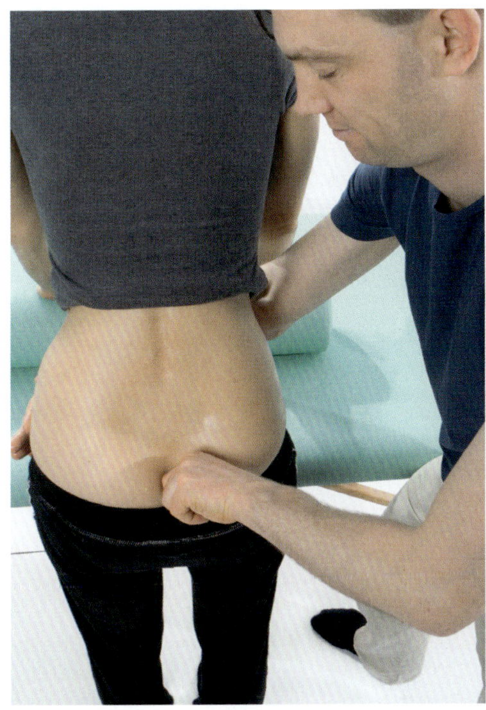

Der Therapeut steht leicht schräg rechts hinter dem Patienten. Seine rechte Hand umfasst von vorne das Becken des Patienten und legt sie zur Stabilisierung auf dem linken Beckenkamm ab.

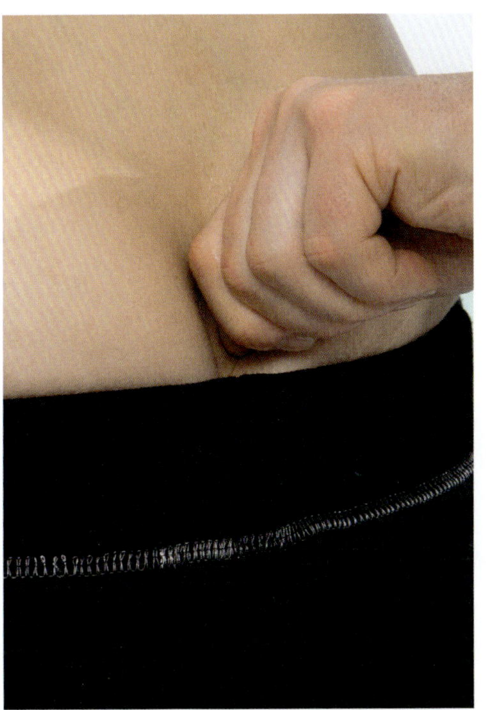

Der Therapeut positioniert seinen linken Daumen an der Stelle des Steißbeines, die er korrigieren will.

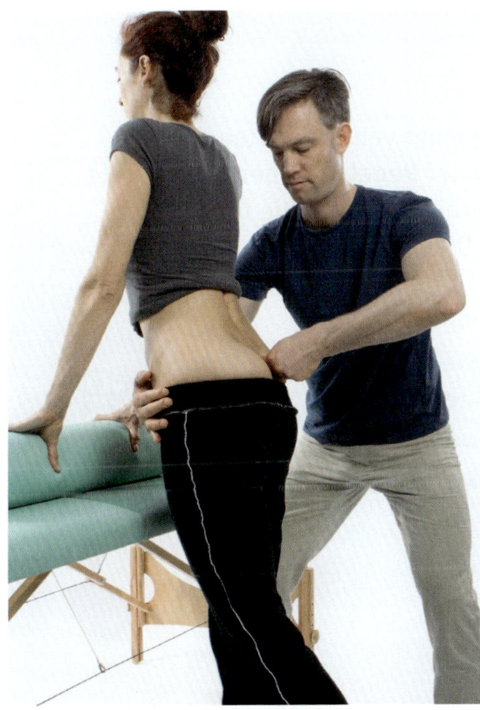

Der Patient beginnt jetzt locker mit seinem linken Bein vor und zurück zu pendeln. Patient und Therapeut stimmen ihre Atmung aufeinander ab.

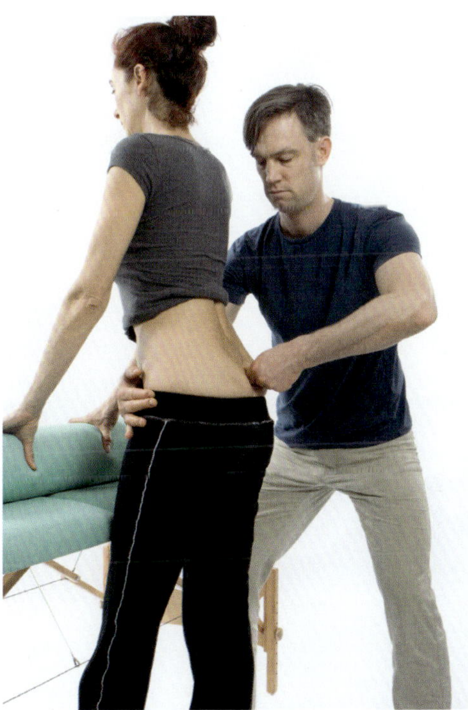

Beim Ausatmen korrigiert der Therapeut mit seinem linken Daumen sanft und mit ansteigendem Druck die zuvor getastete Abweichung.
Die Korrektur sollte 4- bis 5-mal wiederholt werden.

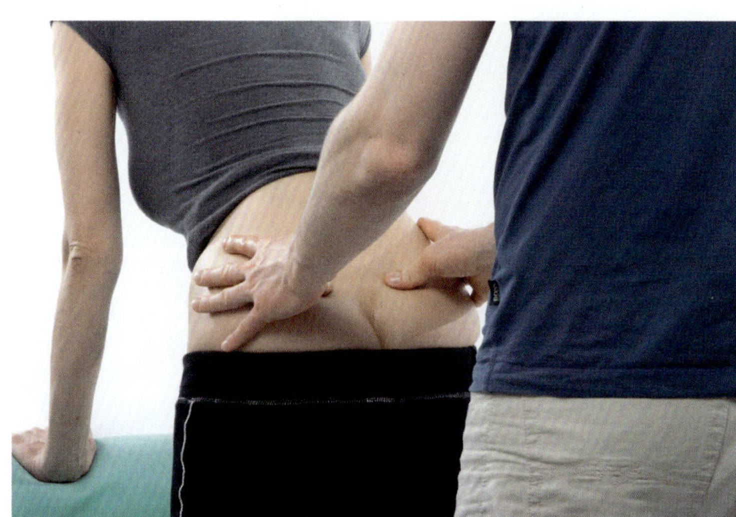

Danach ausmassieren …

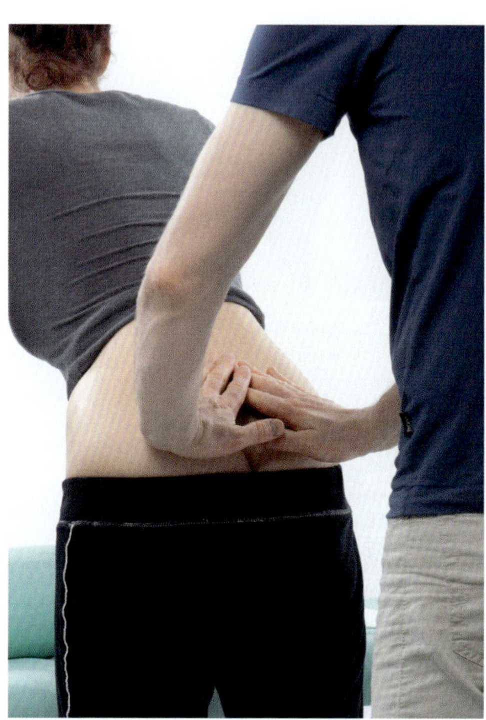

… und ausstreichen.

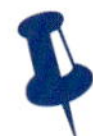

Die Behandlung einer ventralisierten Steißbeinspitze ist in der Regel nur über eine rektale Korrektur erfolgreich. Diese ist jedoch nicht Bestandteil der Dorn-Therapie.

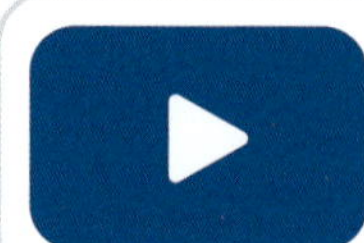

Das Video zu 7.2

https://vimeo.com/906340738?share=copy
Passwort: ADT_07

8 Lenden- und untere Brustwirbelsäule

Vor der manuellen Untersuchung der Wirbelsäule sollte der Patient seinen Rücken freimachen und ein wenig hin und her gehen. Schon allein durch die Inspektion des Rückens kann der Therapeut wichtige Hinweise auf Störungen gewinnen. Dabei auf das Gangbild, sichtbare Fehlstellungen, Art und Haltung der Bewegung, Auffälligkeiten der Haut und des Gewebes etc. achten.

8.1 Untersuchung Lendenwirbelsäule und untere Brustwirbelsäule

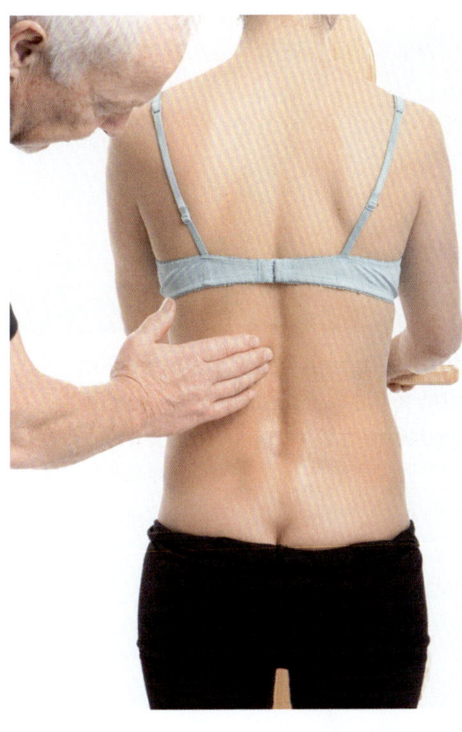

Zur Untersuchung der Lendenwirbelsäule aufwärts bis etwa zum 7. oder 8. Brustwirbel steht der Patient mit seinen Füßen leicht gespreizt und etwas vorgebeugt am Behandlungsstuhl und stützt sich mit seinen Händen ab. Der Rücken ist bis zum Gesäßansatz bzw. bis zum Beginn der Analfalte freigelegt. Der Therapeut steht hinter dem Patienten, nimmt den gesamten Rücken in Augenschein und tastet offensichtliche Auffälligkeiten ab, um sich einen groben Überblick zu verschaffen.

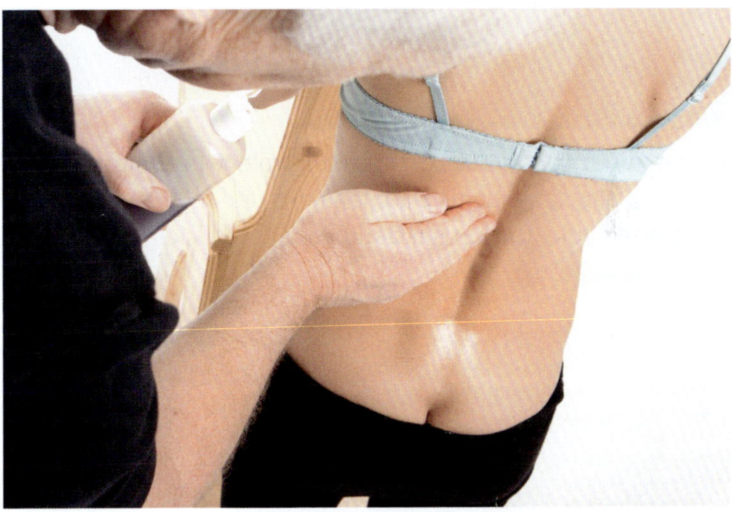

Nun wird die Wirbelsäule des Patienten eingeölt und zwar vom 7. oder 8. Brustwirbel abwärts bis zum Kreuzbein. Das Einölen ist wichtig, damit die Daumen des Therapeuten beim Abtasten besser auf der Haut gleiten können. Zudem werden Hautirritationen vermieden.

Das Video zu 8.1
https://vimeo.com/906340991?share=copy
Passwort: ADT_08

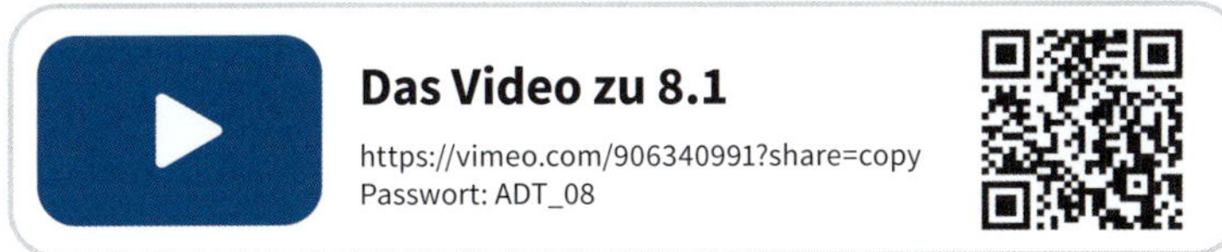

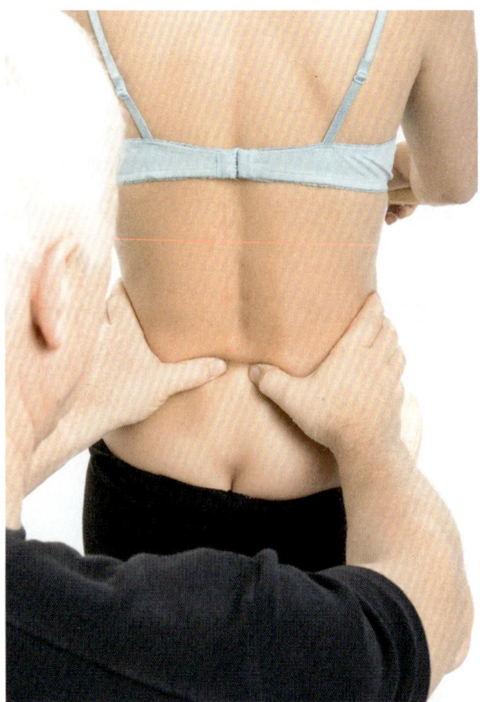

Jetzt legt der Therapeut am Übergang vom Kreuzbein zur Lendenwirbelsäule beide Daumen links und rechts neben die Wirbelsäule. Die kurzen Daumennägel drücken leicht in das Gewebe.

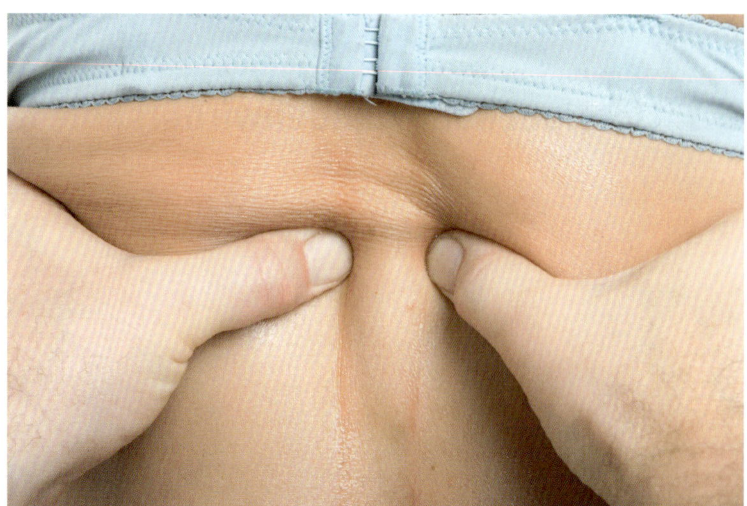

Mit diesem Druck führt der Therapeut beide Daumen von unten nach oben, bis er den 7. bis 8. Brustwirbel erreicht hat. Dies ist in der Regel die gedachte Linie zwischen den Schulterblattspitzen.

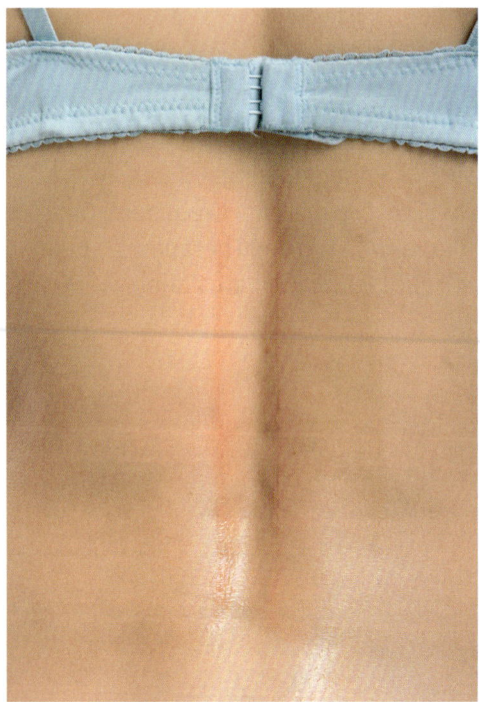

Dieser Vorgang wird so lange wiederholt, bis sich links und rechts neben den Dornfortsätzen auf der Haut des Patienten rote Linien zeigen, die auch „Dorn'sche Diagnosestreifen" genannt werden. Danach stellt sich der Patient aufrecht hin. Jetzt kann der Therapeut am Verlauf dieser Streifen weitere diagnostische Rückschlüsse ziehen. Oft lassen sich seitliche Verkrümmungen der Wirbelsäule (Skoliosen), aber auch signifikante Wirbelverschiebungen erkennen.

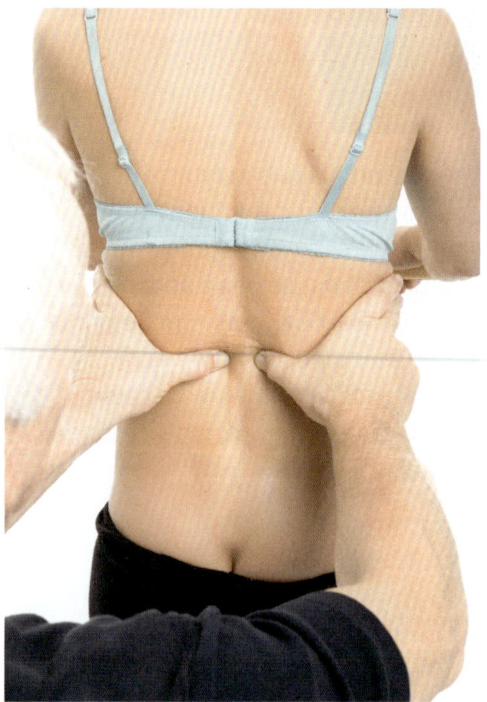

Anschließend wird die Wirbelsäule von Wirbel zu Wirbel eingehend untersucht. Der Therapeut tastet von unten nach oben im Kontakt seiner Daumen mit den Dornfortsätzen. Wichtig dabei ist, dass sich die Daumen des Therapeuten auf gleicher Höhe befinden, damit im Seitenvergleich Asymmetrien und Widerstände im knöchernen Bereich, aber auch Verhärtungen im Gewebe getastet werden können. Das Abtasten endet etwa auf Höhe der Schulterblattspitzen.

8.2 Korrektur Lendenwirbelsäule

Dargestellt wird die Korrektur eines nach links verschobenen Wirbels im Bereich der Lendenwirbelsäule über den Dornfortsatz.

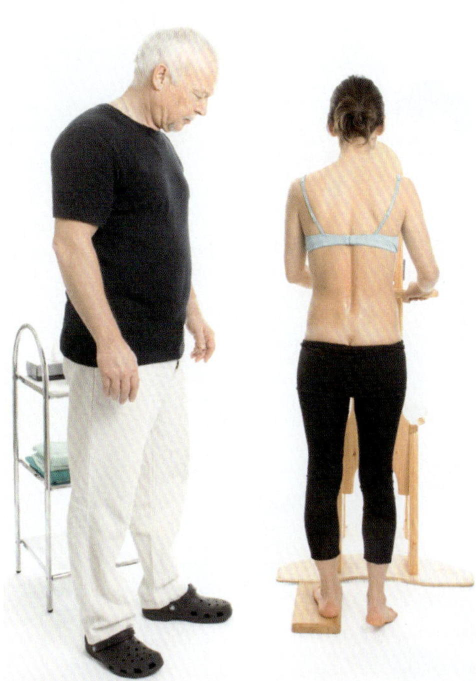

Der Patient steht aufrecht und stützt sich leicht nach vorne gebeugt am Behandlungsstuhl ab. Sein linkes Bein steht auf einem Brett. Die zu behandelnde Stelle wird eingeölt. Der Therapeut steht seitlich links neben dem Patienten.

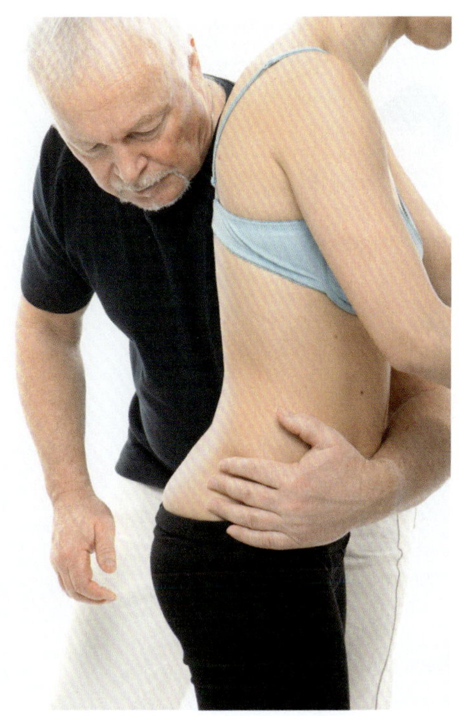

Der linke Arm des Therapeuten umfasst den Patienten von vorne unter dem Bauch und legt seine linke Hand auf dem rechten Beckenkamm ab.

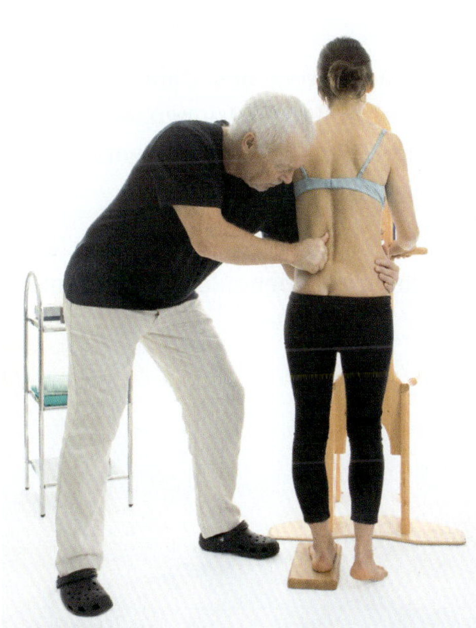

Nun legt der Therapeut seinen rechten Daumen, stabilisiert über den Faustschluss, auf den Dornfortsatz des zu korrigierenden Wirbels seitlich an.

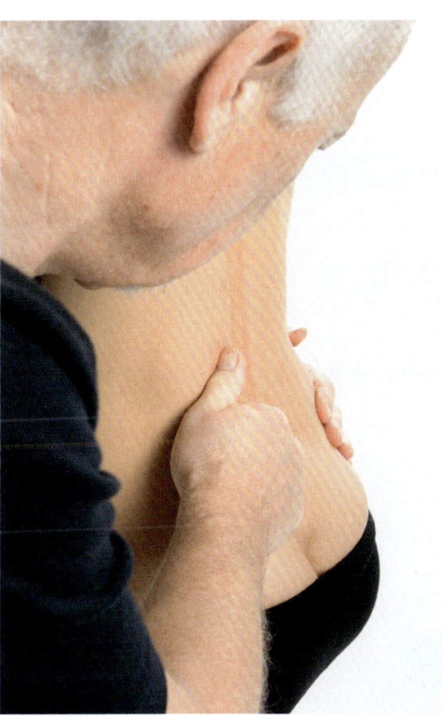

Der Daumen liegt jetzt fest am Dornfortsatz des zu korrigierenden Wirbels an.

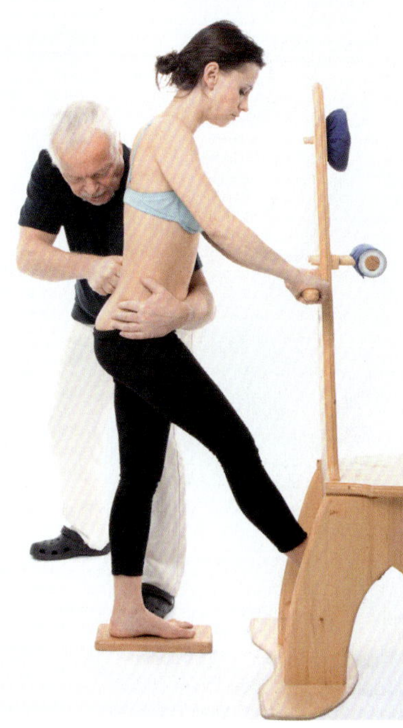

Jetzt beginnt der Patient mit dem rechten Bein locker aus der Hüfte heraus vor und zurück zu pendeln. Ist die Rotation der Wirbelsäule für den Therapeuten zu spüren, atmen Patient und Therapeut ein. Bei der anschließenden langsamen Ausatmung erfolgt die Korrektur mit dem Daumen von links nach rechts, jedoch gleichzeitig leicht schräg nach unten. Während der Korrektur und der Ausatmungsphase ...

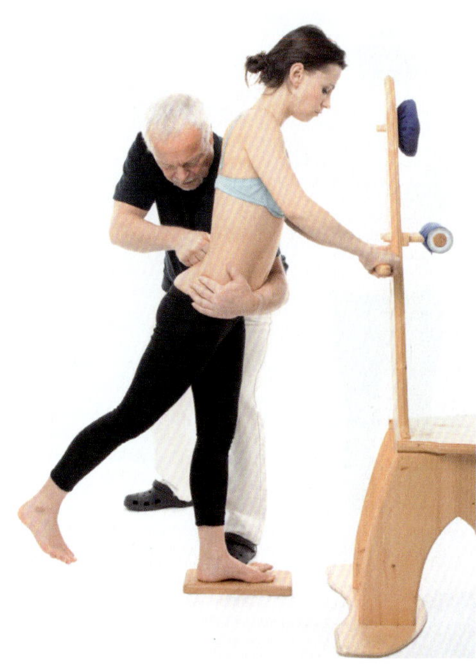

... wird der Druck stetig erhöht. Da der Therapeut in der Ausatmungsphase mit seinem Daumen ständig Kontakt zum Dornfortsatz hat, spürt er häufig die Veränderung der Wirbelposition.Die Korrektur sollte 3- bis 4-mal wiederholt werden.

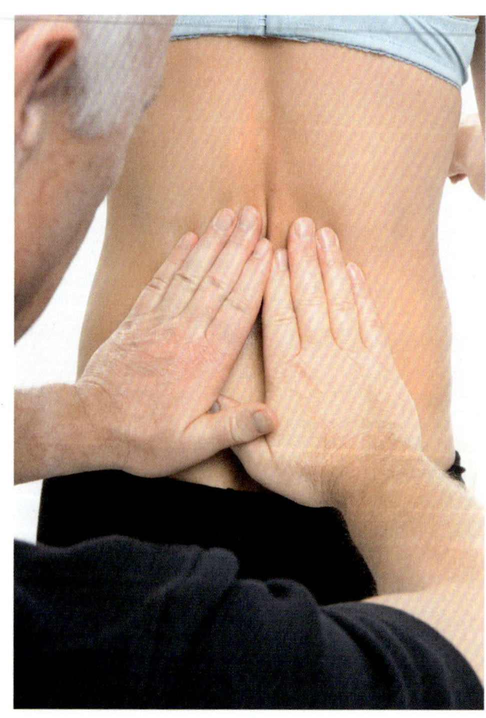

Nun massiert der Therapeut das Gewebe aus. Dabei wird mit beiden Daumen kreisförmig von außen nach innen, also in Richtung Wirbelsäule, massiert. Danach mehrfach mit beiden Händen den Rücken ausstreichen.

Der Therapeut kontrolliert anschließend die Position des korrigierten Wirbels. Die Behandlung gegebenenfalls wiederholen.

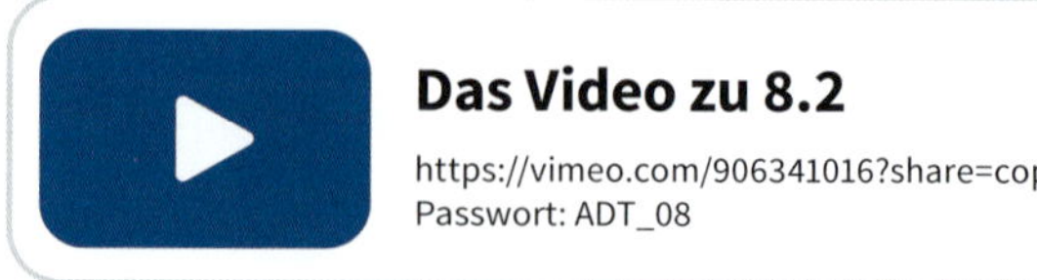

8.3 Korrektur untere Brustwirbelsäule mit dem Daumen

Die Korrektur über den Dornfortsatz wird am Beispiel eines nach rechts verschobenen Wirbels im unteren Bereich der Brustwirbelsäule dargestellt.

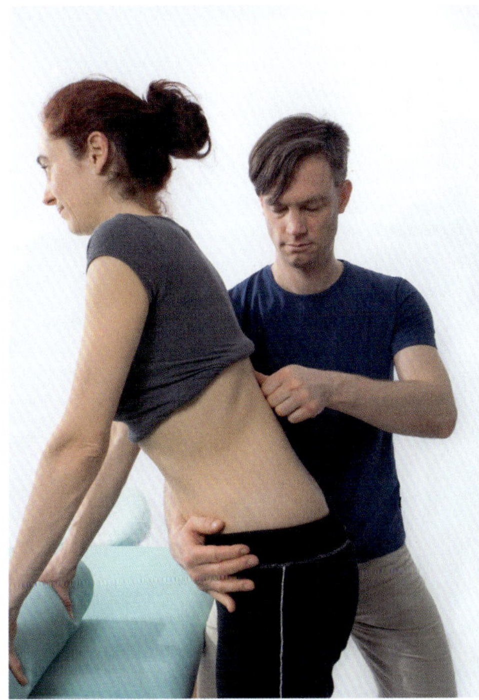

Der Patient steht aufrecht, leicht nach vorne gebeugt und stützt sich mit seinen Händen z. B. an Behandlungsstuhl oder -liege ab. Sein rechtes Bein steht auf einem Brett. Die zu behandelnde Stelle ist eingeölt. Der Therapeut steht seitlich rechts neben dem Patienten. Der rechte Arm des Therapeuten umfasst den Patienten von vorne unterhalb des Bauches und legt seine rechte Hand auf den linken Beckenkamm des Patienten.

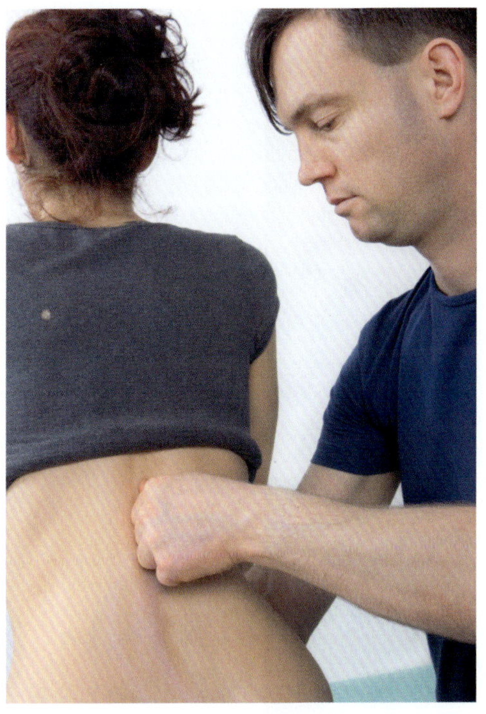

Der Therapeut legt seinen linken Daumen, stabilisiert über den Faustschluss, auf den Dornfortsatz des zu korrigierenden Wirbels seitlich an.

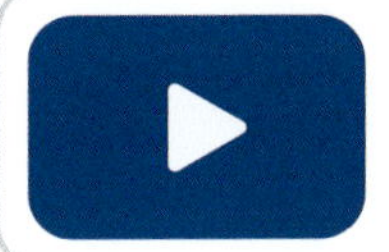

Das Video zu 8.3

https://vimeo.com/906340966?share=copy
Passwort: ADT_08

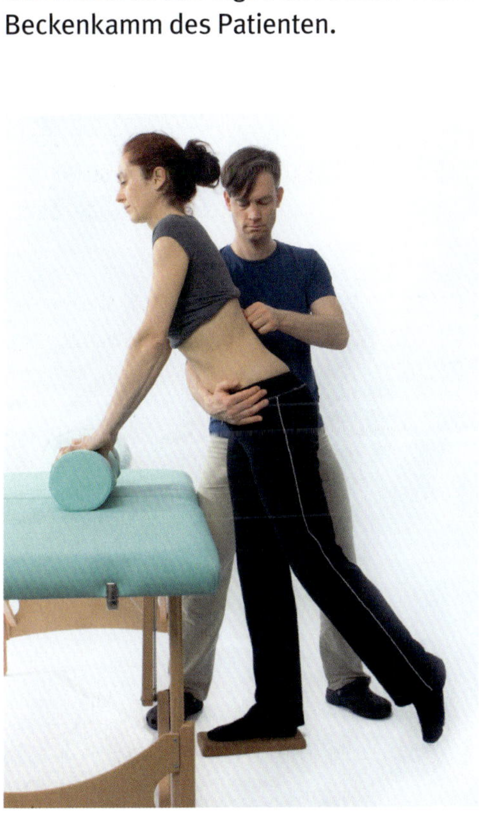

Nun beginnt der Patient locker aus der Hüfte mit dem linken Bein vor und zurück zu pendeln. Ist die Rotation der Wirbelsäule für den Therapeuten zu spüren, atmen Patient und Therapeut ein. Bei der anschließenden langsamen Ausatmung erfolgt die Korrektur mit dem Daumen von rechts nach links, jedoch gleichzeitig leicht schräg nach unten. Während der Korrektur und der Ausatmungsphase wird der Druck stetig erhöht. Dadurch, dass der Therapeut in der Ausatmungsphase mit seinem Daumen ständig Kontakt zum Dornfortsatz hat, spürt er die Änderung der Wirbelposition.

Die Korrektur sollte 3- bis 4-mal wiederholt werden. Anschließend massiert der Therapeut das Gewebe aus. Dabei wird mit beiden Daumen kreisförmig von außen nach innen, also in Richtung Wirbelsäule massiert. Danach mehrfach mit beiden Händen den Rücken ausstreichen. Der Therapeut kontrolliert abschließend die Position des korrigierten Wirbels. Die Behandlung gegebenenfalls wiederholen.

8.4 Korrektur Lenden- und untere Brustwirbelsäule mit dem „Massagepilz“

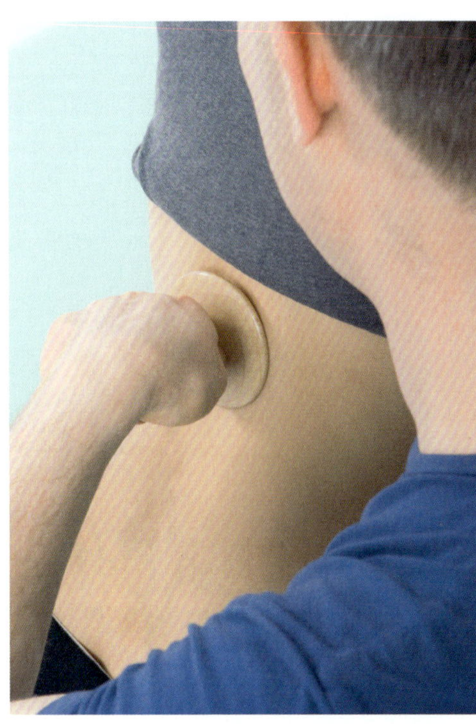

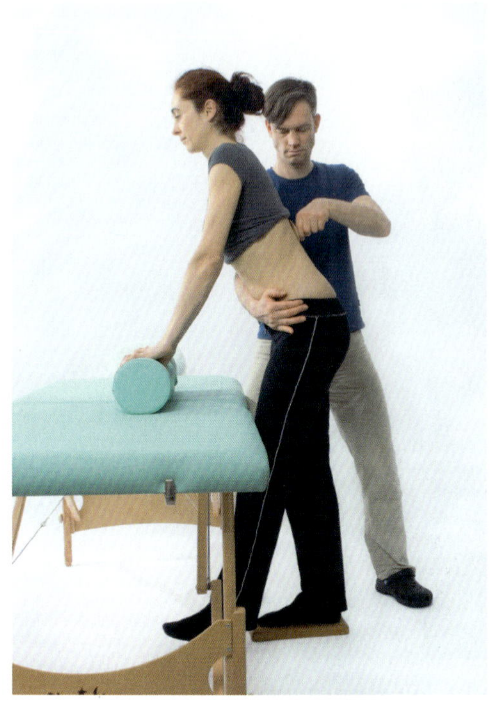

Zur Schonung des Daumens des Therapeuten kann bei der Korrektur der gesamten Lenden- und Brustwirbelsäule auch ein Massagepilz eingesetzt werden.

Das Vorgehen entspricht ansonsten der Korrektur mit dem Daumen (Kap. 8.3).

Das Video zu 8.4
https://vimeo.com/906340978?share=copy
Passwort: ADT_08

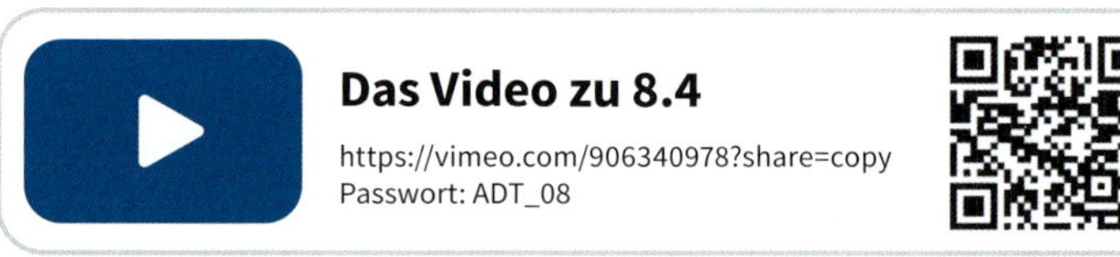

9 Mittlere und obere Brustwirbelsäule

9.1 Untersuchung mittlere und obere Brustwirbelsäule über die Dornfortsätze

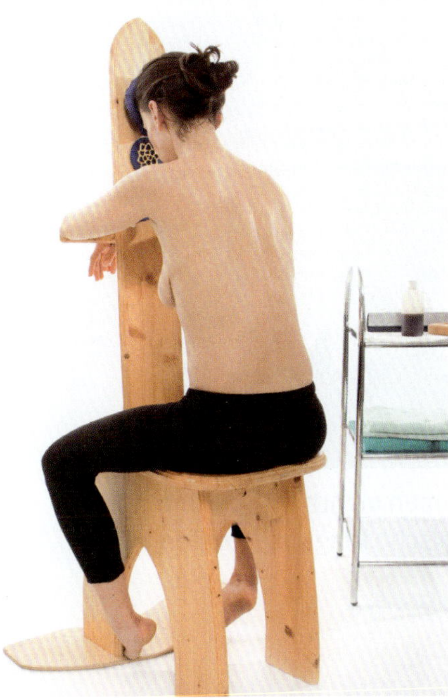

Zur Untersuchung der mittleren und oberen Brustwirbelsäule von Th8 bis Th1 sitzt der Patient rittlings auf dem Behandlungsstuhl und legt seine Unterarme etwas unterhalb der Schulterhöhe ab. Bei einem normalen Stuhl werden die Unterarme auf der Rückenlehne abgelegt. Der Rücken ist frei. Der Patient nimmt seine Schultern nach vorne, so dass der Rücken eine leichte Rundung aufweist.

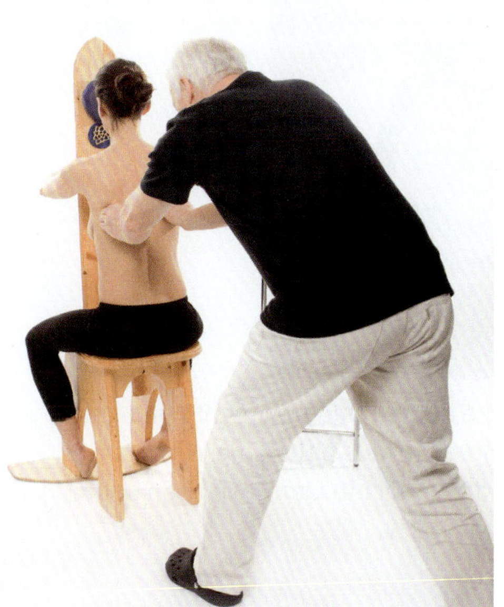

Der Therapeut steht oder sitzt hinter dem Patienten. Die Wirbelsäule wird eingeölt. Der Therapeut stellt ein Bein etwas vor. Dies dient der Stabilisierung; zudem kann er mit seinen Daumen in dieser Haltung besser drücken.

Das Video zu 9.1
https://vimeo.com/906341256?share=copy
Passwort: ADT_09

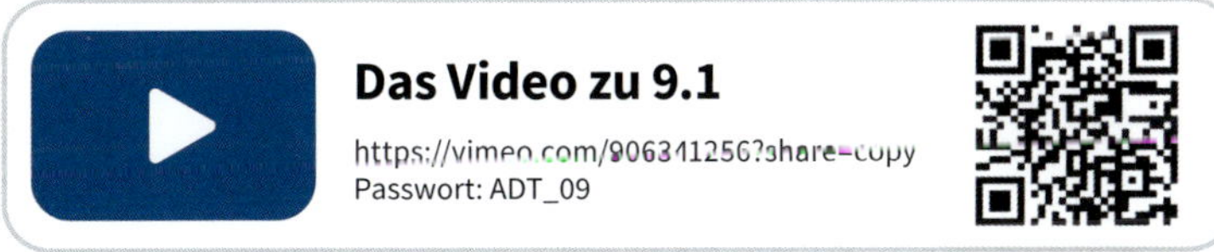

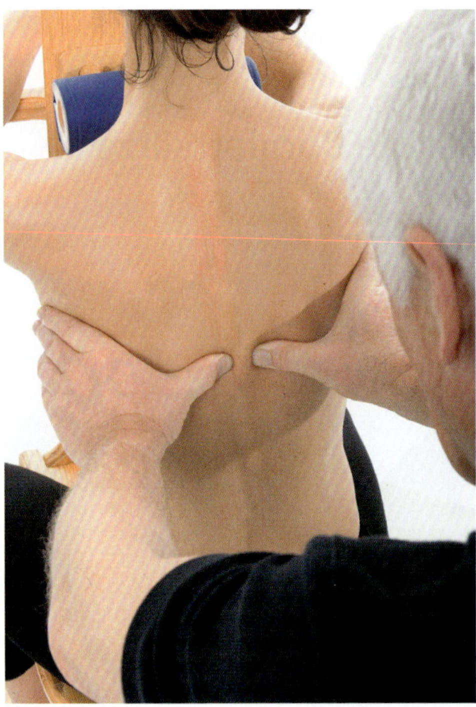

Der Therapeut legt seine beiden Daumen rechts und links etwa auf Höhe des 8. Brustwirbels neben die Wirbelsäule. Als Orientierung dient die gedachte Linie zwischen den beiden Schulterblattspitzen.

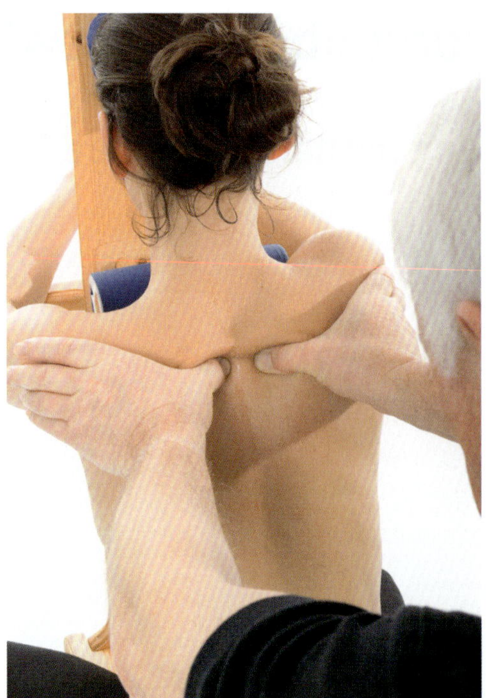

Nun führt er beide Daumen mehrmals von unten nach oben, bis sich der Dorn'sche Diagnosestreifen zeigt.

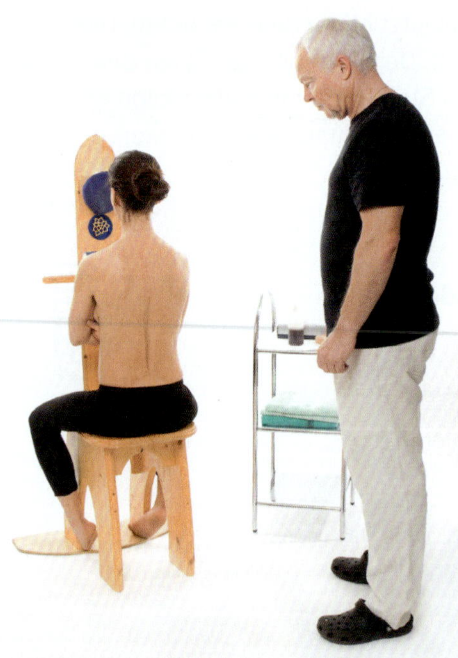

Der Patient setzt sich aufrecht hin. In dieser Position kann über die roten Streifen, die sich auf der Haut des Patienten abzeichnen, der Verlauf der Wirbelsäule beurteilt werden. Der Therapeut kann so Hinweise auf eine seitliche Verkrümmung der Wirbelsäule oder andere Auffälligkeiten ausmachen.

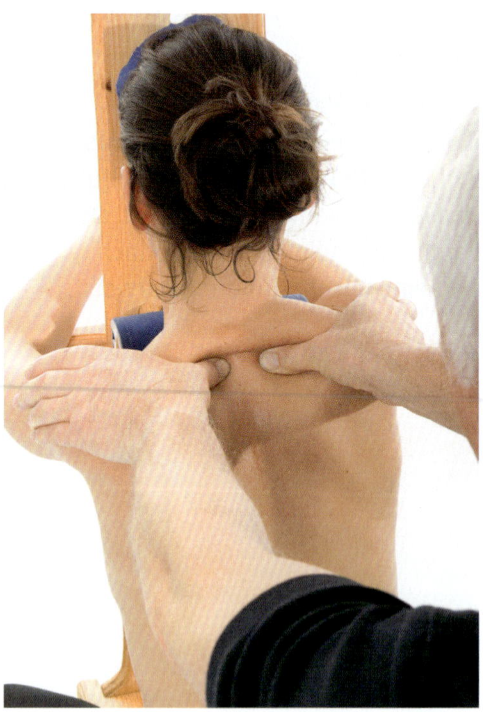

Anschließend wird die genaue Überprüfung der Brustwirbelsäule vorgenommen. Der Therapeut führt seine Daumen mit Kontakt zu den Dornfortsätzen langsam von unten nach oben. Dabei müssen die tastenden Daumen immer auf gleicher Höhe liegen. Der Therapeut prüft dabei die Position der Dornfortsätze, aber auch das Gewebe im näheren Umfeld der Wirbelsäule. Zeigen sich bei dieser Untersuchung Fehlstellungen oder auch Verhärtungen im Gewebe, müssen diese korrigiert werden (siehe Kap. 9.2 und 9.3).

9.2 Korrektur obere Brustwirbelsäule über die Dornfortsätze

Gezeigt wird die Korrektur eines nach rechts verschobenen Wirbels im Bereich der oberen Brustwirbelsäule über seinen Dornfortsatz.

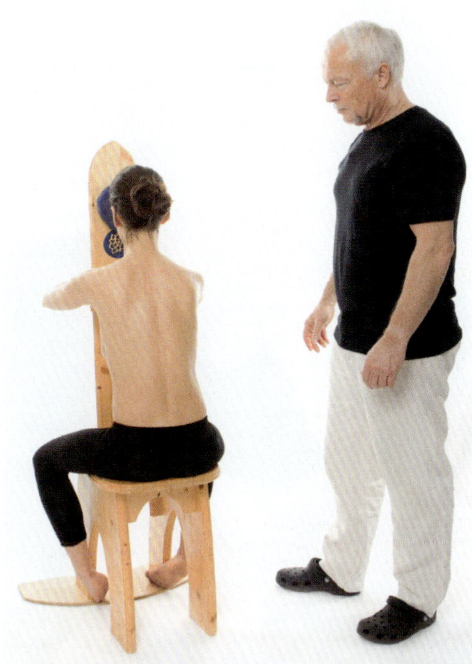

Der Patient sitzt wie bei der vorausgegangenen Untersuchung (Kap. 9.1) rittlings auf dem Stuhl. Seine Arme hat er auf dem Behandlungsstuhl abgelegt. Der Rücken ist leicht rund, so dass die Dornfortsätze der mittleren und oberen Brustwirbelsäule zu sehen sind.

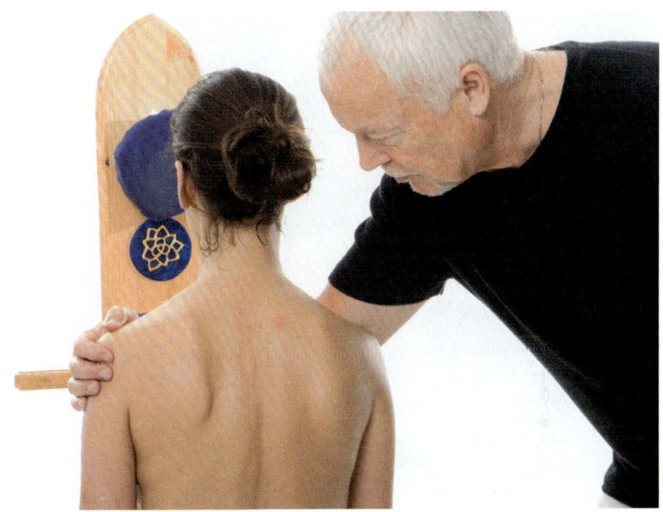

Der Therapeut steht seitlich rechts neben dem Patienten. Der rechte Unterarm des Therapeuten stabilisiert den oberen Brustbereich des Patienten. Es ist darauf zu achten, dass der Unterarm nicht den Hals des Patienten berührt. Die rechte Hand des Therapeuten liegt am linken Schultergelenk des Patienten.

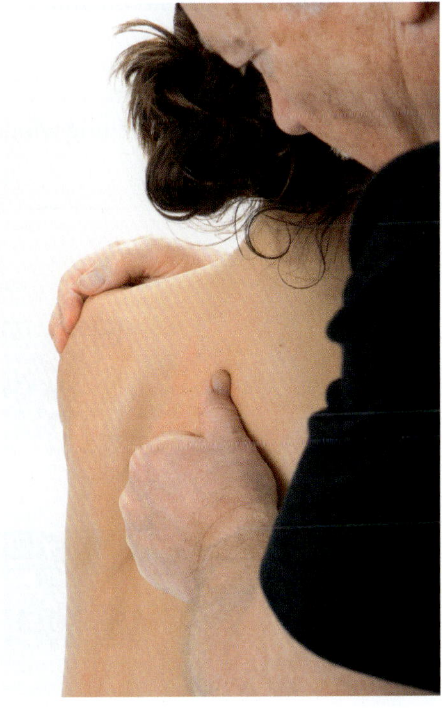

Der Therapeut legt seinen linken Daumen seitlich an den Dornfortsatz des zu behandelnden Wirbels. Der Daumen wird über den Faustschluss stabilisiert.

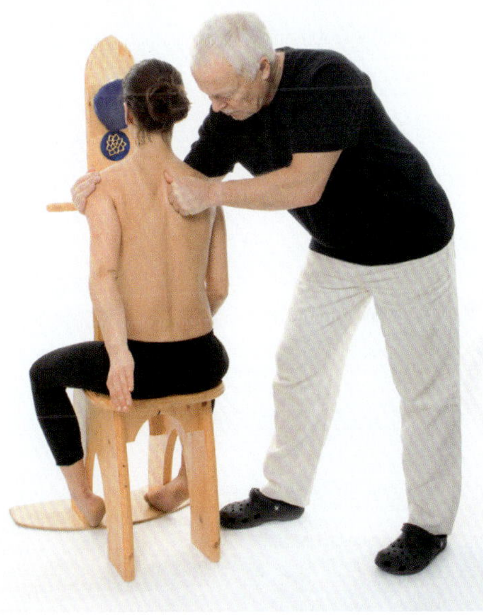

Der Patient beginnt mit dem linken Arm vor und zurück zu pendeln, ...

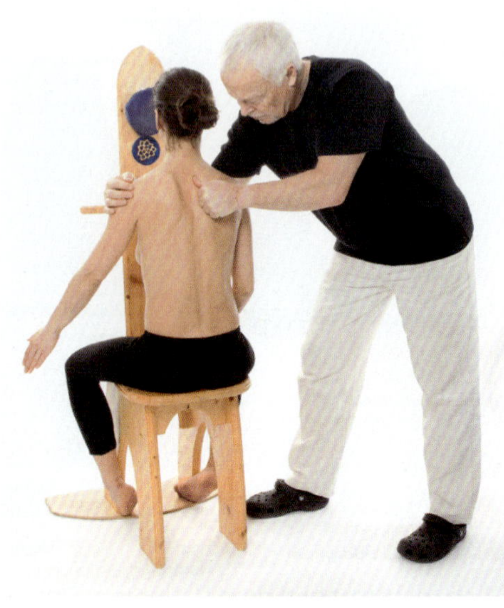

... und zwar locker aus dem Schultergelenk heraus.

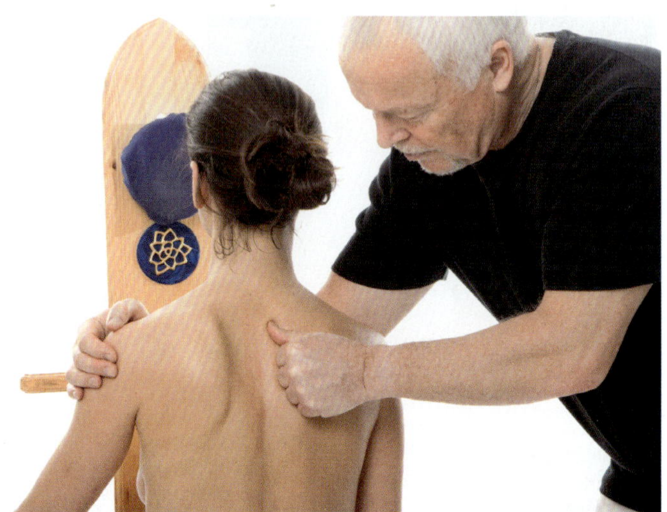

Jetzt atmen Therapeut und Patient gleichzeitig ein. In der langen Ausatmungsphase drückt der Therapeut mit seinem linken Daumen von rechts nach links, wobei der Druck leicht schräg nach unten gerichtet ist.

Dies mehrmals wiederholen. Danach ausmassieren und ausstreichen.

Anschließend kontrolliert der Therapeut, ob die Korrektur erfolgreich war. Gegebenenfalls muss die Behandlung wiederholt werden.

Das Video zu 9.2

https://vimeo.com/906341278?share=copy
Passwort: ADT_09

Das Video zu 9.3

https://vimeo.com/906341291?share=copy
Passwort: ADT_09

9.3 Untersuchung mittlere und obere Brustwirbelsäule über die Querfortsätze

Die Wirbelsäule kann auch über die Querfortsätze untersucht und behandelt werden. Das genaue Vorgehen wird am Beispiel der mittleren und oberen Brustwirbelsäule demonstriert:

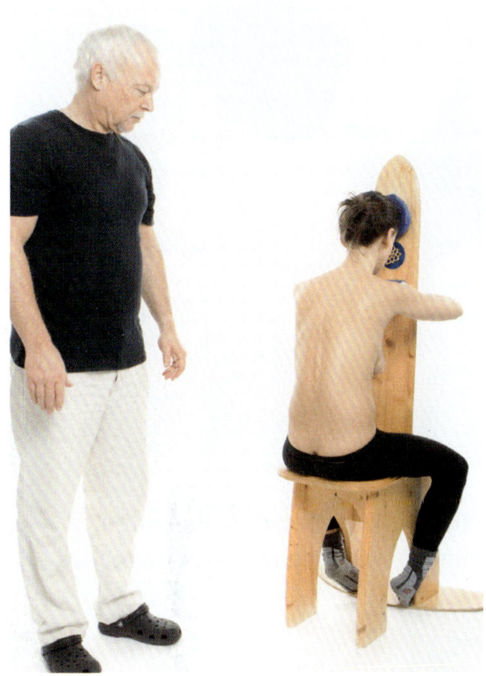

Der Patient sitzt auf einem Stuhl. Sein Rücken ist frei. Der Therapeut steht hinter dem Patienten.

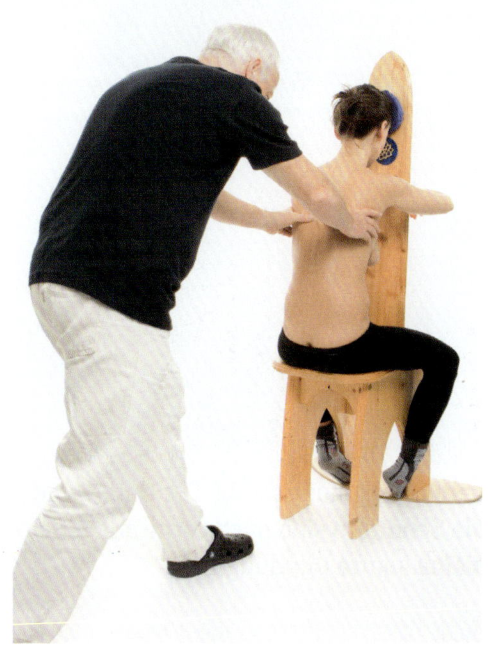

Der Therapeut legt seine Daumen links und rechts neben den Dornfortsätzen in Höhe der Schulterblattspitzen auf den Rücken des Patienten.

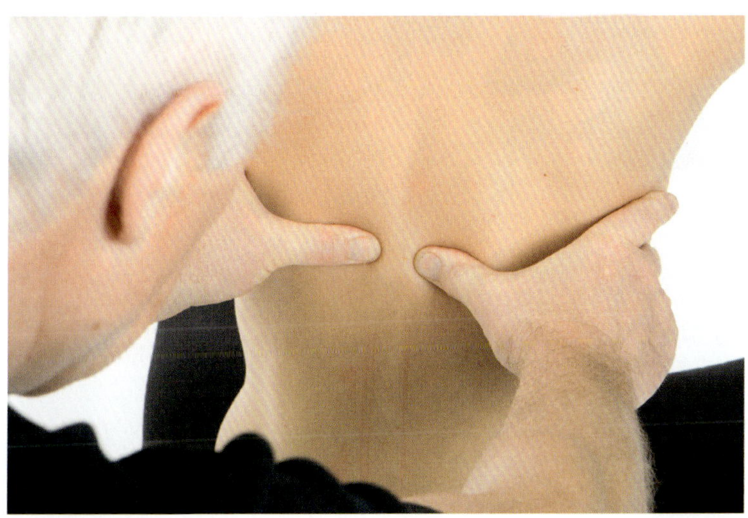

Die Daumen liegen auf gleicher Höhe, die Nägel weisen zueinander. Mit den Daumenbeeren wird jetzt Druck in die Tiefe ausgeübt. Der Therapeut prüft im Seitenvergleich, ob – und wenn ja, welcher – der Daumen mehr zu ihm steht.

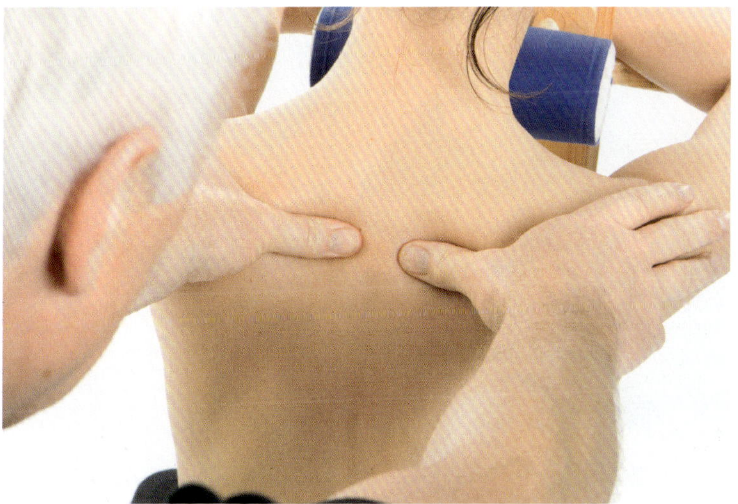

So überprüft der Therapeut von unten nach oben die gesamte mittlere und obere Brustwirbelsäule.

Die Stelle, an der der Daumen zum Therapeuten steht, muss korrigiert werden (Kap. 9.2 und 9.4). Die vorstehende Stelle ist in der Regel auch druckempfindlich.

9.4 Korrektur mittlere und obere Brustwirbelsäule über die Querfortsätze

Zu sehen ist die Korrektur bei einem linksseitig nach dorsal vorstehenden Querfortsatz.

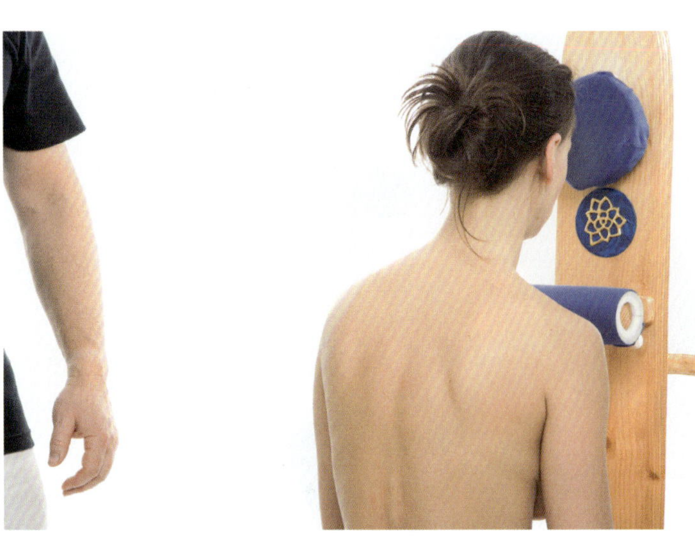

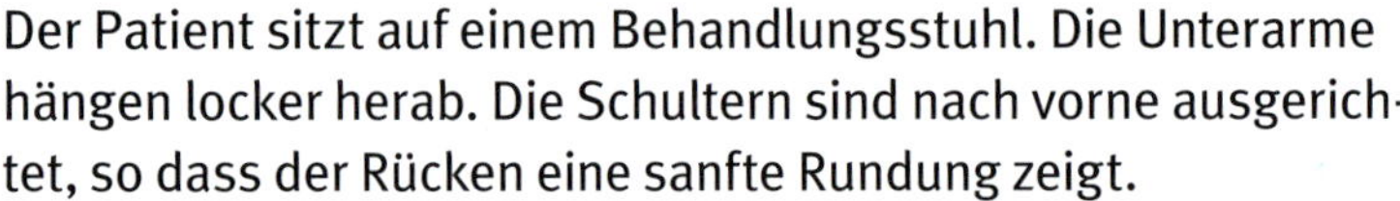

Der Patient sitzt auf einem Behandlungsstuhl. Die Unterarme hängen locker herab. Die Schultern sind nach vorne ausgerichtet, so dass der Rücken eine sanfte Rundung zeigt.

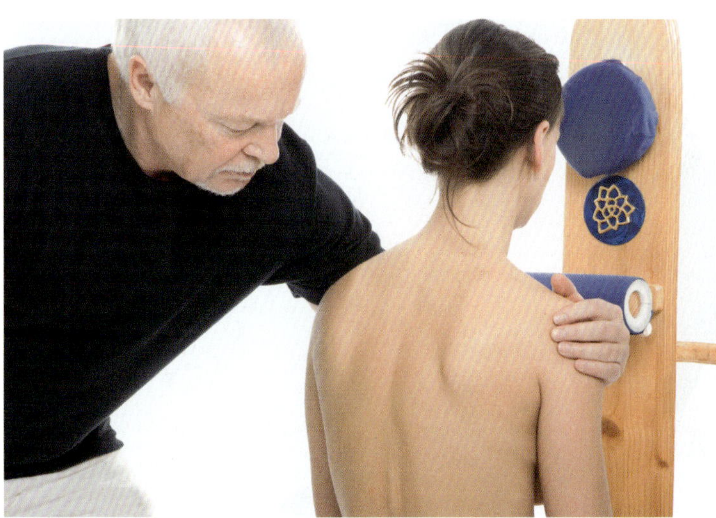

Der Therapeut steht seitlich links neben dem Patienten und umfasst mit seiner linken Hand die rechte Schulter des Patienten.

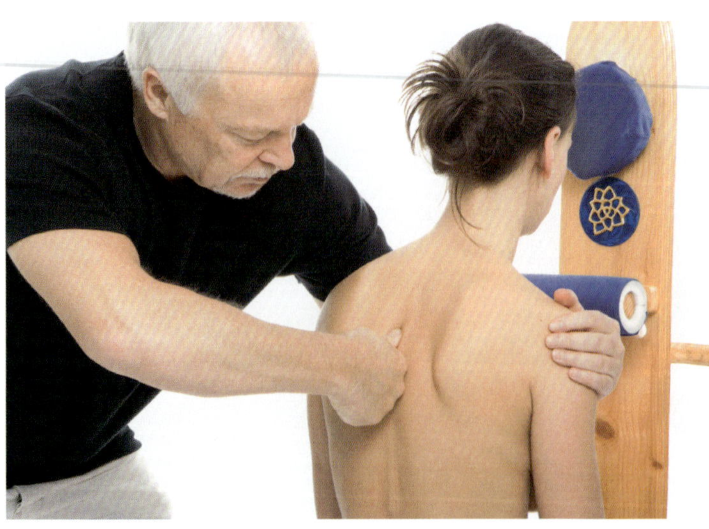

Der Therapeut legt seinen rechten Daumen, der Nagel zeigt nach oben, auf die zu korrigierende Stelle.

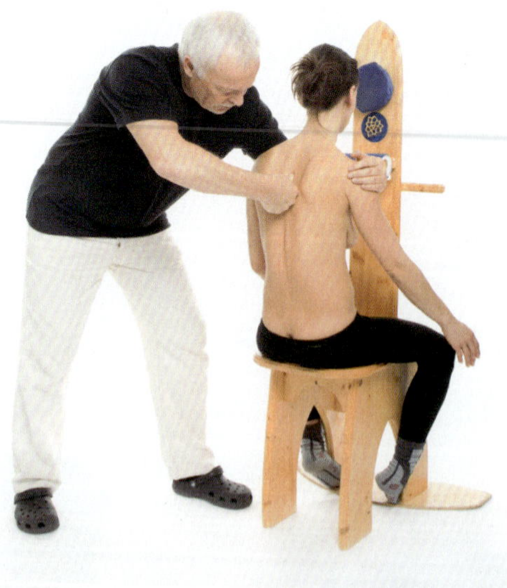

Patient und Therapeut atmen jetzt gleichzeitig ein. Beim Ausatmen drückt der Therapeut mit seinem rechten Daumen die erhabene Stelle in den Körper hinein (nach ventral), wobei der Druck in der Ausatmungsphase ständig erhöht wird. Währenddessen pendelt der Patient mit dem rechten Arm locker aus dem Schultergelenk heraus vor und zurück.

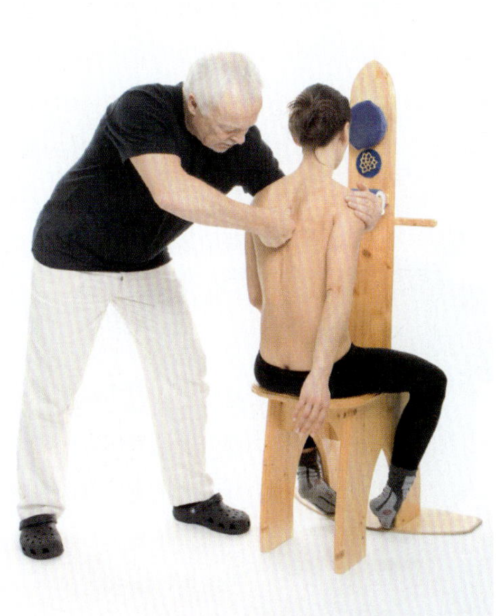

Dies mehrmals wiederholen.

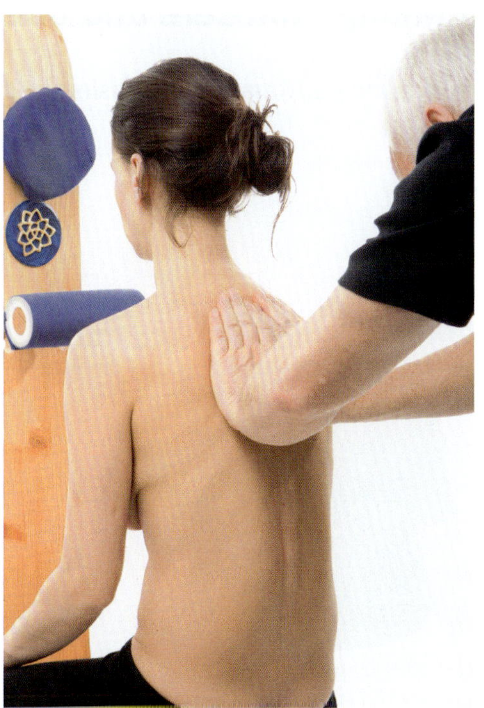

Anschließend ausmassieren und ausstreichen.

Die Behandlung gegebenenfalls zu einem späteren Zeitpunkt wiederholen.

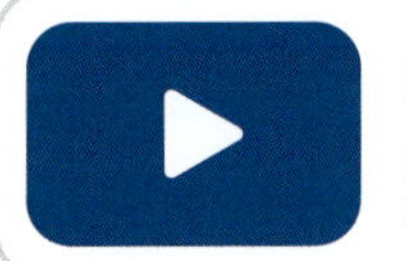

Das Video zu 9.4

https://vimeo.com/906341219?share=copy
Passwort: ADT_09

9.5 „Feinabstimmung“ mittlere und obere Brustwirbelsäule

Nach der Korrektur (Kap. 9.2 und 9.4) kann zur Stabilisierung des Therapieerfolges wie folgt verfahren werden:

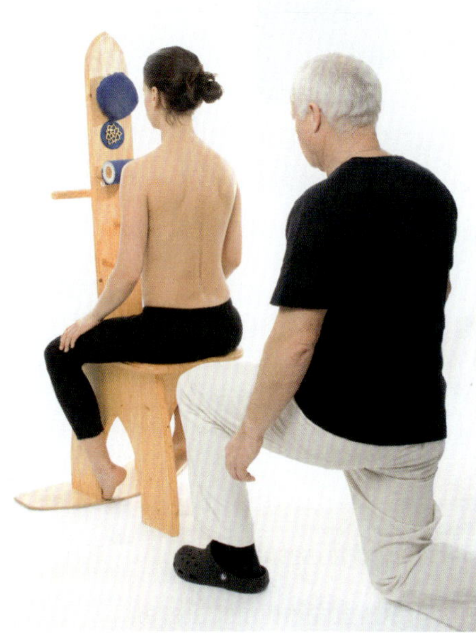

Der Patient sitzt aufrecht auf einem Stuhl. Der Rücken des Patienten wird im Bereich der Wirbelsäule eingeölt. Der Therapeut kniet oder sitzt hinter dem Patienten und nimmt eine stabile Position ein.

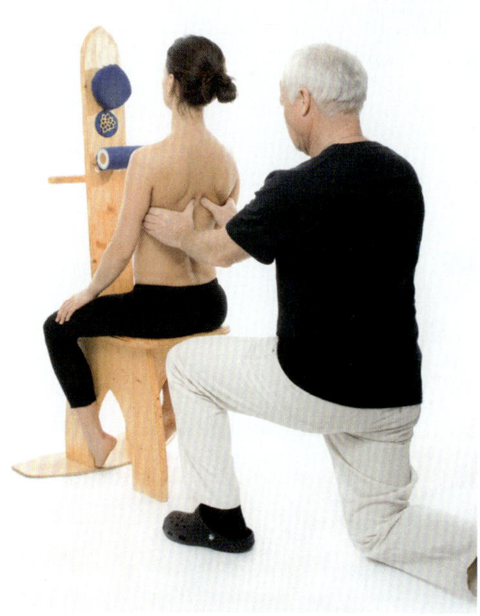

Die Daumen des Therapeuten liegen in den seitlichen Rinnen neben den Dornfortsätzen, ...

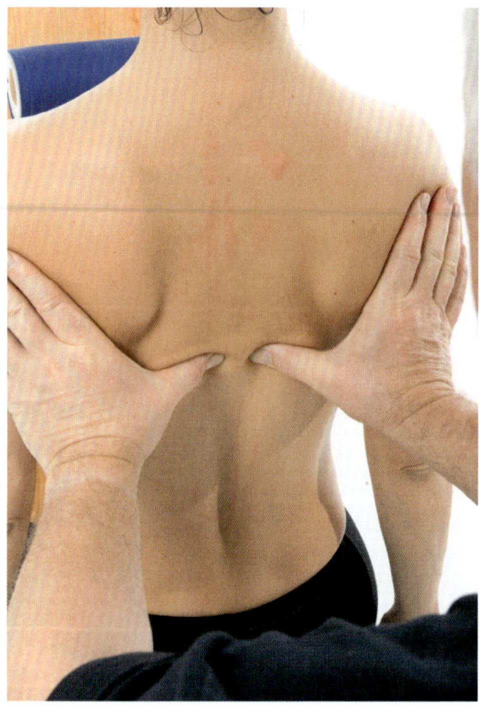

... etwa auf Höhe des 8. Brustwirbels.

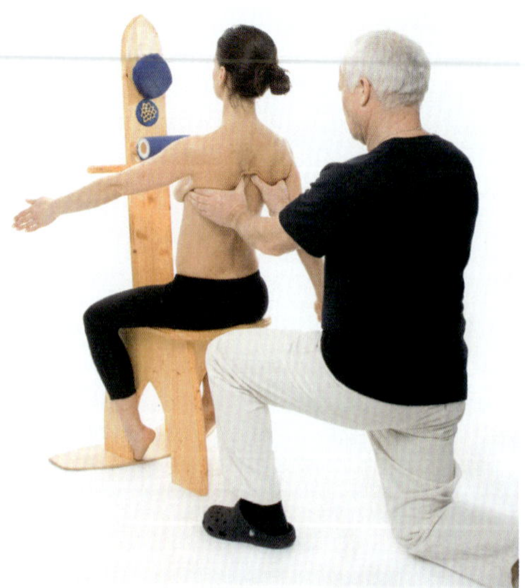

Der Patient lehnt sich nach hinten, wobei er von den Händen des Therapeuten gehalten wird. Dadurch wird, insbesondere mit den Daumen, Druck auf das Gewebe neben den Dornfortsätzen ausgeübt. Nun beginnt der Patient mit beiden Armen gegenläufig zu pendeln.

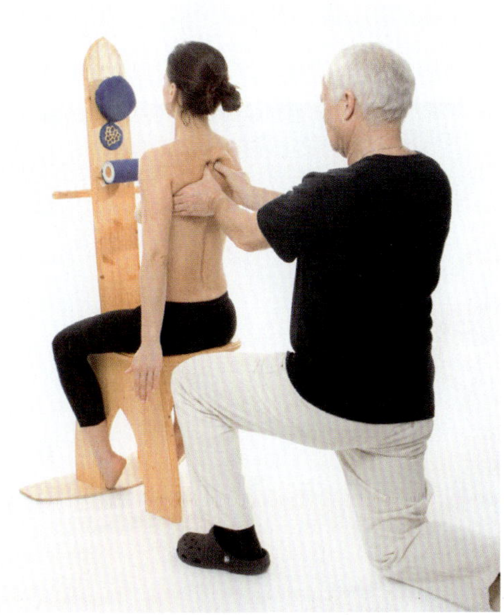

Während der Pendelbewegung führt der Therapeut beide Daumen von unten nach oben bis zum 1. Brustwirbel.

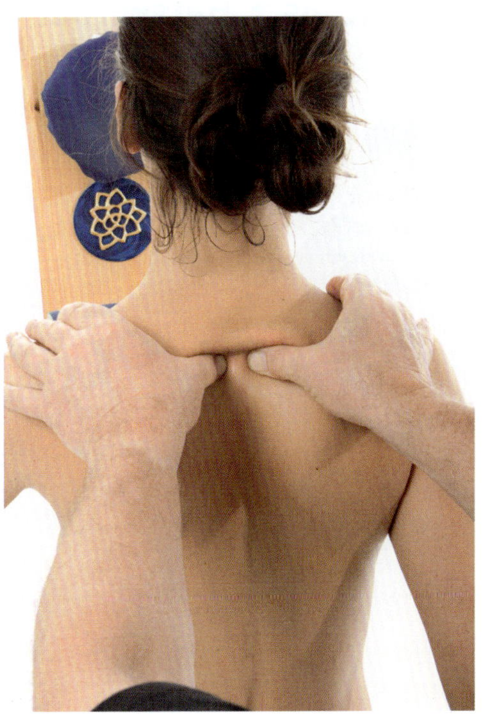

Dabei haben die Innenseiten der Daumen Kontakt zu den Dornfortsätzen.

Dies zwei- bis dreimal wiederholen. Die Behandlung wird von den Patienten meist als sehr entspannend empfunden.

Anschließend ausmassieren und ausstreichen.

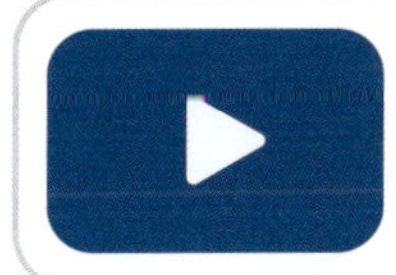

Das Video zu 9.5

https://vimeo.com/906341235?share=copy
Passwort: ADT_09

10 Halswirbelsäule

10.1 Untersuchung 2. bis 7. Halswirbel

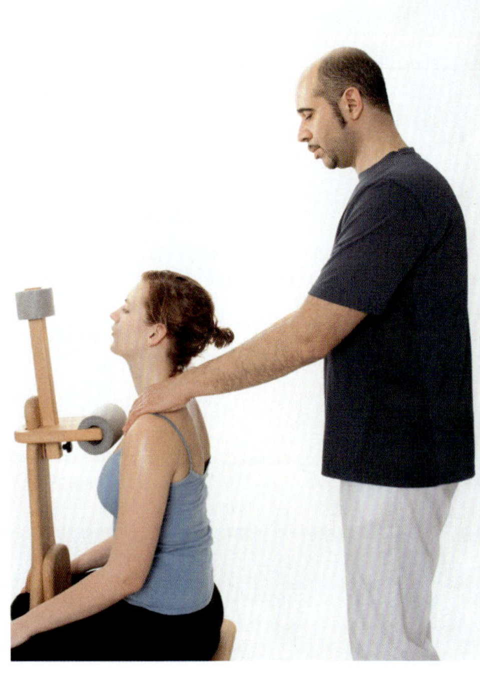

Zur Untersuchung sitzt der Patient aufrecht mit erhobenem Kopf. Der Kopf ist leicht in den Nacken gelegt, damit die Halsmuskulatur entspannt ist. So lässt es sich leichter tasten. Der Therapeut steht hinter dem Patienten.

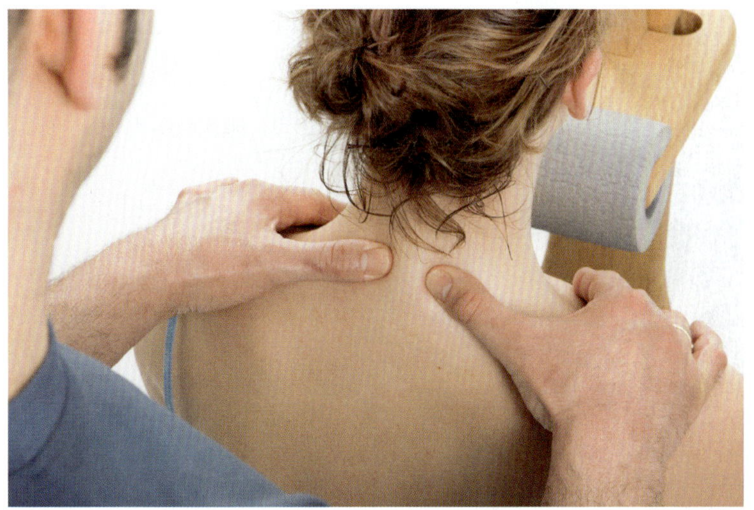

Der Therapeut tastet nun den 7. Halswirbel und prüft dessen Position und Druckempfindlichkeit.

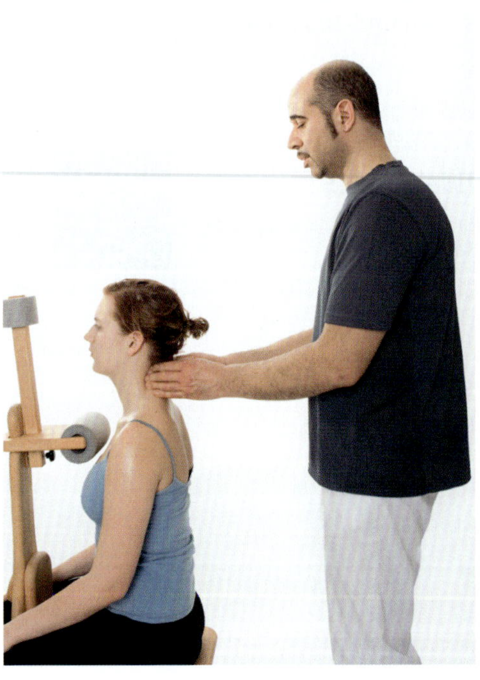

Anschließend gleitet er mit den Fingerbeeren von Zeige-, Mittel- und Ringfinger in der Rinne zwischen M. sternocleidomastoideus und M. trapezius, mehrmals rauf und runter, um so Fehlstellungen oder Verhärtungen im Bereich des 2. bis 7. Halswirbels zu tasten.

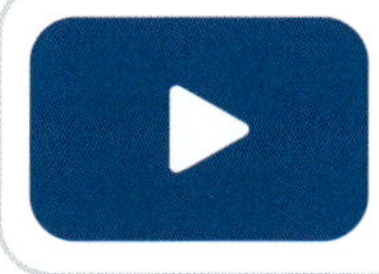

Das Video zu 10.1

https://vimeo.com/906341522?share=copy
Passwort: ADT_10

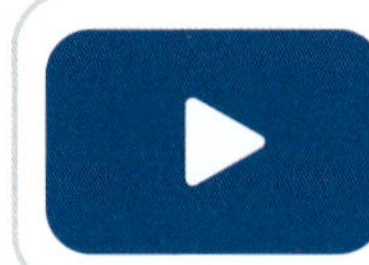

Das Video zu 10.2

https://vimeo.com/906341541?share=copy
Passwort: ADT_10

10.2 Untersuchung 1. Halswirbel

Die Untersuchung des 1. Halswirbels (Atlas) unterscheidet sich von der anderer Halswirbel (Kap. 10.1). In diesem und folgendem Kapitel werden zwei Varianten vorgestellt.

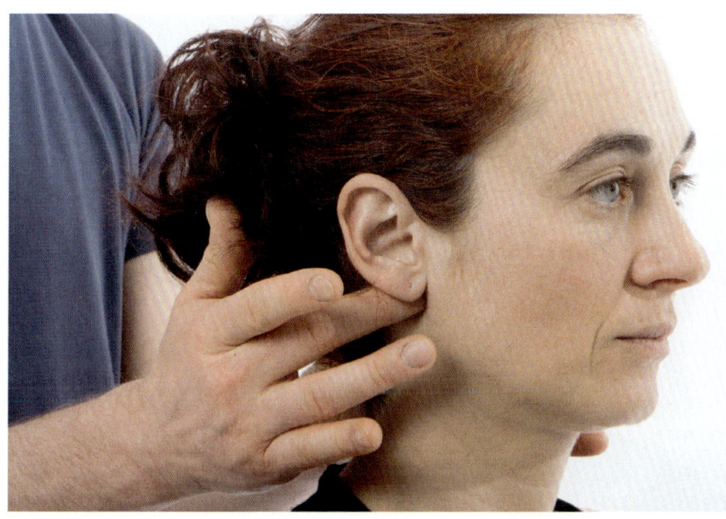

Variante 1: Der Therapeut tastet mit den Fingerbeeren seiner beiden Mittelfinger unterhalb der Ohrläppchen in der Mulde zwischen Hinterhauptknochen und Kiefer.

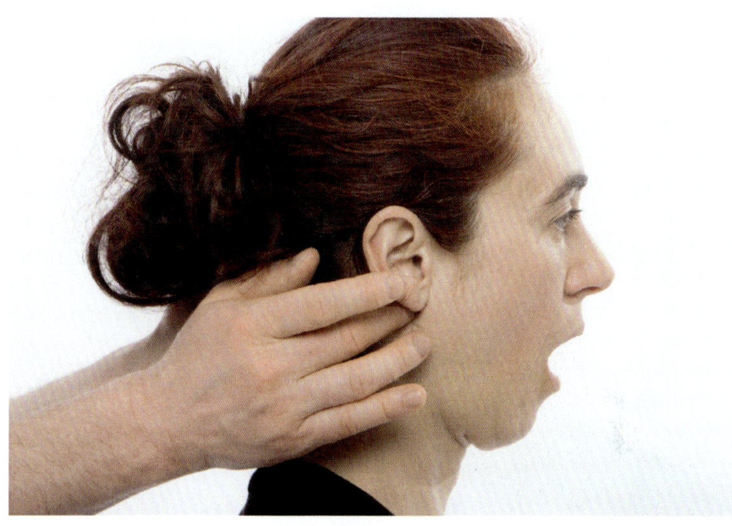

Um die zu tastende Stelle besser zu finden, öffnet und schließt der Patient ein- bis zweimal langsam den Mund. Eine Fehlstellung des Atlas zeigt sich im Seitenvergleich der tastenden Finger durch Verhärtung und Druckempfindlichkeit.

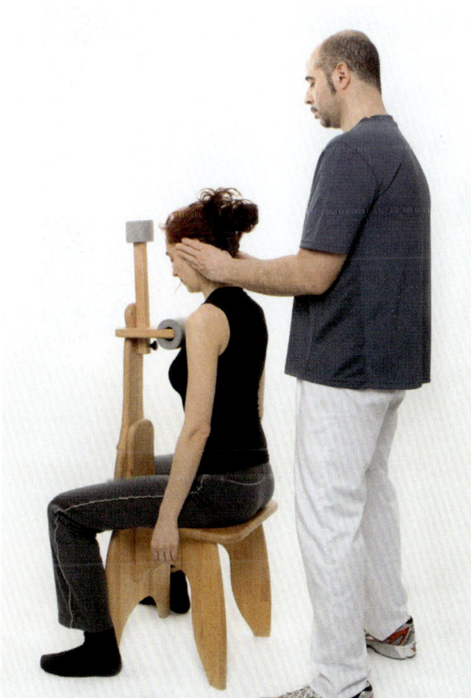

Variante 2: Der Therapeut steht hinter dem Patienten und tastet mit seinen beiden Daumenbeeren unterhalb des Hinterhauptbeines mit Druckrichtung nach oben die Querfortsätze des 1. Halswirbels.

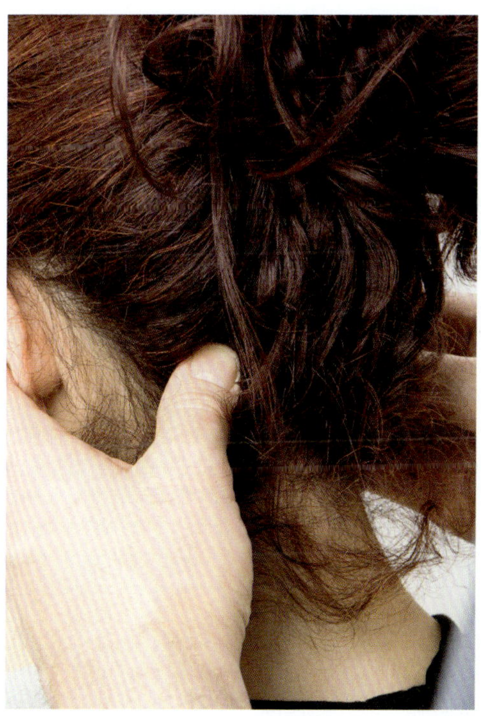

Korrigiert wird auf der Seite, zu der hin der Atlas verschoben ist. Bei vielen Patienten ist diese Seite auch druckdolent.

10.3 Korrektur 7. Halswirbel am Dornfortsatz

Angenommen wird eine Verschiebung zur rechten Seite.

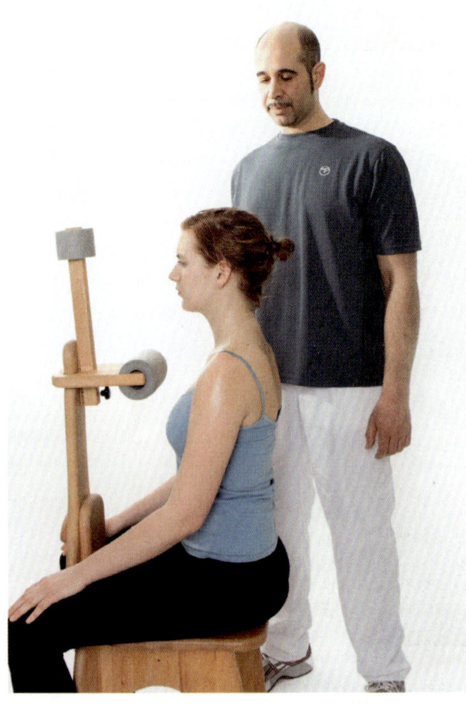

Der Patient sitzt aufrecht auf einem Stuhl und legt seine Hände auf die Oberschenkel ab. Der Therapeut steht rechts neben dem Patienten.

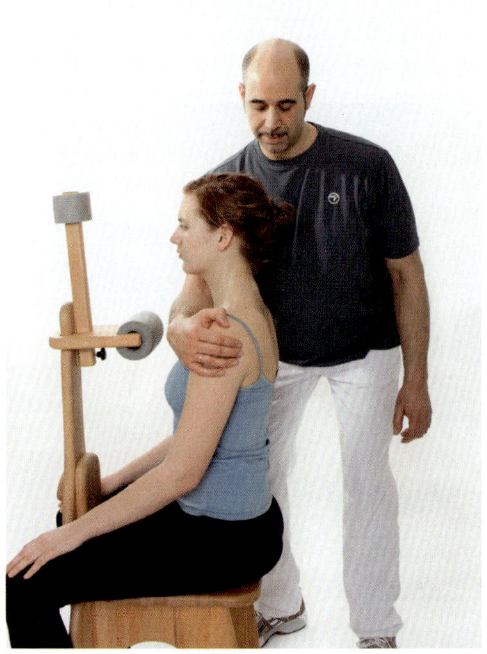

Der Therapeut stabilisiert den Patienten, indem er seinen rechten Unterarm auf den oberen Brustbereich des Patienten ablegt und mit seiner rechten Hand die linke Schulter des Patienten seitlich umfasst.

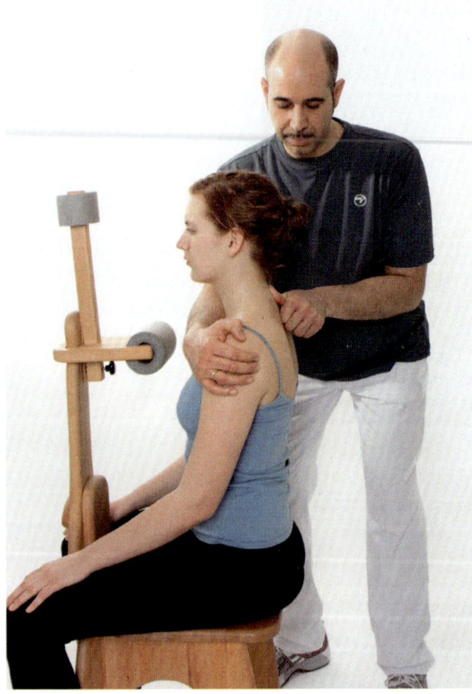

Der Therapeut legt seinen linken Daumen mit der geschlossenen Faust an der rechten Seite des Dornfortsatzes an.

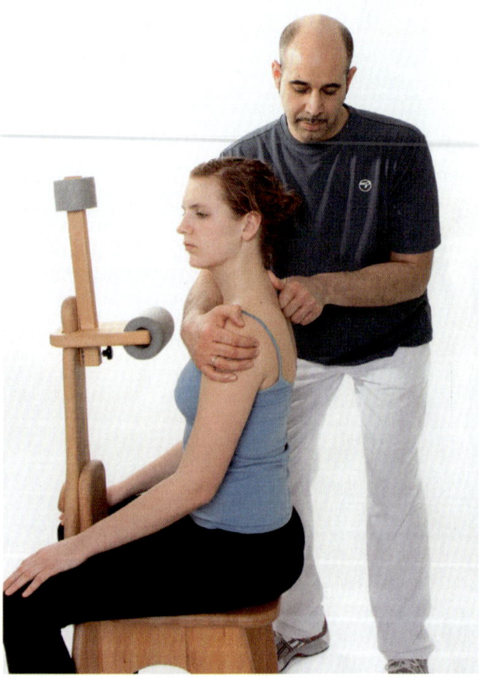

Der Patient dreht jetzt seinen Kopf langsam im Wechsel von rechts nach links ...

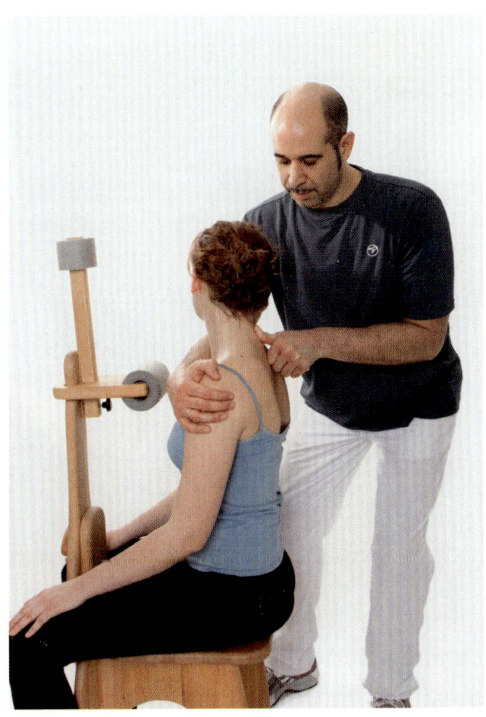

... und von links nach rechts.

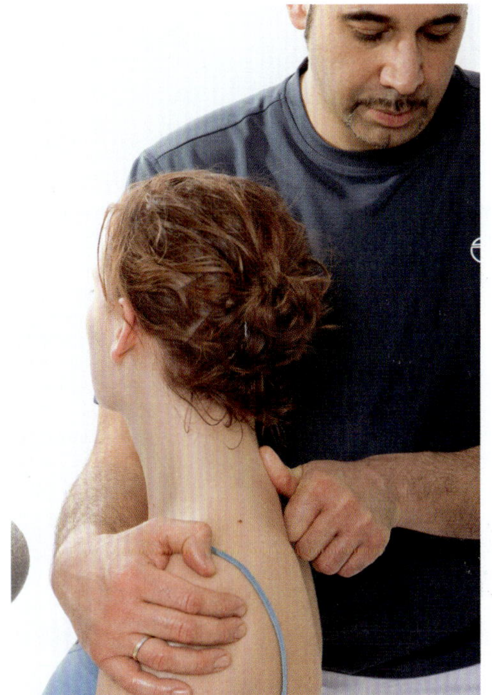

Immer wenn der Patient den Kopf zum Therapeuten hin dreht und dabei ausatmet, drückt der Therapeut mit seinem linken Daumen von rechts nach links, um die Korrektur des Wirbels vorzunehmen. Dabei ist es hilfreich den Druck gleichzeitig ein wenig nach unten zu richten.

Dies mehrfach wiederholen und danach prüfen, ob die Korrektur erfolgreich war. Anschließend ausmassieren und ausstreichen.

Das Video zu 10.3

https://vimeo.com/906341444?share=copy
Passwort: ADT_10

10.4 Korrektur 2. bis 6. Halswirbel

Gezeigt wird die Korrektur eines auf der rechten Seite, also im Bereich des Querfortsatzes, druckschmerzhaften Wirbels.

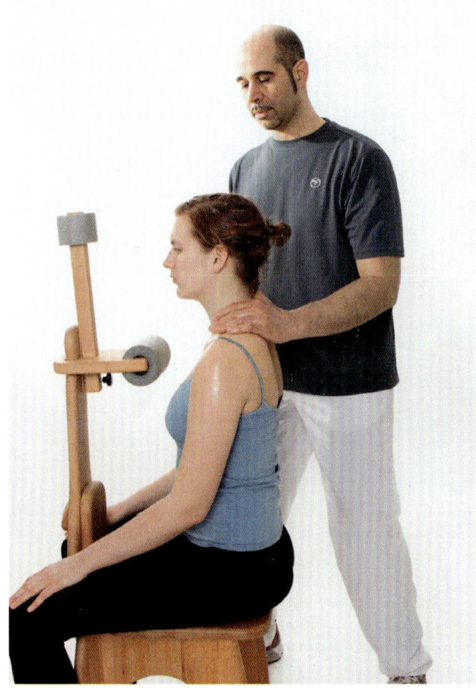

Der Therapeut steht rechts neben dem Patienten. Er legt seinen linken Daumen an den Querfortsatz des zu korrigierenden Wirbels. Dabei liegt seine Hand geöffnet ...

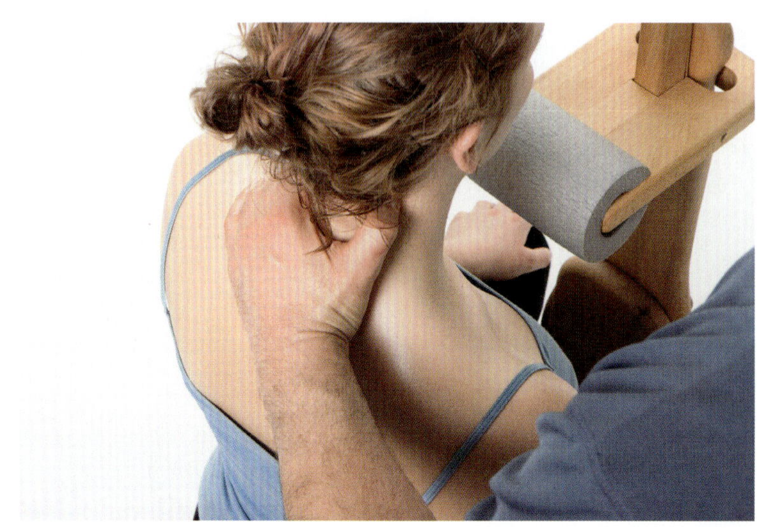

... auf dem Nacken des Patienten.

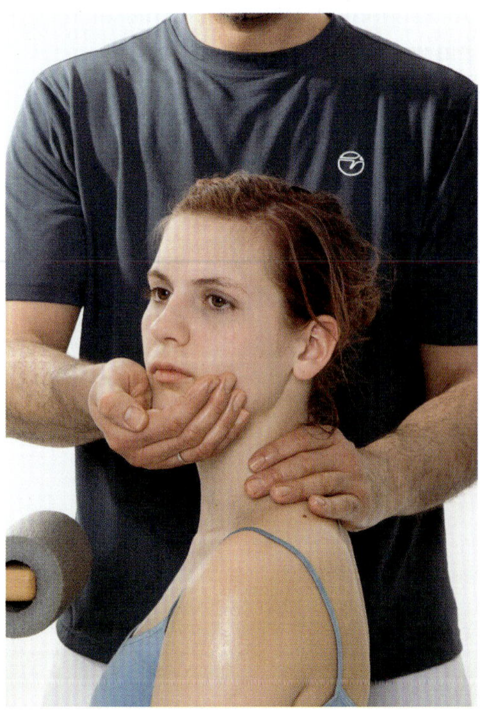

Der Therapeut fasst mit seiner rechten Hand unter das Kinn des Patienten und dreht damit den Kopf langsam sanft nach links ...

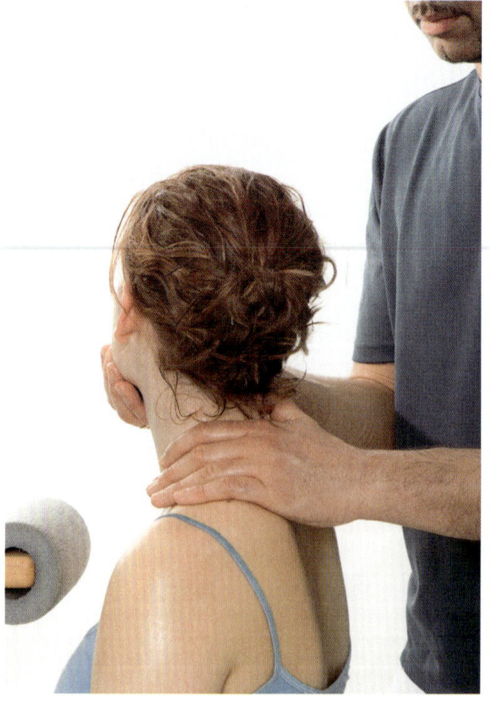

... und rechts.

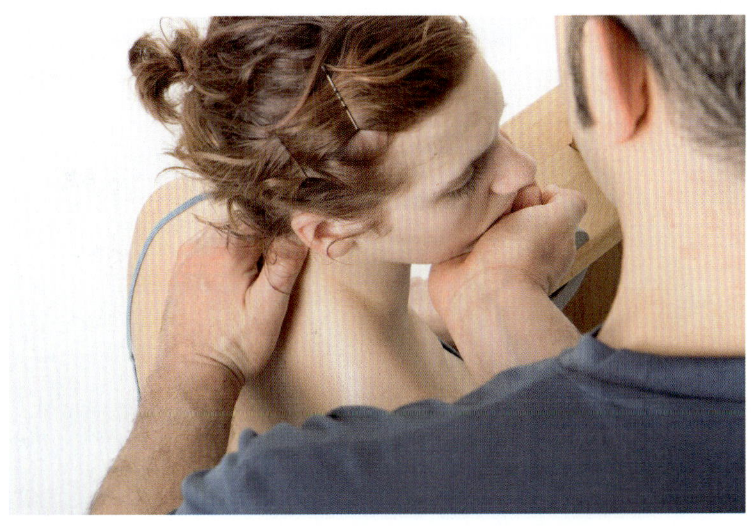

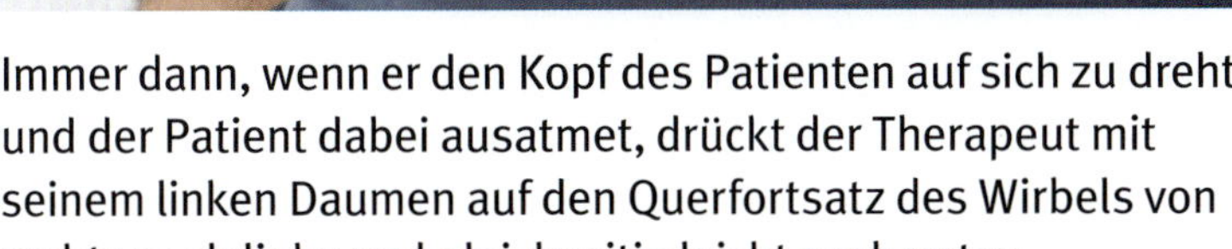

Immer dann, wenn er den Kopf des Patienten auf sich zu dreht und der Patient dabei ausatmet, drückt der Therapeut mit seinem linken Daumen auf den Querfortsatz des Wirbels von rechts nach links und gleichzeitig leicht nach unten.

Dies mehrfach wiederholen. Anschließend massieren und ausstreichen.

Das Video zu 10.4
https://vimeo.com/906341466?share=copy
Passwort: ADT_10

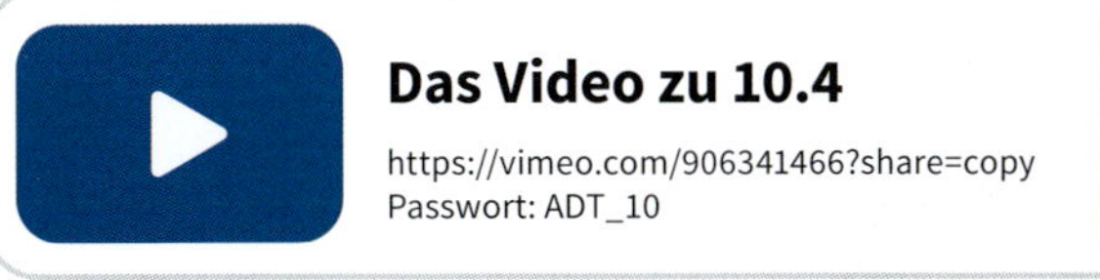

10.5 Korrektur 1. Halswirbel – Variante 1

Angenommen wird ein nach rechts verschobener Wirbel.

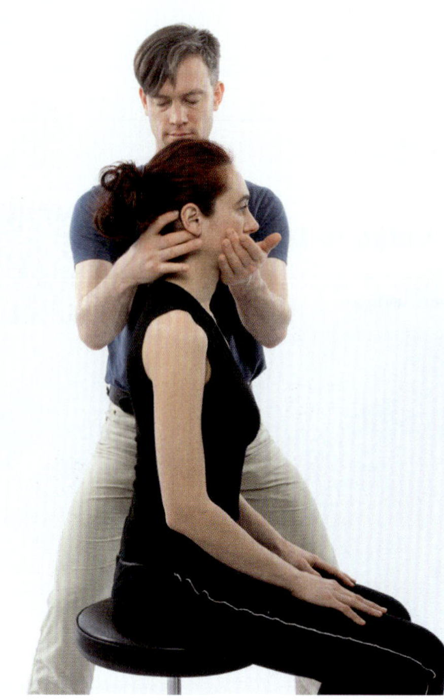

Der Patient sitzt aufrecht. Der Therapeut steht seitlich links neben dem Patienten. Die Fingerbeere des rechten Mittelfingers liegt am Querfortsatz. Die restliche rechte Hand des Therapeuten umfasst das Hinterhaupt des Patienten. Im Handteller der linken Hand des Therapeuten liegt das Kinn des Patienten. Damit ist der Kopf des Patienten stabilisiert.

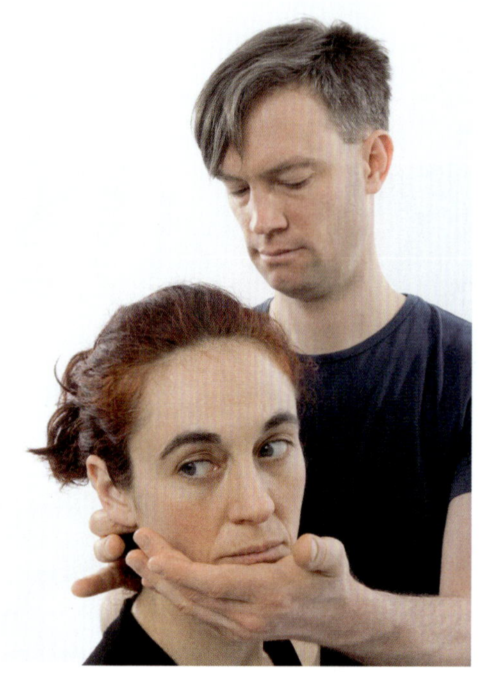

Der Therapeut bewegt mit beiden Händen den Kopf des Patienten langsam von links nach rechts hin und her, hebt in dieser Bewegung mit seinen beiden Händen den Kopf ein wenig nach oben, ...

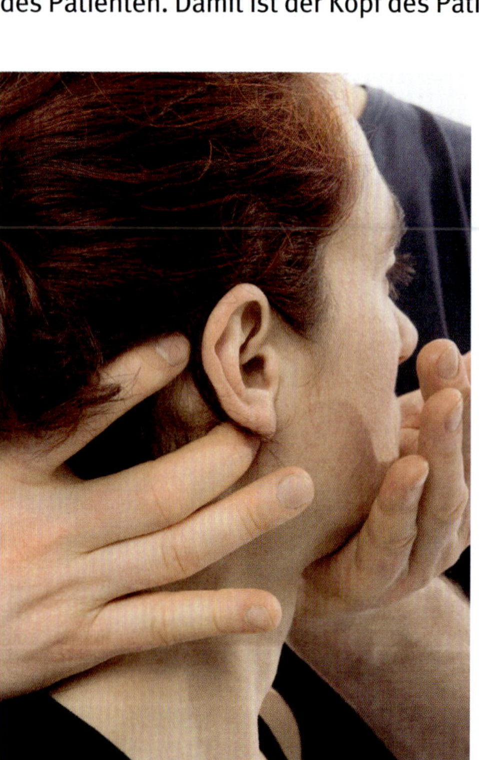

... um gleichzeitig mit seinem rechten Mittelfinger die Korrektur vorzunehmen. Selbstverständlich kann der Patient die Drehbewegungen des Kopfes auch selbst vornehmen.

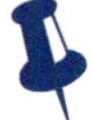

Hinweise:

- Drehbewegung des Kopfes, Anheben des Kopfes und Korrektur müssen unbedingt gleichzeitig erfolgen!
- Sanft vorgehen. Geringer Druck ist besser.

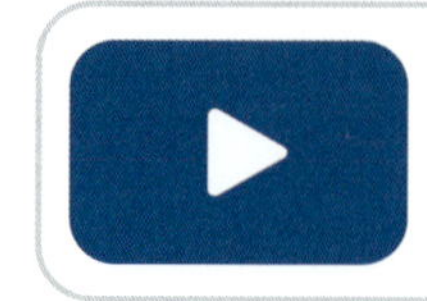

Das Video zu 10.5

https://vimeo.com/906341479?share=copy
Passwort: ADT_10

10.6 Korrektur 1. Halswirbel – Variante 2

Dargestellt ist die Korrektur eines rechts nach dorsal verschobenen Querfortsatzes des 1. Halswirbels.

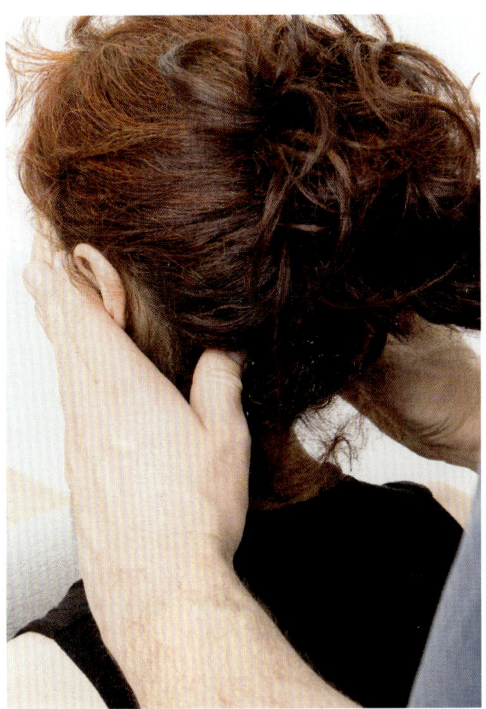

Der Patient sitzt aufrecht und legt seinen Kopf leicht in den Nacken, um die Halsmuskulatur zu entspannen. Der Therapeut steht hinter dem Patienten. Seine Daumen liegen unterhalb des Hinterhauptbeines auf den Querfortsätzen des 1. Halswirbels.

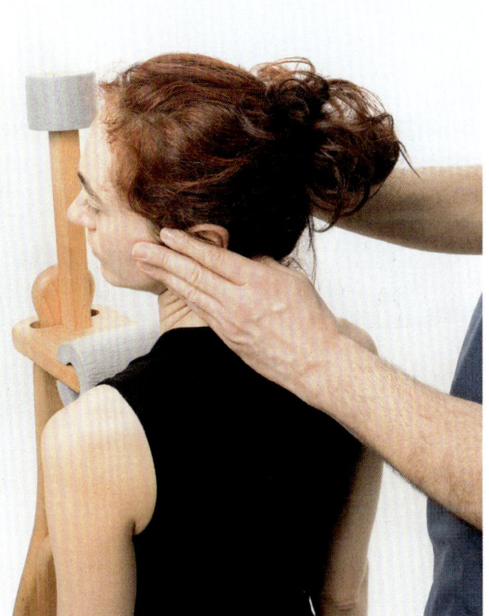

Nun dreht der Patient seinen Kopf leicht nach links und rechts hin und her.

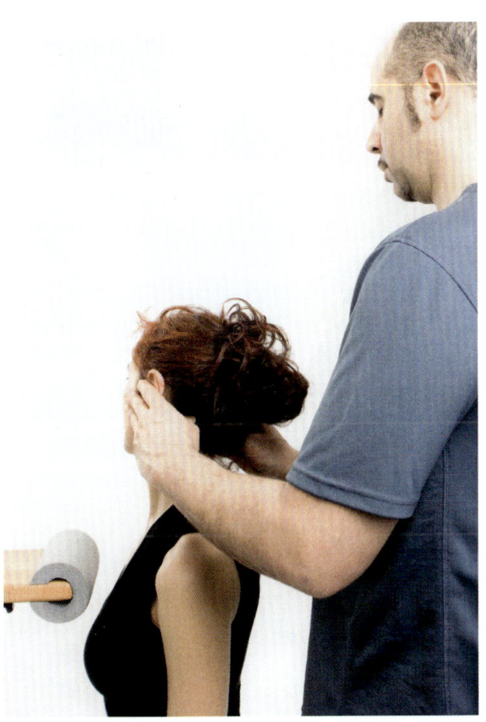

Gleichzeitig drückt der Therapeut mit seinem Daumen sanft den nach hinten stehenden Querfortsatz nach vorne. Dabei wird ausgeatmet.

Gegebenenfalls die Korrektur mehrmals wiederholen. Massieren und ausstreichen.

Das Video zu 10.6
https://vimeo.com/906341497?share=copy
Passwort: ADT_10

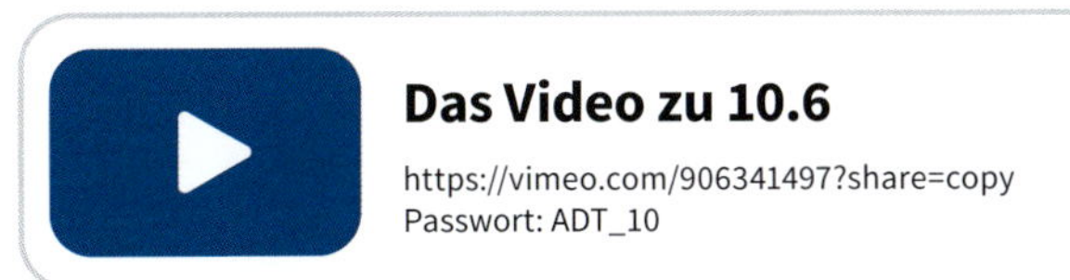

11 Sonderformen der Rückenbehandlung

11.1 Rundrücken

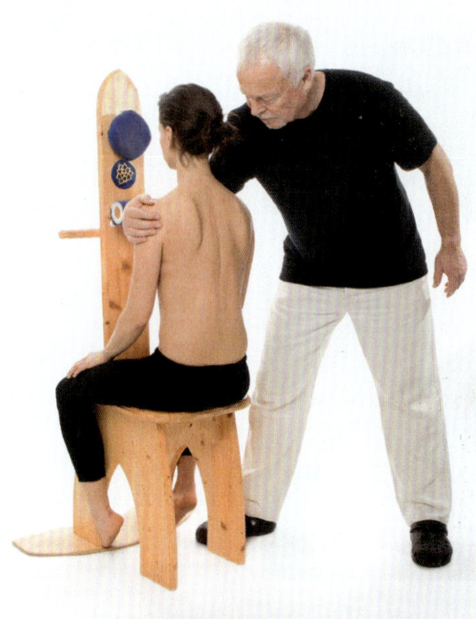

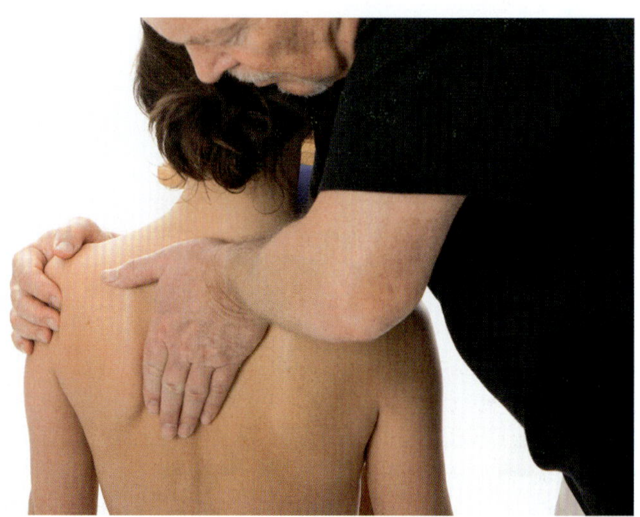

Zur Behandlung eines Rundrückens sitzt der Patient aufrecht auf einem Hocker. Der Rücken ist eingeölt. Der Therapeut steht seitlich rechts neben dem Patienten und schaut zu diesem hin. Er führt seinen rechten Arm vor dem Patienten her und legt den rechten Unterarm auf dessen obere Brusthälfte. Seine rechte Hand umfasst die linke Schulter des Patienten.

Der Therapeut legt seine linke Hand mit dem Handballen unterhalb des 7. Halswirbels auf die Wirbelsäule des Patienten; die Fingerspitzen zeigen nach unten.

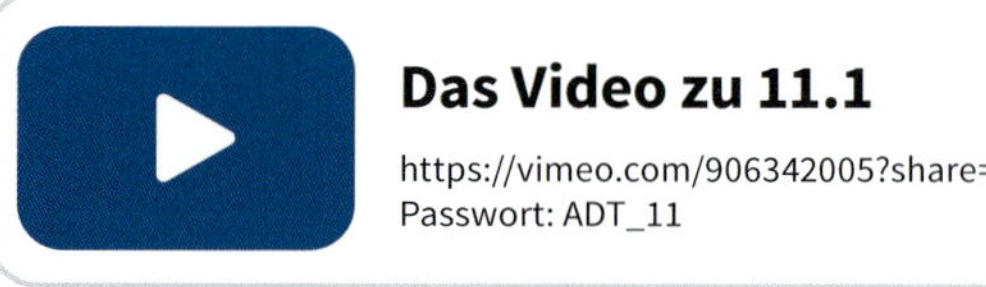

Das Video zu 11.1

https://vimeo.com/906342005?share=copy
Passwort: ADT_11

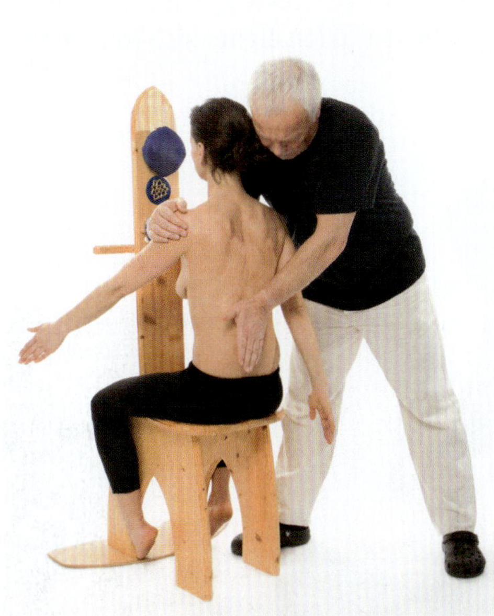

Jetzt pendelt der Patient gegenläufig mit beiden Armen. Der Therapeut übt mit dem Handballen seiner linken Hand angemessenen Druck auf die Wirbelsäule aus und gleitet von oben nach unten.

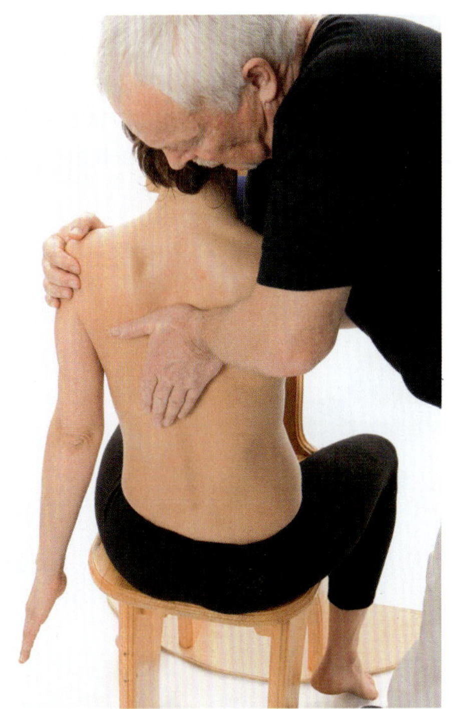

Anfangs stärkeren Druck, weiter unten schwächeren Druck ausüben. Während die Hand des Therapeuten langsam nach unten gleitet, atmen Patient und Therapeut aus. 3- bis 6-mal wiederholen.

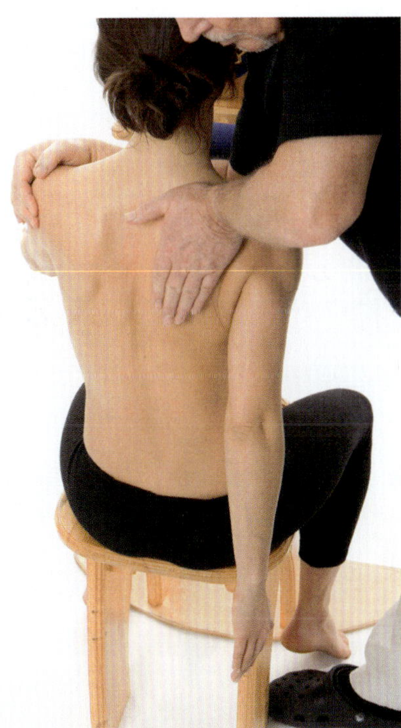

Anschließend wird die Behandlung links und rechts neben der Wirbelsäule durchgeführt. Dabei gleitet die linke Hand des Therapeuten über das rechte Schulterblatt. Ebenfalls 3- bis 6-mal wiederholen.

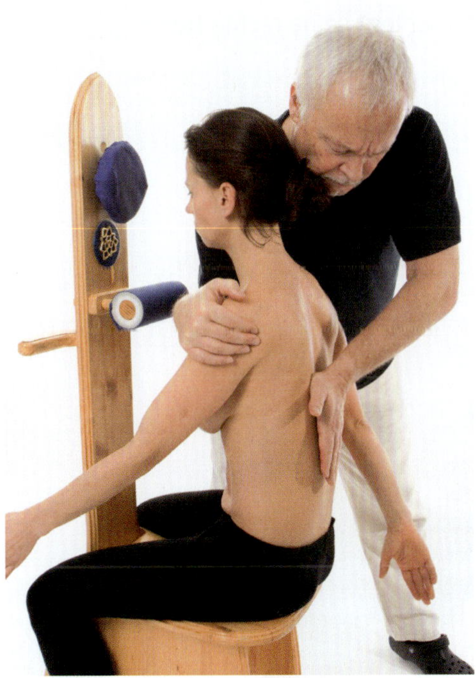

Anschließend gleitet die Hand des Therapeuten über das linke Schulterblatt. Auch dies 3- 6-mal wiederholen. Nach der Behandlung ausmassieren und ausstreichen.

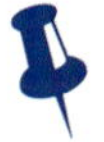

Darauf achten, dass der Therapeut seine Hand immer in der Ausatmungsphase von oben nach unten führt.

11.2 „Hormonbuckel“

Bei einigen Patienten findet sich im Bereich des 7. Halswirbels ein deutliches Gewebepolster, das wegen seines gehäuften Vorkommens bei Frauen nach der Postmenopause auch als „Hormonbuckel“ bezeichnet wird. In diesen Fällen eignet sich folgendes Vorgehen:

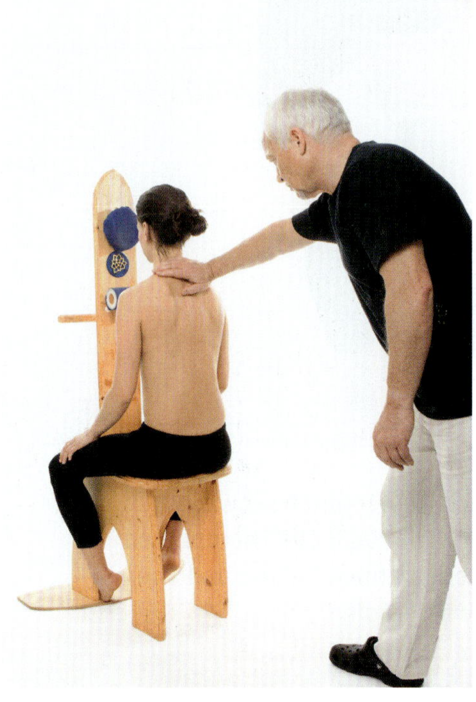

Der Patient sitzt auf dem Behandlungsstuhl. Der Therapeut steht dahinter. Er legt seine rechte Hand auf den 7. Halswirbel ...

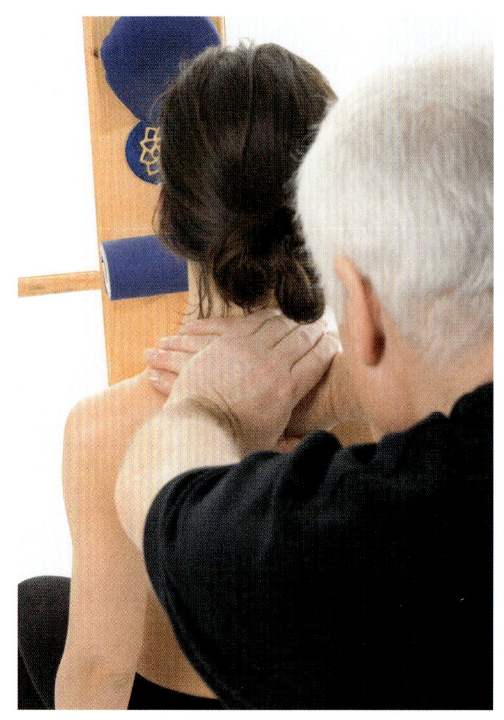

... und die linke Hand auf die rechte.

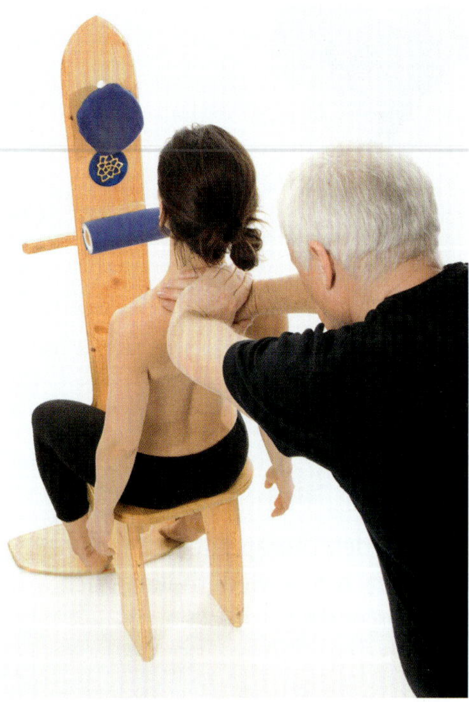

Der Patient lehnt sich nach hinten, wobei er von den Händen des Therapeuten gehalten wird.

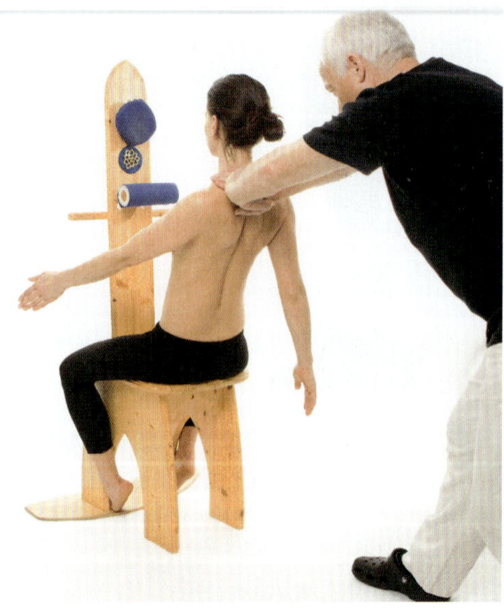

In dieser Stellung pendelt der Patient mit beiden Armen gegenläufig vor und zurück.

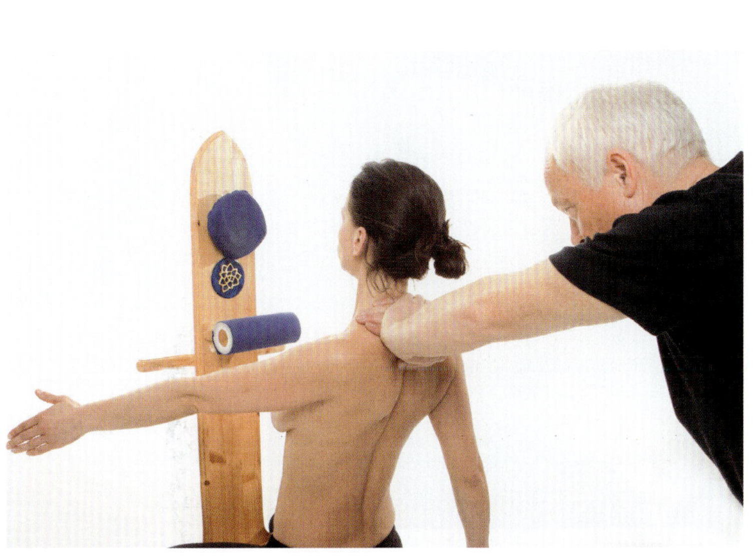

Wenn möglich sollte diese Position etwa 30 Sekunden lang eingehalten werden.

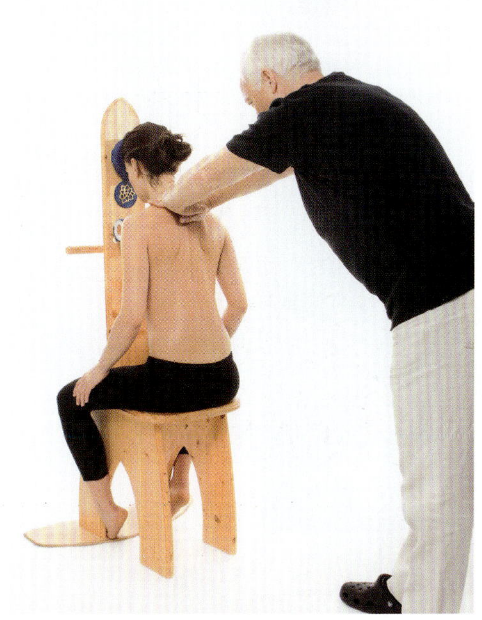

Danach den Patienten zurück in die Ausgangsposition schieben.

Die Behandlung noch ein- bis zweimal wiederholen. Anschließend ausmassieren und ausstreichen.

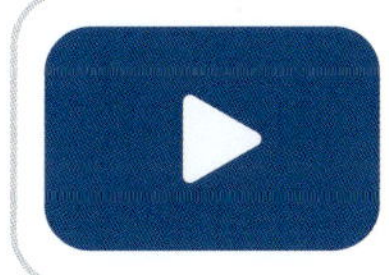

Das Video zu 11.2

https://vimeo.com/906342023?share=copy
Passwort: ADT_11

11.3 Brustwirbel-Rippen-Gelenke

11.3.1 Untersuchung untere Brustwirbel-Rippen-Gelenke

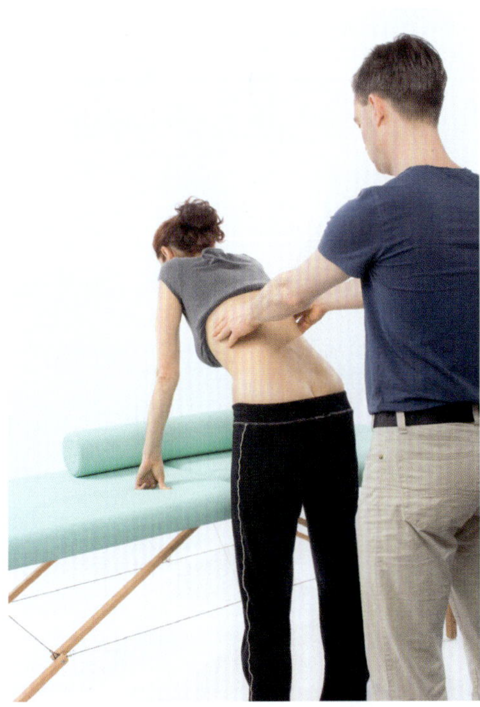

Die Untersuchung der Brustwirbel-Rippen-Gelenke der 10. bis 12. Rippe erfolgt am stehenden Patienten. Der Therapeut steht hinter dem Patienten.

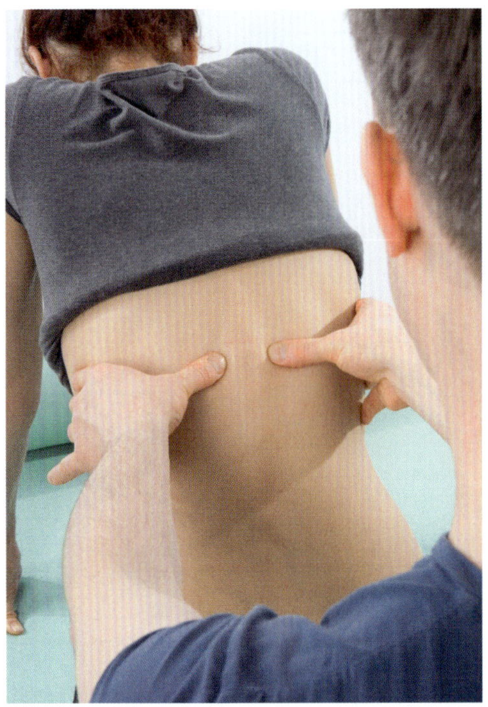

Mit beiden Daumen tastet der Therapeut etwa eine Daumenbreite rechts und links neben den Dornfortsätzen, um im Seitenvergleich festzustellen, ob die Rippe einer Seite weiter nach hinten steht als auf der anderen. Ist dies der Fall, schließt sich unmittelbar die Korrektur an.

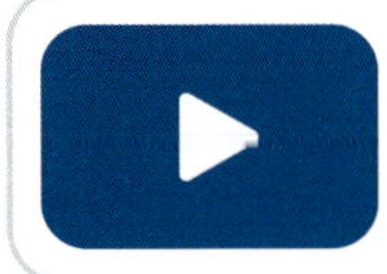

Das Video zu 11.3.1

https://vimeo.com/906342045?share=copy
Passwort: ADT_11

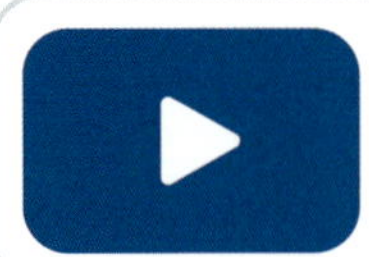

Das Video zu 11.3.2

https://vimeo.com/906342070?share=copy
Passwort: ADT_11

11.3.2 Korrektur untere Brustwirbel-Rippen-Gelenke

Angenommen wird eine rechts weiter hinten stehende Rippe. Korrigiert wird auf der rechten Seite.

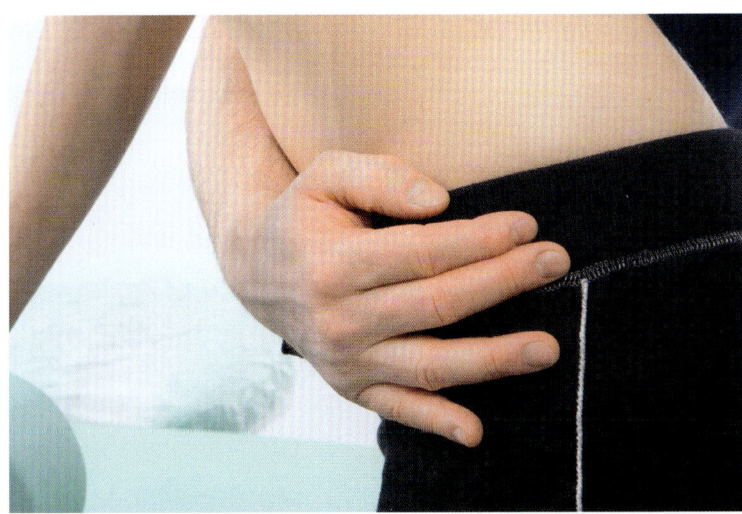

Der Patient steht aufrecht und stützt sich mit seinen Händen auf der Behandlungsliege ab. Der untere Rücken ist frei. Das rechte Bein des Patienten steht auf einem Brett. Der Therapeut steht seitlich rechts mit Blick zum Patienten. Mit dem rechten Arm umfasst der Therapeut die Hüfte seines Patienten und legt seine rechte Hand auf den linken Beckenkamm.

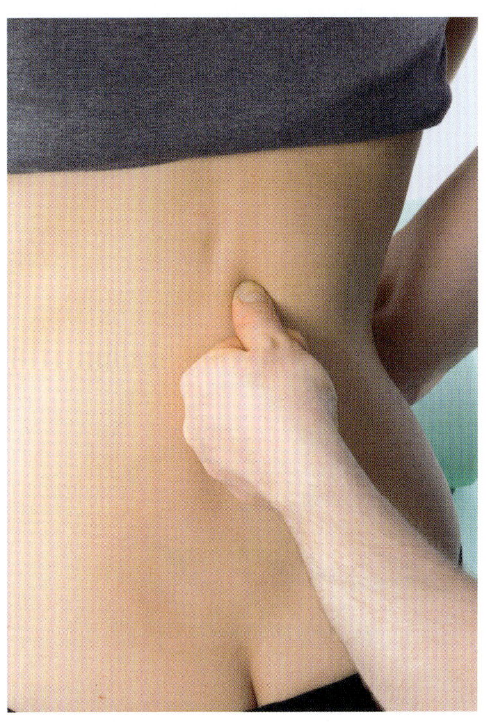

Der Therapeut legt den Daumen seiner linken Faust gelenknah auf die Rippe.

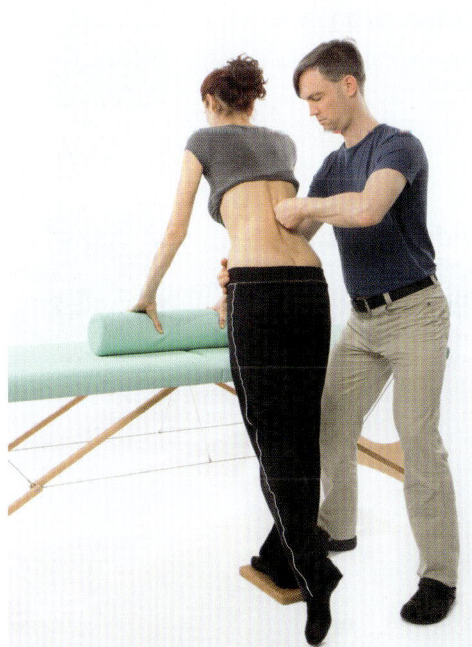

Der Patient pendelt mit dem linken Bein locker aus der Hüfte heraus vor und zurück.

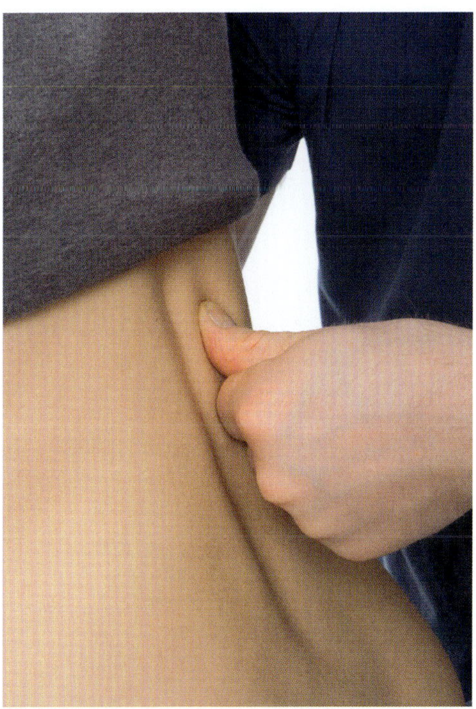

Nun atmen Patient und Therapeut gleichzeitig ein. In der Ausatmungsphase drückt der Therapeut mit seinem linken Daumen nach vorne gelenknah auf die Rippe.

11.3.3 Untersuchung mittlere und obere Brustwirbel-Rippen-Gelenke

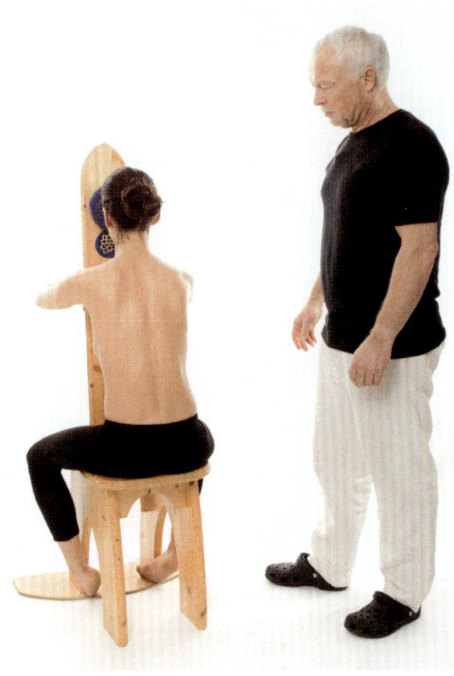

Zur Untersuchung der mittleren und oberen Brustwirbel-Rippen-Gelenke sitzt der Patient auf dem Behandlungsstuhl. Der Therapeut steht dahinter.

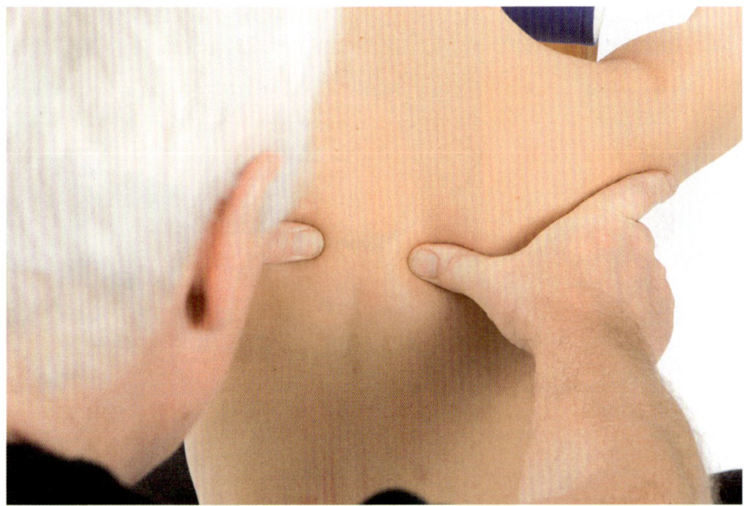

Mit den Daumen wird, wie bereits für die unteren Brustwirbel-Rippen-Gelenken gezeigt (Kap. 11.3.1), eine Daumenbreite rechts und links neben den Dornfortsätzen getastet, um im Seitenvergleich festzustellen, ob die Rippe auf einer Seite mehr vom Rücken des Patienten hervorsteht, als auf der anderen Seite.

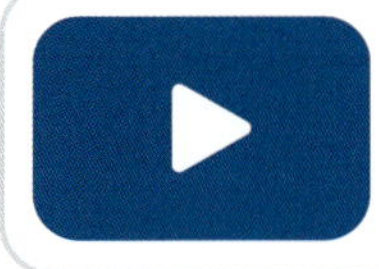

Das Video zu 11.3.3

https://vimeo.com/906342094?share=copy
Passwort: ADT_11

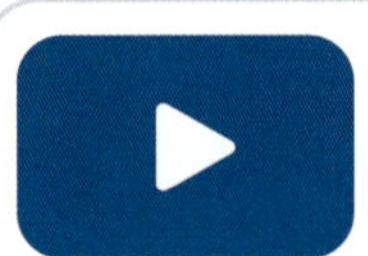

Das Video zu 11.3.4

https://vimeo.com/906341848?share=copy
Passwort: ADT_11

11.3.4 Korrektur mittlere und obere Brustwirbel-Rippen-Gelenke

Die Korrektur der mittleren und oberen Brustwirbel-Rippen-Gelenke wird am Beispiel eines auffälligen Brustwirbel-Rippen-Gelenks auf der linken Seite im Bereich der oberen Brustwirbelsäule demonstriert.

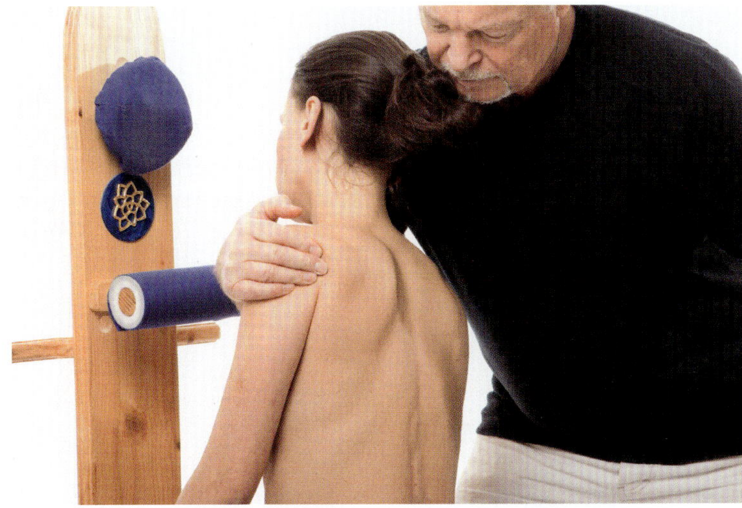

Der Patient sitzt rittlings auf dem Behandlungsstuhl. Mit der rechten Hand und dem rechten Unterarm stabilisiert der Therapeut den Patienten und hebt dessen linke Schulter an. Gleichzeitig lehnt der Patient seinen Kopf an die Schulter des Therapeuten.

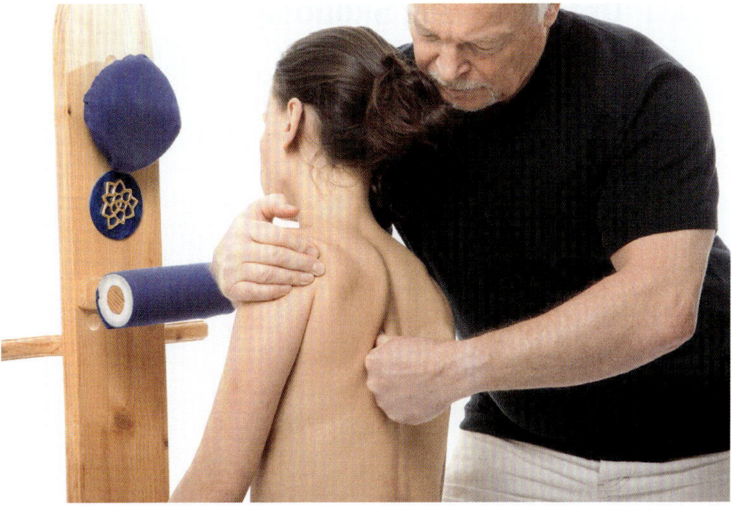

Der Therapeut legt nun den Daumen seiner linken Faust gelenknah auf die zu korrigierende Rippe.

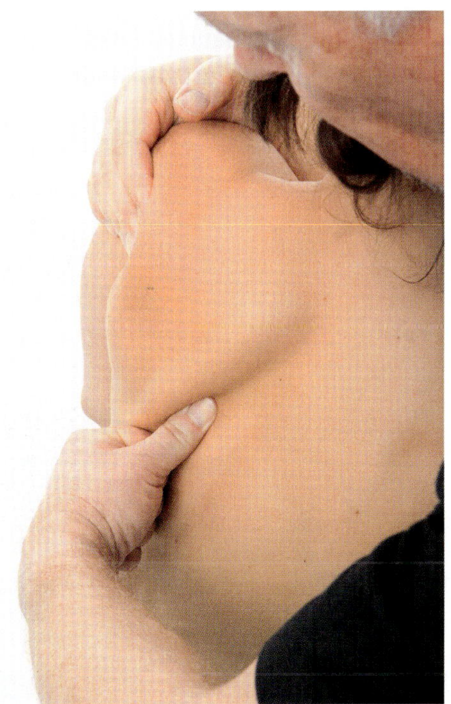

Hier aus der Sicht des Therapeuten.

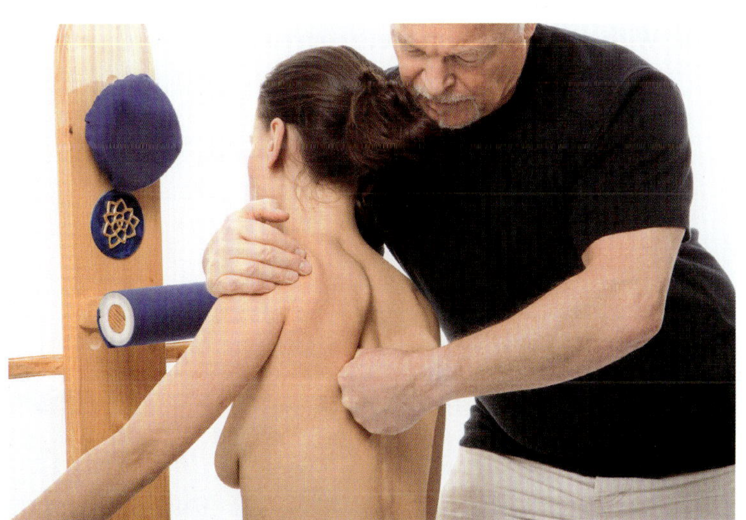

Der Patient pendelt seinen linken Arm locker vor und zurück. Nun atmen Patient und Therapeut gleichzeitig ein. In der Ausatmung drückt der Therapeut mit seinem linken Daumen nach vorne gelenknah auf die Rippe.

Die Korrektur gegebenenfalls noch einmal wiederholen. Danach ausmassieren und ausstreichen.

11.4 Skoliose

Zu den schwierigen Behandlungsfällen gehört die Skoliose (Wirbelsäulenverkrümmung). Erfahrungsgemäß lässt sich speziell die „Haltungsskoliose“ mit der Dorn-Therapie über eine Korrektur der beteiligten Dornfortsätze positiv beeinflussen.

11.4.1 Untersuchung Skoliose

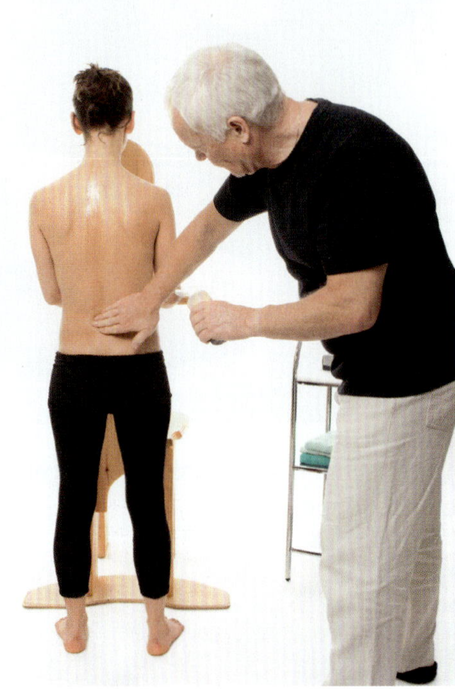

Zur Untersuchung steht der Patient aufrecht am Behandlungsstuhl. Aus der Inspektion des Rückens ergeben sich schon oft Rückschlüsse auf eine Skoliose. Eine Asymmetrie von Gewebefalten oder differente Höhen der Schulterblattspitzen deuten bereits auf eine Skoliose hin. Der Therapeut ölt die Wirbelsäule bis zum Kreuzbein ein.

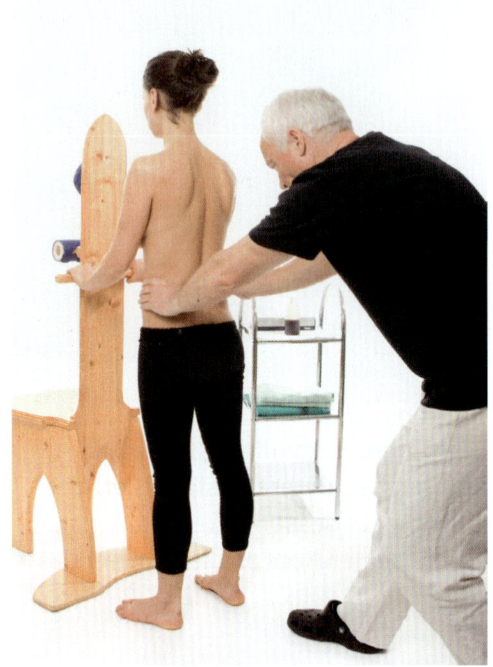

Anschließend legt der Therapeut seine Daumen links und rechts neben der Wirbelsäule in die dort vorhandenen Rinnen.

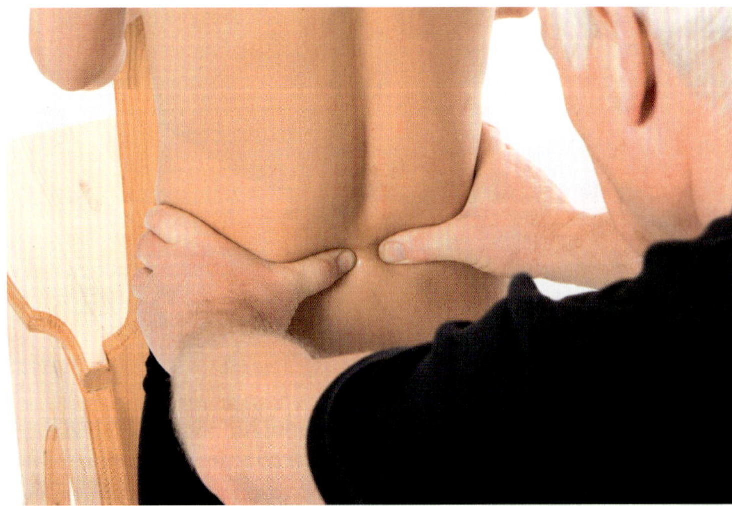

Die Hände liegen flach auf.

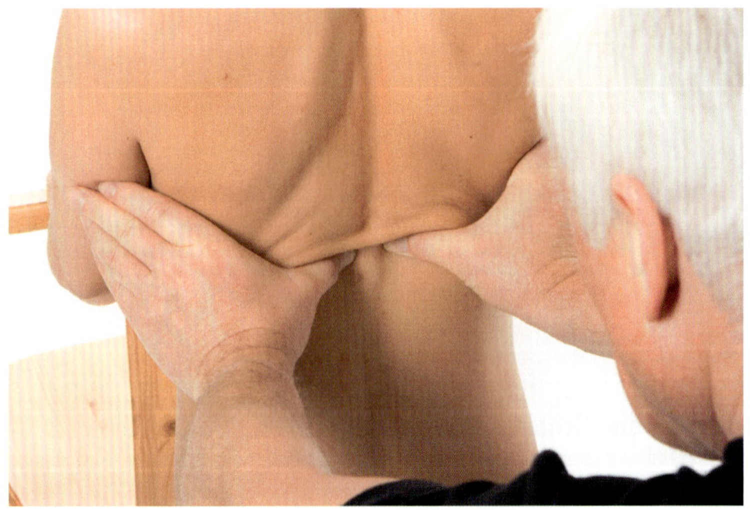

Jetzt gleitet der Therapeut unter kräftigem Druck beider Daumen von unten nach oben. Dabei besteht Kontakt zu den Dornfortsätzen.

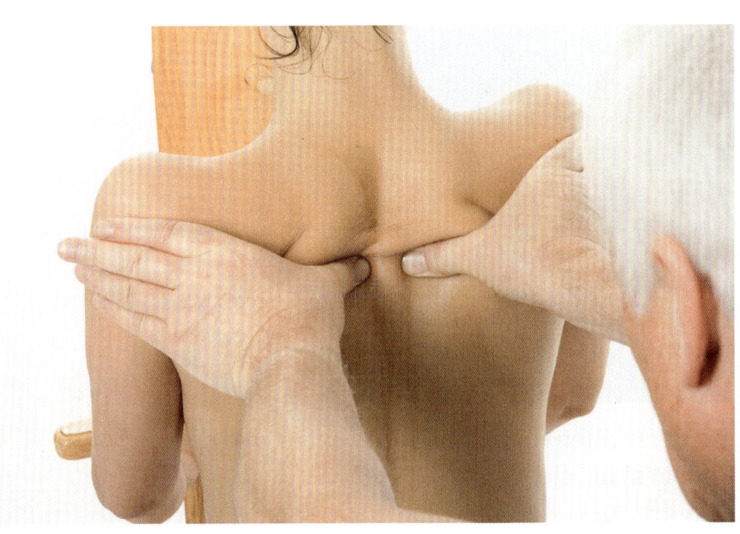

Konzentriert beobachtet der Therapeut den Verlauf beider Daumen. Dabei kann er erkennen, ob die Daumen über mehrere Wirbel aus der gedachten Lotlinie nach links oder rechts abweichen.

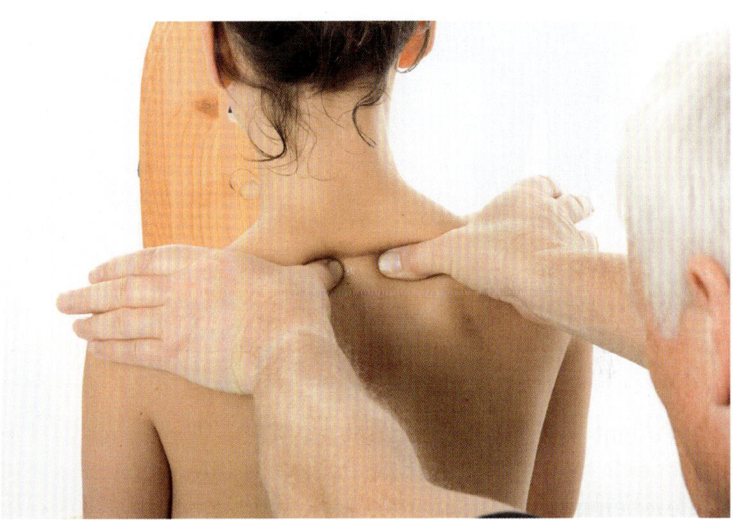

Zeigt sich eine Linkskurve spricht man von einer linkskonvexen Skoliose. Gleiten die Daumen nach rechts, handelt es sich um eine rechtskonvexe Skoliose.

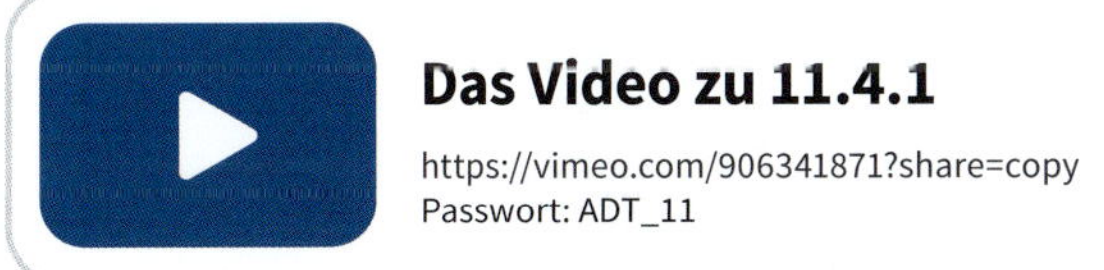

Das Video zu 11.4.1

https://vimeo.com/906341871?share=copy
Passwort: ADT_11

11.4.2 Behandlung Skoliose – Variante 1

Demonstriert wird die Behandlung einer rechtskonvexen Skoliose im Übergang der Lenden- zur unteren Brustwirbelsäule mit einer Einzelkorrektur der Wirbel.

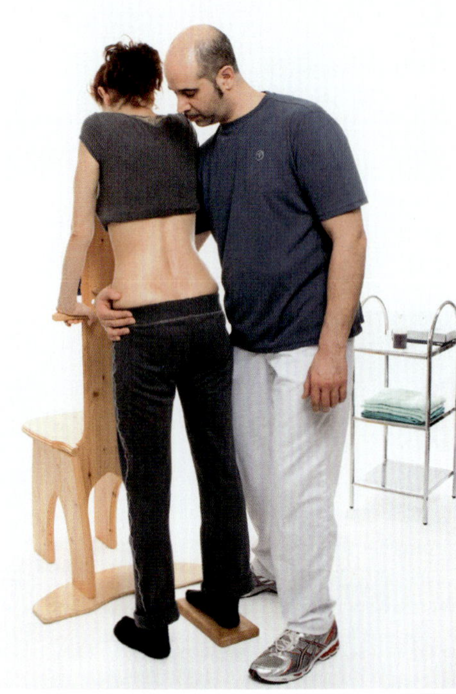

Der Patient steht am Behandlungsstuhl. Der Therapeut steht seitlich rechts neben dem Patienten. Die Wirbelsäule ist eingeölt. Mit dem rechten Arm umfasst der Therapeut die Hüfte seines Patienten und legt seine rechte Hand auf den linken Beckenkamm.

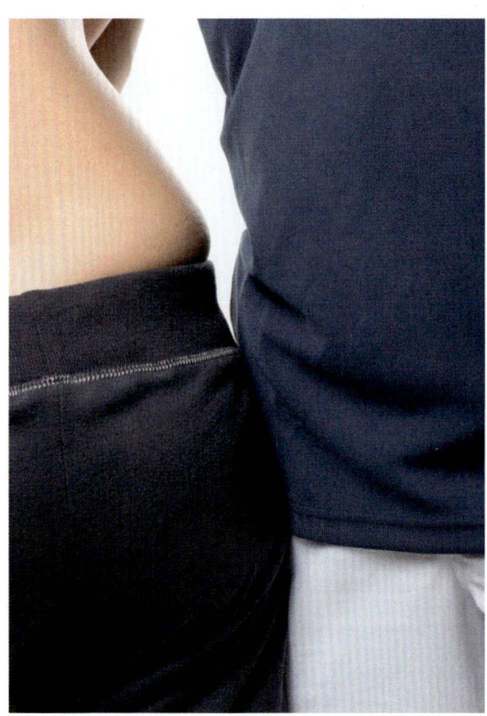

Mit der rechten Hüfte des Therapeuten wird der Patient stabilisiert.

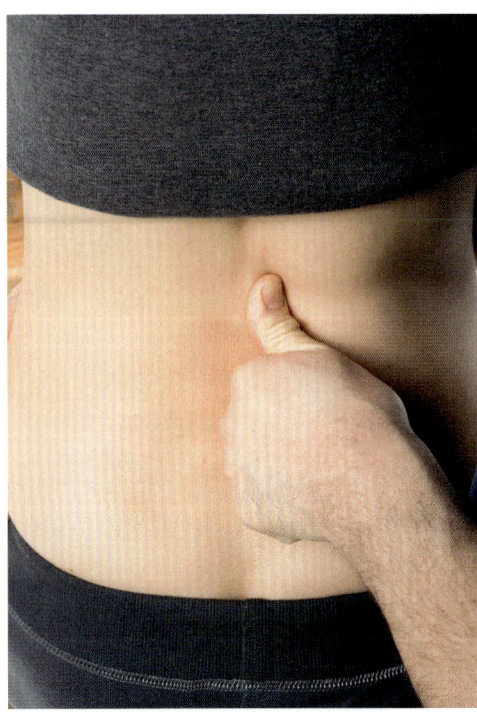

Der Therapeut legt seinen linken Daumen im Dorn'schen Handgriff seitlich an den Dornfortsatz des zu korrigierenden Wirbels.

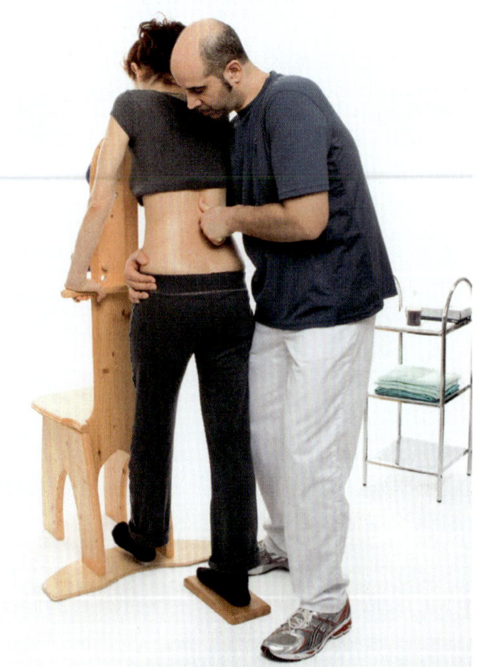

Der Patient pendelt mit seinem linken Bein locker aus der Hüfte heraus. Gleichzeitig drückt der Therapeut mit seinem Daumen in einem Winkel von etwa 45° schräg nach unten auf den Dornfortsatz.

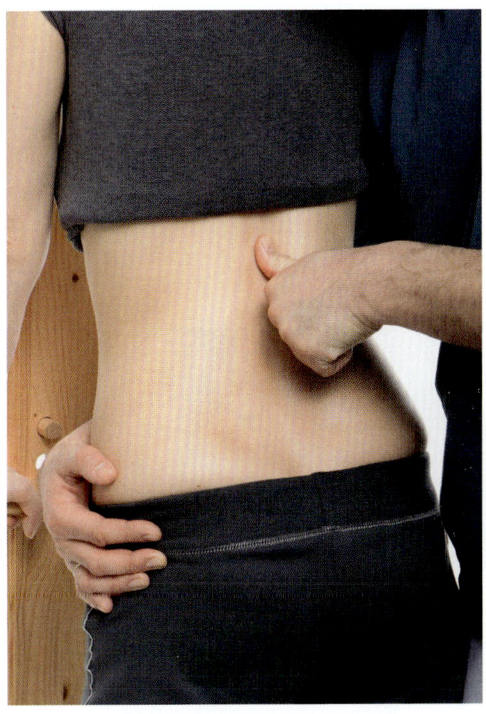

Die Korrektur beginnt am obersten fehl stehenden Wirbel ...

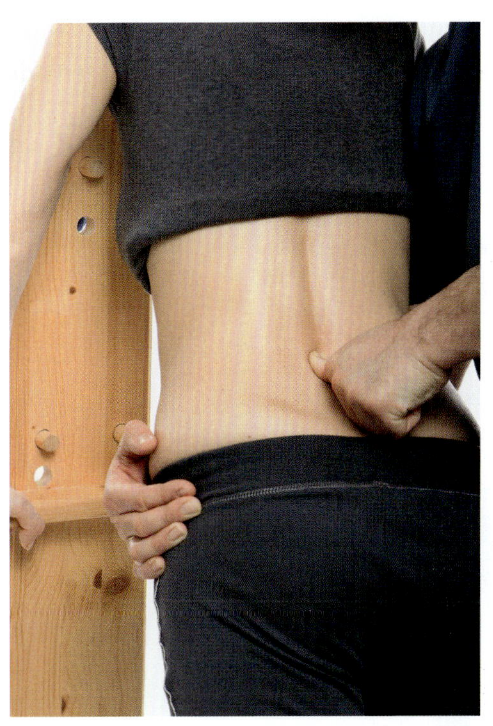

... und wird am untersten auffälligen Wirbel beendet.

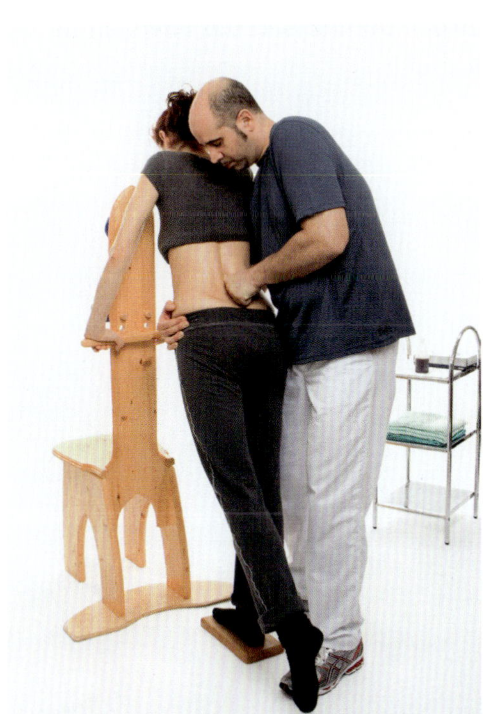

So wird nach und nach Wirbel für Wirbel behandelt, bis auch der letzte aus dem Lot geratene Wirbel korrigiert ist.
Die Korrektur bei Bedarf mehrmals wiederholen.
Zum Schluss ausmassieren und ausstreichen.

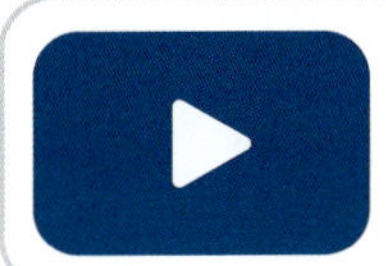

Das Video zu 11.4.2
https://vimeo.com/906341887?share=copy
Passwort: ADT_11

11.4.3 Behandlung Skoliose – Variante 2

Es folgt die Behandlung einer linkskonvexen Skoliose im Bereich der mittleren und oberen Brustwirbelsäule in „einem Zug" über mehrere Wirbel.

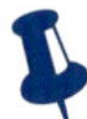 Je nach Größe des Patienten wird dieser im Sitzen oder Stehen behandelt.

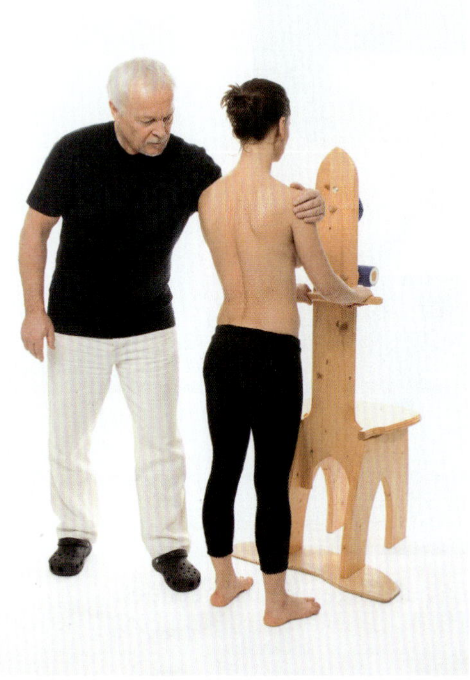

Demonstriert wird die Behandlung der Skoliose am aufrecht stehenden Patienten. Der Patient hält sich am Behandlungsstuhl fest. Der Therapeut steht seitlich links daneben. Die Wirbelsäule ist eingeölt. Mit dem linken Arm umfasst der Therapeut zur Stabilisierung die rechte Schulter des Patienten.

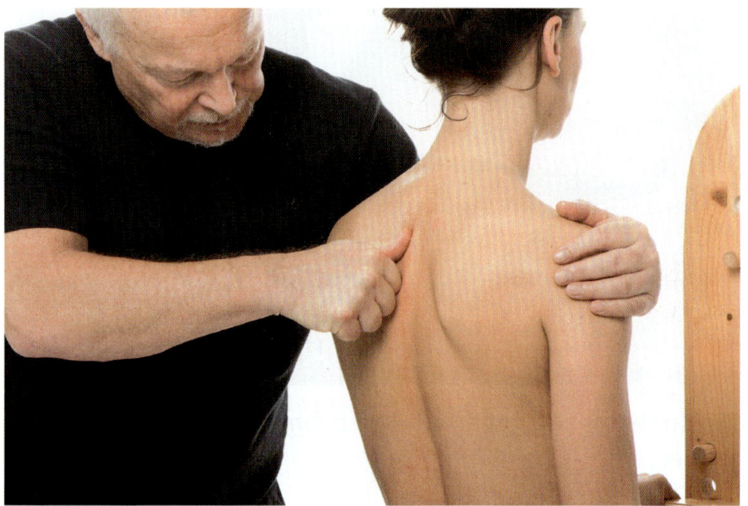

Der Therapeut legt seinen rechten Daumen, gestützt über den Faustschluss, seitlich an den Dornfortsatz des obersten zu korrigierenden Wirbels.

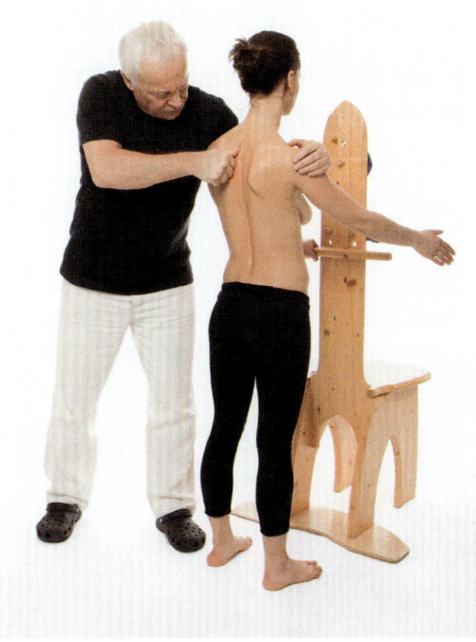

Jetzt beginnt der Patient mit seinem rechten Arm vor und zurück zu pendeln.

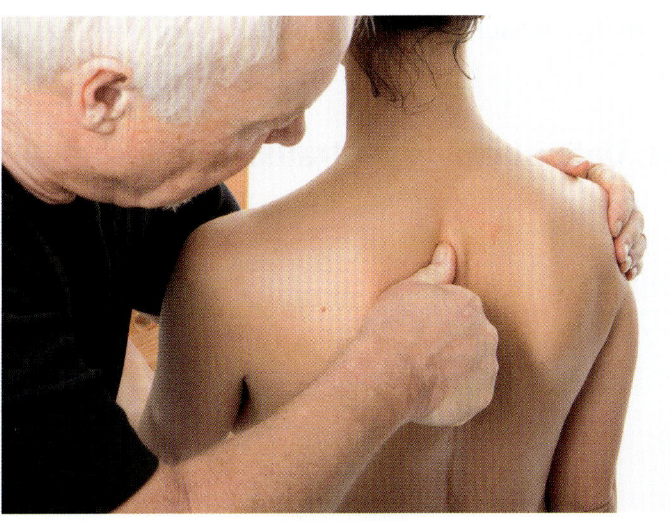

Dann atmen Patient und Therapeut gleichzeitig ein. Beim Ausatmen drückt der Therapeut seinen rechten Daumen in einem 45°-Winkel auf den Dornfortsatz ...

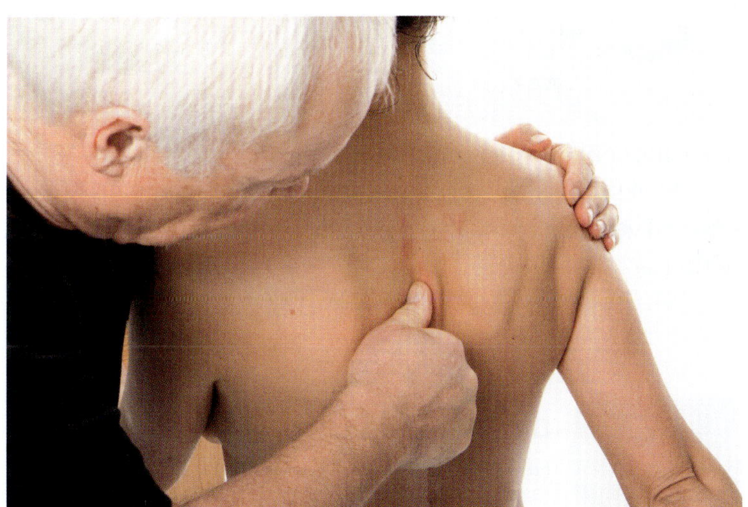

... und führt den Daumen unter ständigem Druck nach unten ...

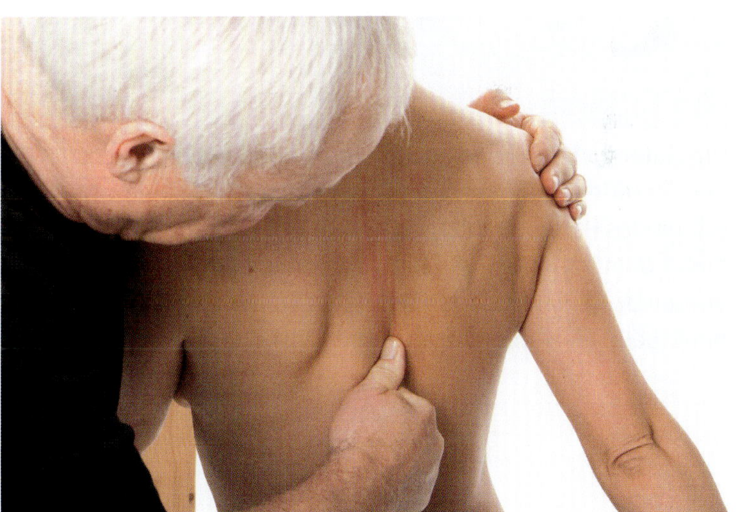

... bis der letzte zu korrigierende Wirbel erreicht ist.

Diesen Vorgang mehrmals wiederholen. Anschließend ausmassieren und ausstreichen.

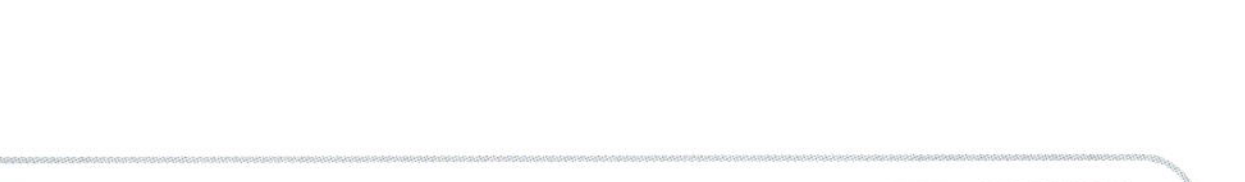

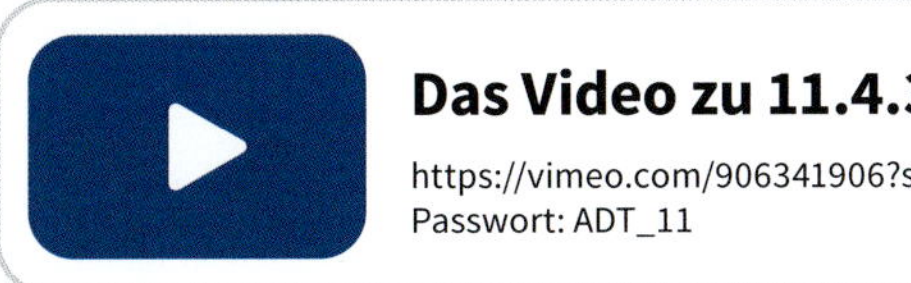

Das Video zu 11.4.3

https://vimeo.com/906341906?share=copy
Passwort: ADT_11

Hinweise:

- Anstelle des Daumens kann als Hilfsmittel auch ein „Therapieholz" eingesetzt werden.
- Die Behandlung sollte in regelmäßigen Abständen wiederholt werden, je nach Ausprägung der Skoliose.

11.5 Ventralisierter Wirbel

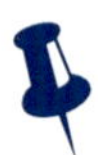

Achtung: Ventralisierte Wirbel nicht mit Gleitwirbeln verwechseln! Die hier beschriebene Behandlung beschränkt sich auf solche Wirbel, bei denen weder Einbrüche an den Zwischenwirbelgelenken noch eine schwere Instabilität der Wirbelsäule wie beim echten Wirbelgleiten bestehen.

11.5.1 Untersuchung ventralisierter Wirbel

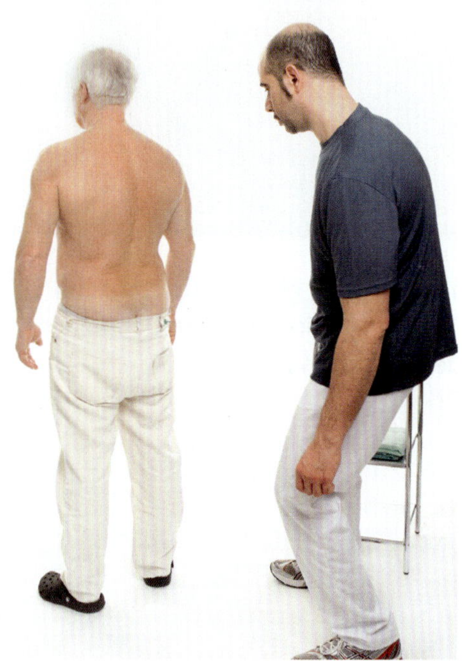

Die Untersuchung kann sowohl am stehenden, als auch am sitzenden Patienten vorgenommen werden. Die Hände des Patienten hängen herab. Der Therapeut steht hinter dem Patienten und betrachtet die anatomische Verlaufsform der Wirbelsäule. Dabei sind oft schon punktuelle Einziehungen einzelner Wirbel zu erkennen.

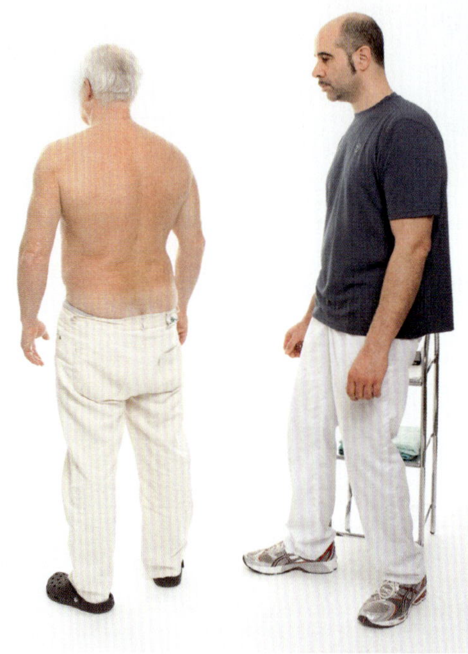

Auch aus seitlicher Perspektive können diagnostische Rückschlüsse gezogen werden, da aus dieser Position ventralisierte, also nach innen verschobene Wirbel sichtbar sind.

Das Video zu 11.5.1

https://vimeo.com/906341935?share=copy
Passwort: ADT_11

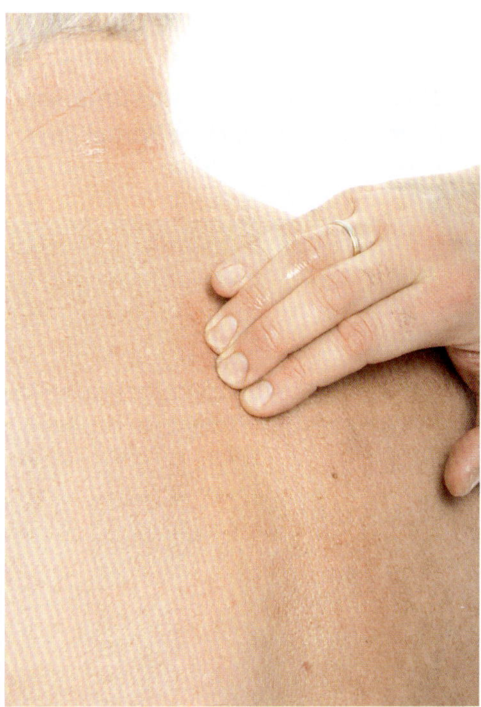

Nach dieser Inaugenscheinnahme tastet der Therapeut mit seinem Zeige-, Mittel- und Ringfinger direkt über die Dornfortsätze die Wirbelsäule rauf …

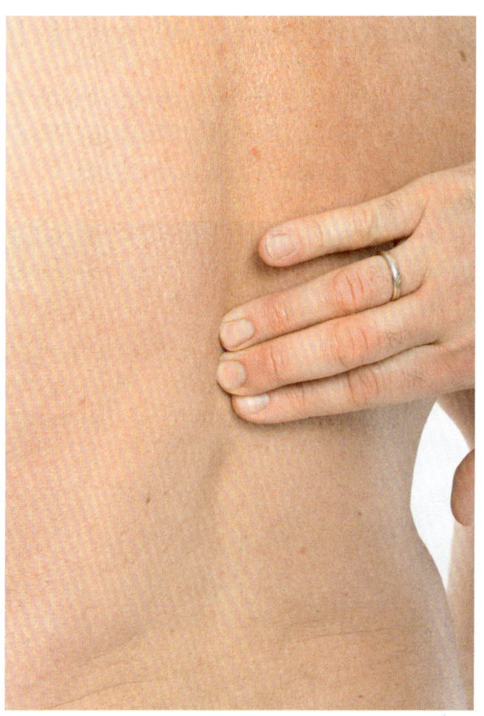

… und runter, um so nach innen verschobene Wirbel auszumachen.

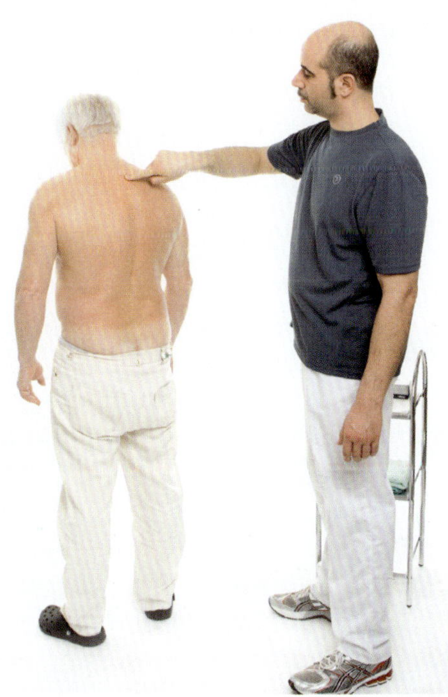

Werden bei diesem Abtasten Auffälligkeiten in Form von zu weit nach innen verschobenen Wirbeln gefunden, so muss entschieden werden, ob es sich um einen anatomisch verkürzten Dornfortsatz handelt.

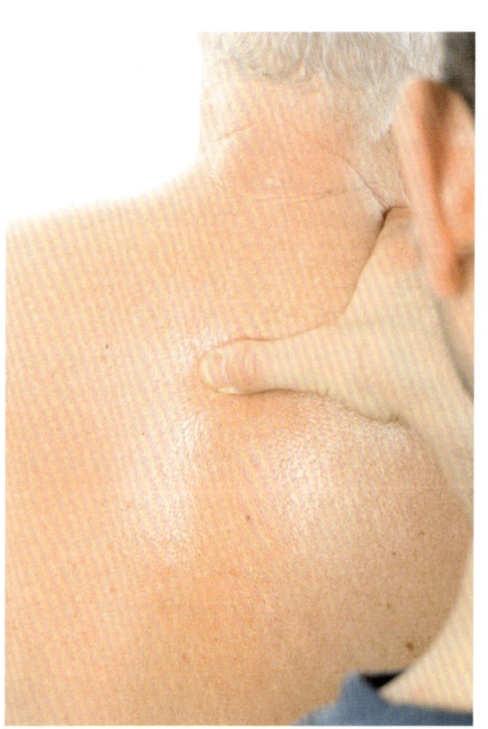

Dies kann der Therapeut testen, indem er den Druck auf den Dornfortsatz eines ventralisierten Wirbels erhöht. In der Regel reagiert der Patient empfindlicher an dieser Stelle, als am darüber und darunter liegenden Wirbel.

11.5.2 Behandlung ventralisierter Wirbel nach Dorn

Nachfolgend die manuelle bzw. mechanische Korrektur nach Dorn eines ventralisierten Wirbels im Bereich der unteren Brustwirbelsäule am Beispiel des Th12. Um ein Zurückgleiten des Th12 nach außen zu erleichtern, wird der darüber liegende Wirbel Th11 nach oben, der darunter liegende L1 nach unten gedrückt.

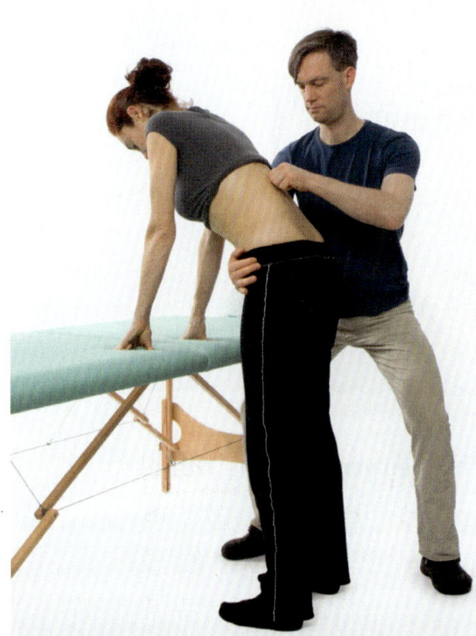

Der Patient steht aufrecht, leicht nach vorne gebeugt und stützt sich mit seinen Händen ab. Die zu behandelnde Stelle ist eingeölt. Der Therapeut steht seitlich rechts neben dem Patienten. Der rechte Arm des Therapeuten umfasst den Patienten von vorne unter dem Bauch und legt seine rechte Hand auf den linken Beckenkamm. Der Therapeut legt seinen linken Daumen, stabilisiert über den Faustschluss, unter und neben den Dornfortsatz des nach cranial (oben) zu korrigierenden elften Brustwirbels (Th11).

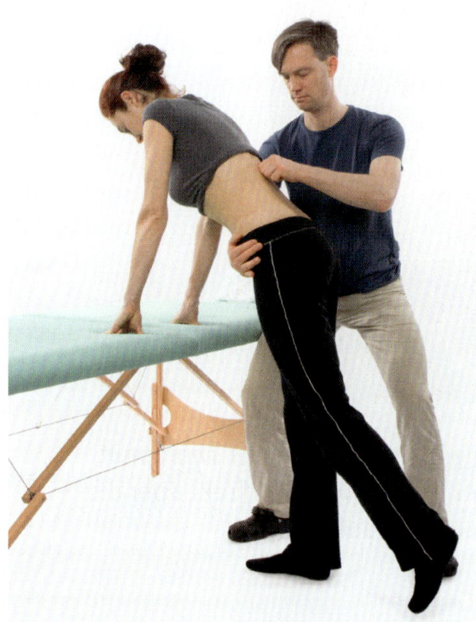

Nun beginnt der Patienten locker aus der Hüfte heraus mit dem linken Bein zu pendeln.

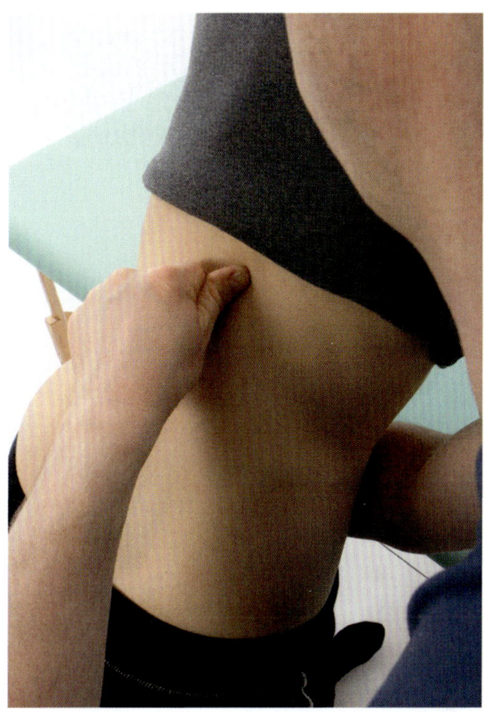

Ist die Rotation der Wirbelsäule für den Therapeuten zu spüren, atmen Patient und Therapeut zeitgleich ein. Bei der anschließenden langsamen Ausatmung erfolgt die Korrektur mit dem Daumen von rechts unten nach links oben.

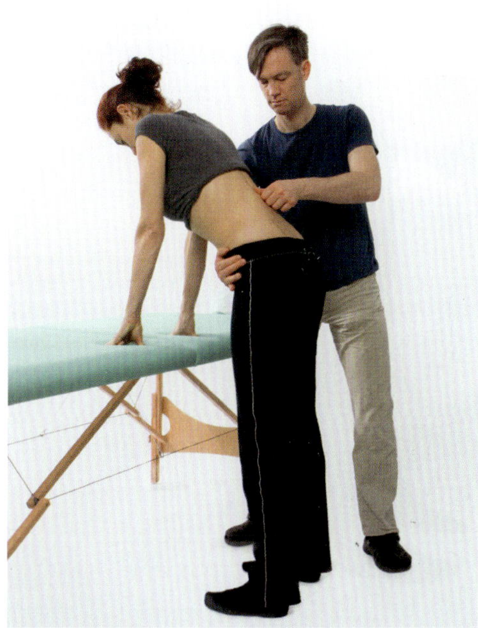

Danach legt der Therapeut seinen linken Daumen, stabilisiert über den Faustschluss, über und neben den Dornfortsatz des nach caudal (unten) zu korrigierenden ersten Lendenwirbels (L1) an.

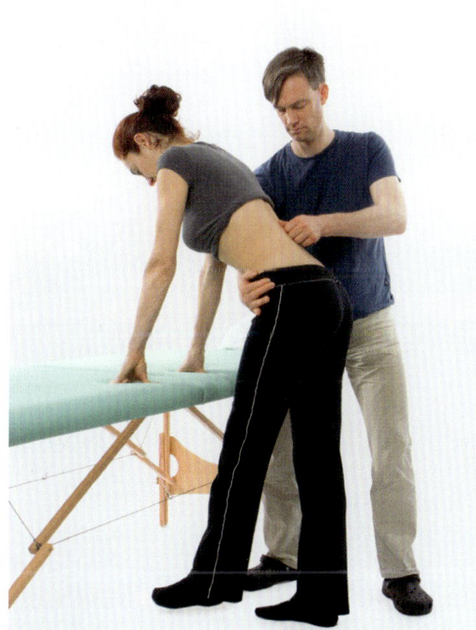

Der Patient beginnt wieder locker aus der Hüfte mit dem linken Bein zu pendeln.

Ist die Rotation der Wirbelsäule für den Therapeuten zu spüren, atmen Patient und Therapeut ein. Bei der anschließenden langsamen Ausatmung drückt der Therapeut mit dem Daumen von rechts oben nach links unten.

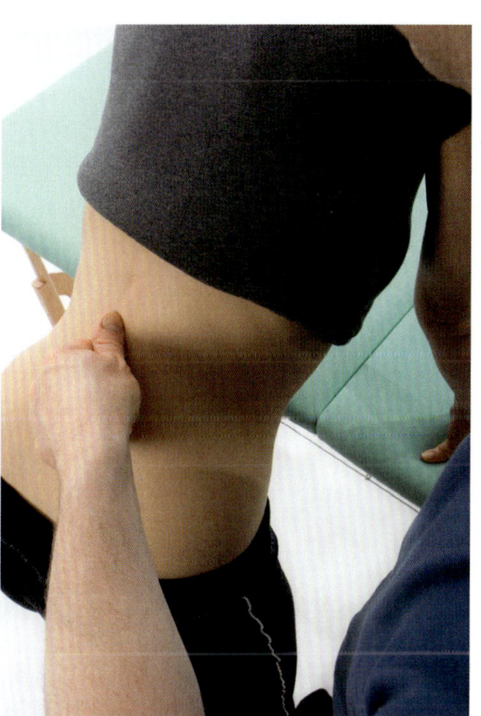

Während der Korrektur und der Ausatmungsphase wird der Druck langsam erhöht und wieder abgeschwächt.

Die Korrektur an beiden Wirbeln 3- bis 4-mal wiederholen. Anschließend in den Segmenten, in denen korrigiert wurde, das Gewebe intensiv massieren. Dabei wird mit beiden Daumen kreisförmig von außen nach innen, also in Richtung Wirbelsäule, massiert. Danach mehrfach mit beiden Händen den Rücken ausstreichen.

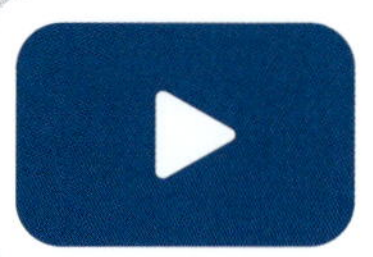

Das Video zu 11.5.2

https://vimeo.com/906341955?share=copy
Passwort: ADT_11

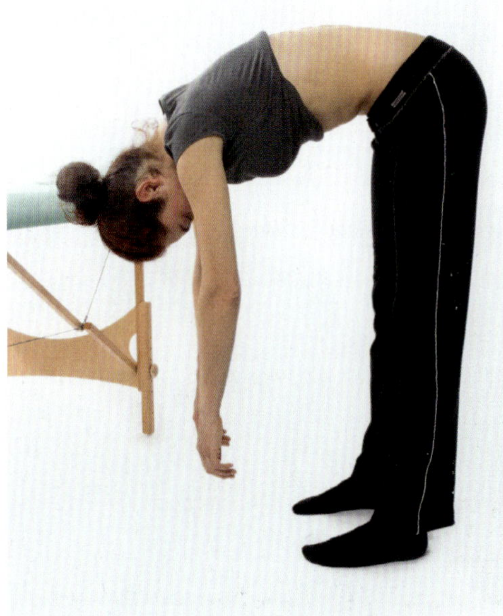

Schließlich sollte der Patient mehrmals hintereinander eine Wippbewegung mit dem Rumpf aus der „Katzenbuckel-Position" ausführen.

Die Behandlung gegebenenfalls wiederholen.

11.5.3 Behandlung ventralisierter Wirbel durch „trockenes" Schröpfen

Die manuelle Korrektur eines ventralisierten Wirbels kann durch „trockenes" Schröpfen unterstützt werden – wie es von den Autoren Raslan und Bahn praktiziert wird.

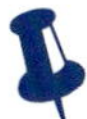

Hinweise:

- „Trockenes" Schröpfen ist kontraindiziert bei akuten Entzündungen an der Wirbelsäule und bei Tumorerkrankungen.
- Bei Marcumar- oder Cortisongabe (Papierhaut) nur in Absprache mit dem Arzt anwenden.
- In der Schwangerschaft ist das Schröpfen im Bereich der Brustwirbelsäule kontraindiziert.

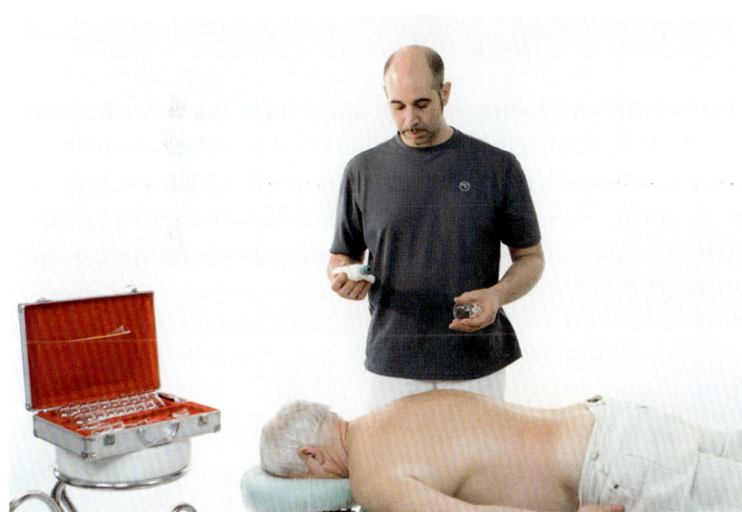

Zur Behandlung wird ein der Größe des Wirbels entsprechendes Schröpfglas auf den ventralisierten Wirbelkörper aufgesetzt.

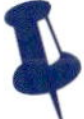

Das Schröpfen bewirkt darüber hinaus eine Entspannung der Muskeln und tiefliegenden Bänder, so dass sich die Gesamtstatik der Wirbelsäule ändert.

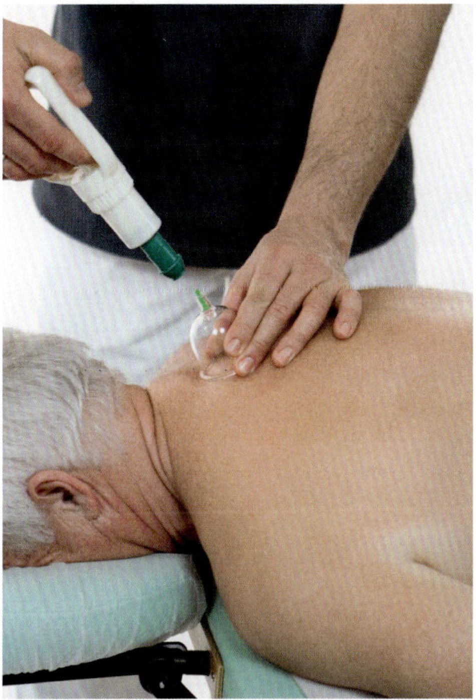

Das für die Behandlung nötige Vakuum wird mittels einer Vakuumpumpe erzeugt.

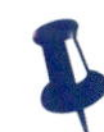

Es darf auf keinen Fall zum „blutigen" Schröpfen kommen. Daher sollte der Therapeut während der Behandlung beim Patienten verweilen.

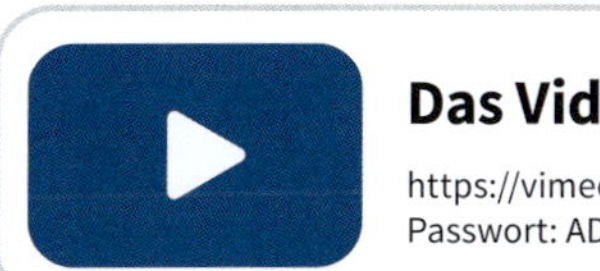

Das Video zu 11.5.3

https://vimeo.com/906341980?share=copy
Passwort: ADT_11

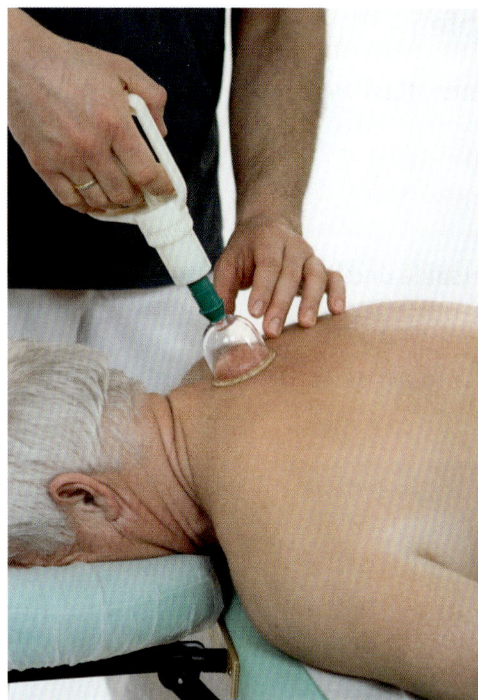

In dieser Darstellung wird der Unterdruck im Schröpfglas mit der Vakuumpumpe erzeugt. Durch den Unterdruck wird Gewebe in das Schröpfglas hineingezogen. Der hierdurch entstehende zentralisierende Sog kann die Position des ventralisierten Wirbels verändern.

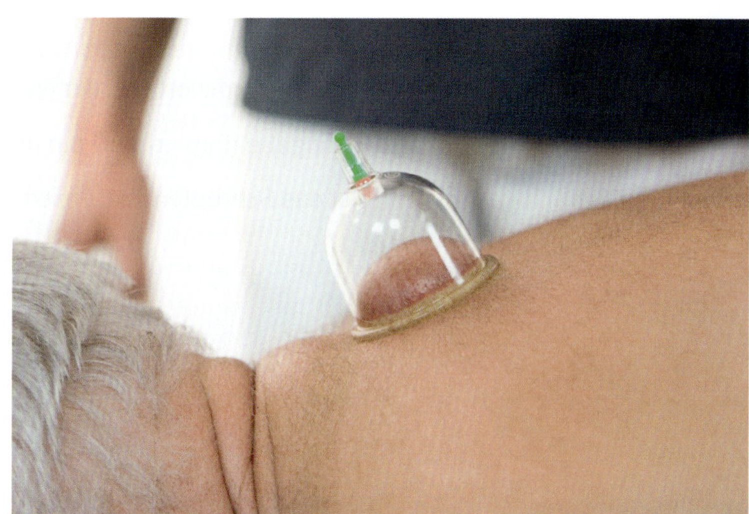

Das Schröpfglas bleibt so lange aufgesetzt, bis sich eine blaue bis dunkelviolette Einfärbung, also ein Hämatom, einstellt. Dies kann bereits nach wenigen Minuten der Fall sein. Spätestens nach zehn Minuten, auch ohne Hämatombildung, die Gläser entfernen. Maximal acht Gläser gleichzeitig aufsetzen.

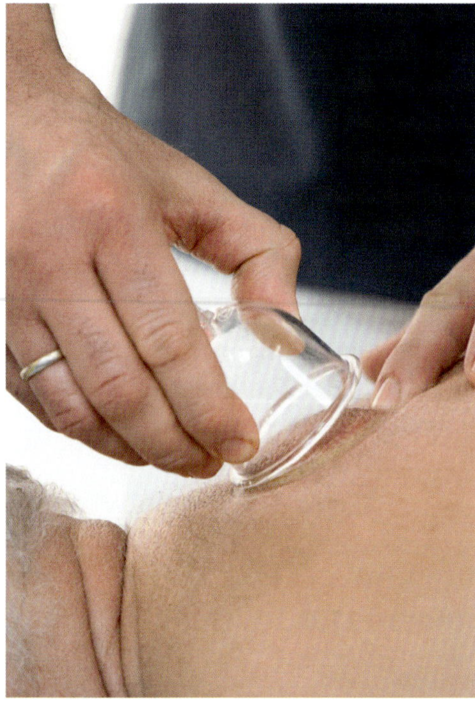

Zum Entfernen des Schröpfglases betätigt der Therapeut das Ventil am oberen Teil des Glases, so dass der Unterdruck ausgeglichen wird. Das Schröpfglas lässt sich nun leicht vom Rücken des Patienten entfernen. Hilfreich ist auch, wenn der Therapeut mit einem Finger am Glasansatz das Gewebe nach unten drückt und gleichzeitig das Schröpfglas anhebt.

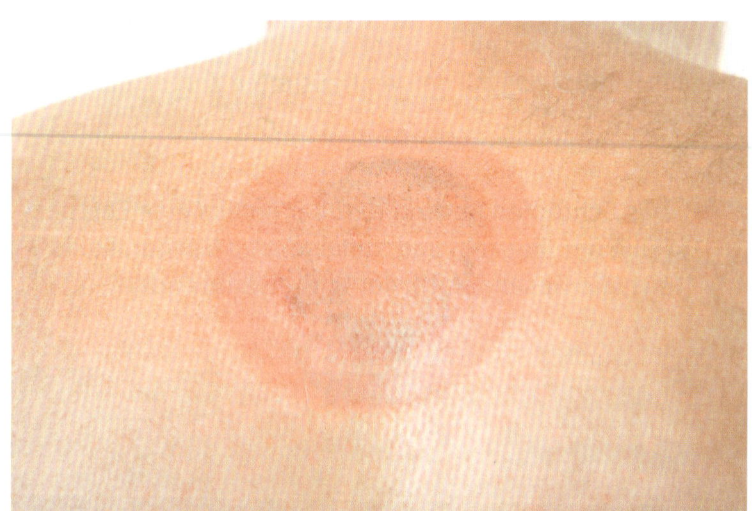

Die Therapie kann wiederholt werden, sobald sich das Hämatom abgebaut hat.

12 Kiefergelenk

12.1 Untersuchung Kiefergelenk – Variante 1

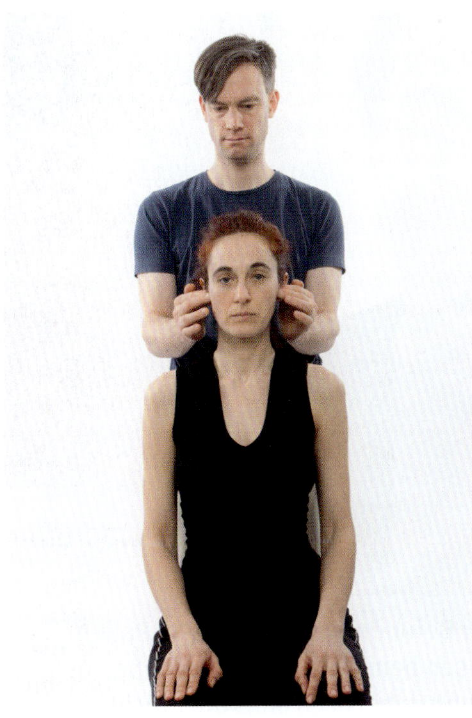

Zur Untersuchung sitzt der Patient auf einem Hocker. Der Therapeut steht hinter dem Patienten.

Das Video zu 12.1
https://vimeo.com/906342381?share=copy
Passwort: ADT_12

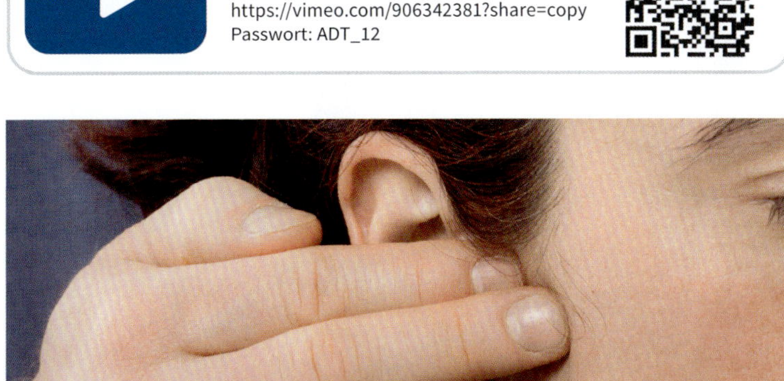

Der Therapeut legt beidseitig Zeige- und Mittelfinger unter die Jochbeinbögen des Patienten.

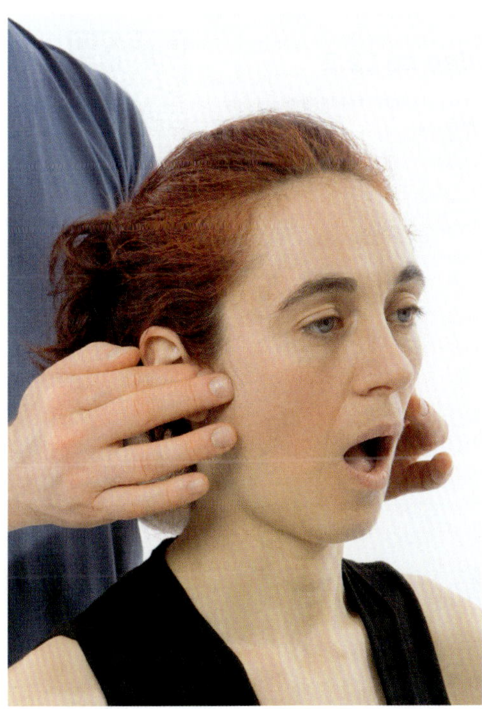

Jetzt öffnet der Patient seinen Mund, jedoch nicht maximal.

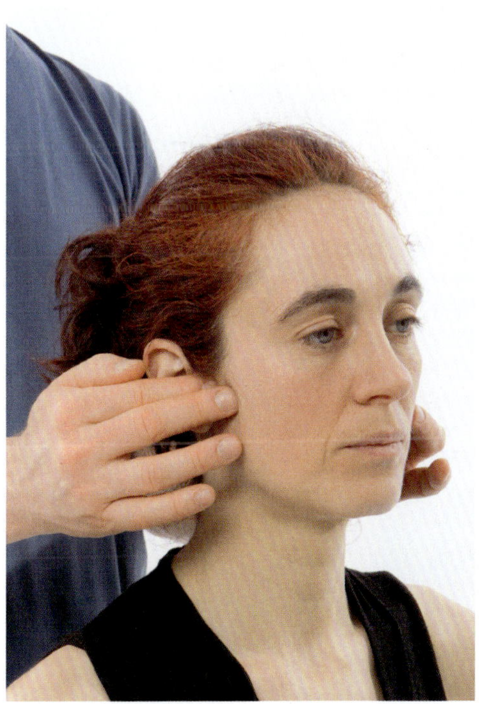

Nun schließt der Patient den Mund wieder langsam. Ein positiver Befund ist gegeben, wenn beim Öffnen respektive Schließen des Mundes einer der beiden Unterkiefer weiter nach vorne oder weiter nach außen steht.

12.2 Untersuchung Kiefergelenk – Variante 2

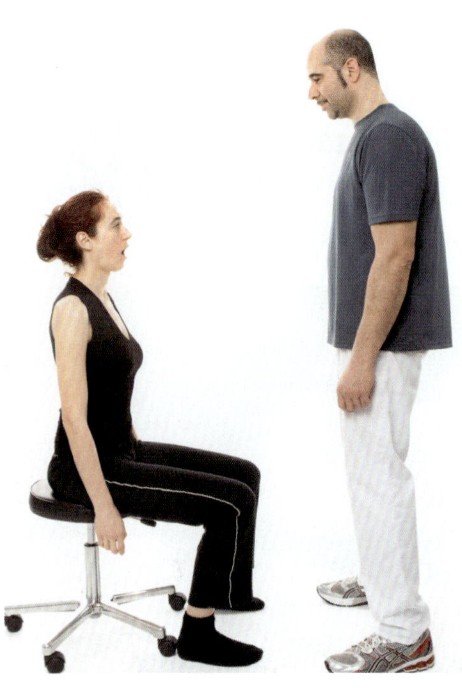

Zur Untersuchung sitzt der Patient auf einem Hocker.

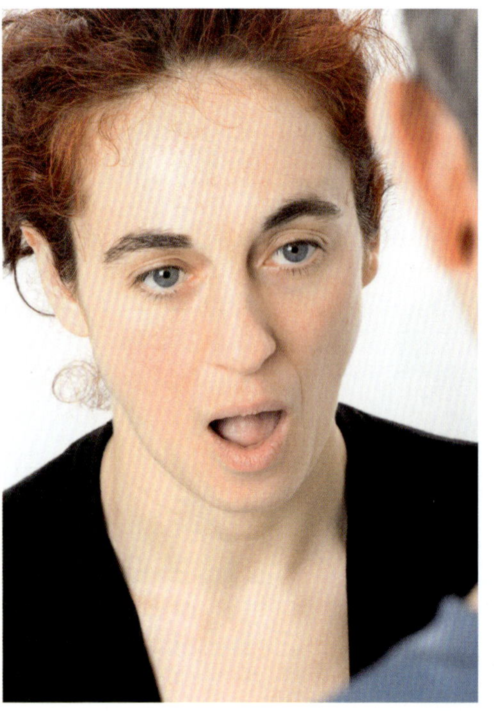

Der Therapeut steht zur Befunderhebung vor dem Patienten und beobachtet diesen beim Öffnen und Schließen des Mundes. Weicht der Mund dabei nach links oder rechts aus, oder entsteht beim Schließen eine „Schlenkerbewegung", so ist der Kiefer verschoben.

Das Video zu 12.2

https://vimeo.com/906342404?share=copy
Passwort: ADT_12

12.3 Behandlung Kiefergelenk – Variante 1

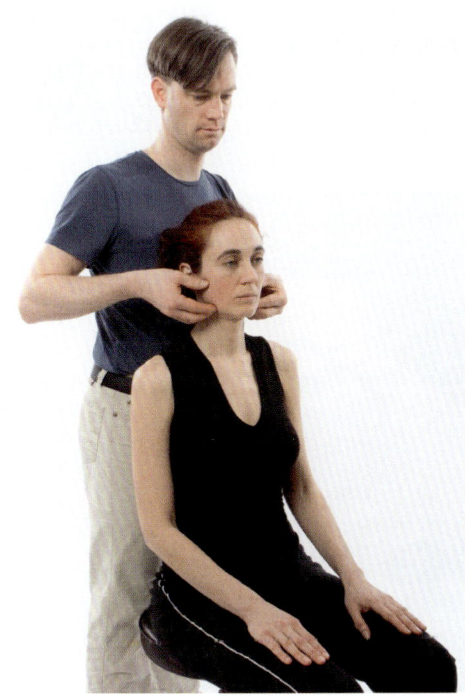

Zur Behandlung nehmen Patient und Therapeut die in Kapitel 12.1 beschriebenen Positionen ein.

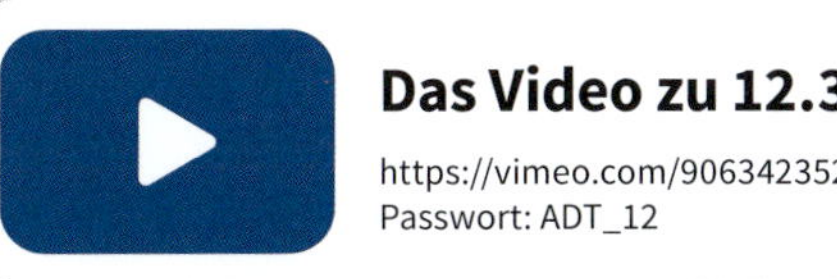

Das Video zu 12.3

https://vimeo.com/906342352?share=copy
Passwort: ADT_12

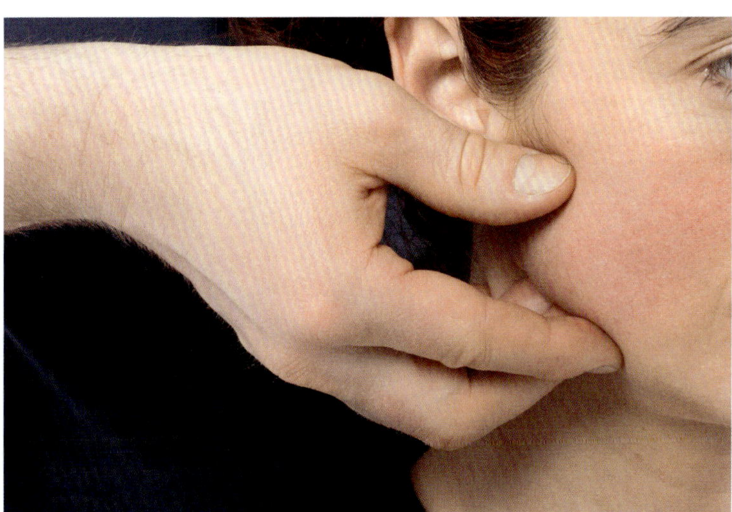

Der Therapeut legt Zeige- und Mittelfinger auf beiden Seiten unter den Unterkiefer des Patienten. Die Daumenkuppen liegen außen am Übergang vom Unterkiefer zum Kiefergelenk.

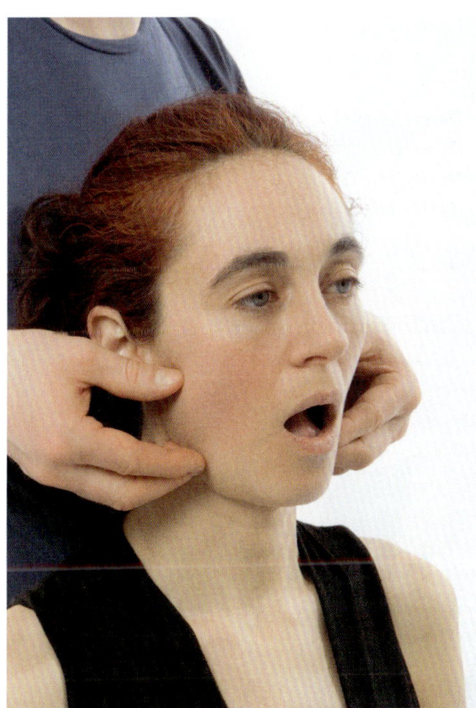

Jetzt öffnet der Patient seinen Mund, aber nicht maximal.

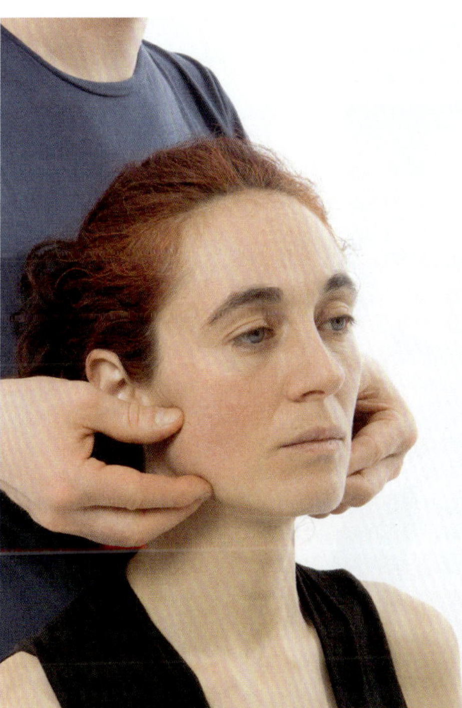

Der Therapeut bittet den Patienten den Mund langsam zu schließen, wobei er gleichzeitig mit seinen Fingern einen leichten Druck in Richtung Kiefergelenk ausübt. Die Daumen des Therapeuten forcieren mit leichtem Druck den Mundschluss.

Die Behandlung bei Bedarf mehrfach wiederholen.

12.4 Behandlung Kiefergelenk – Variante 2

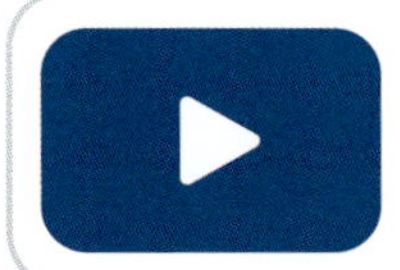

Das Video zu 12.4

https://vimeo.com/906342367?share=copy
Passwort: ADT_12

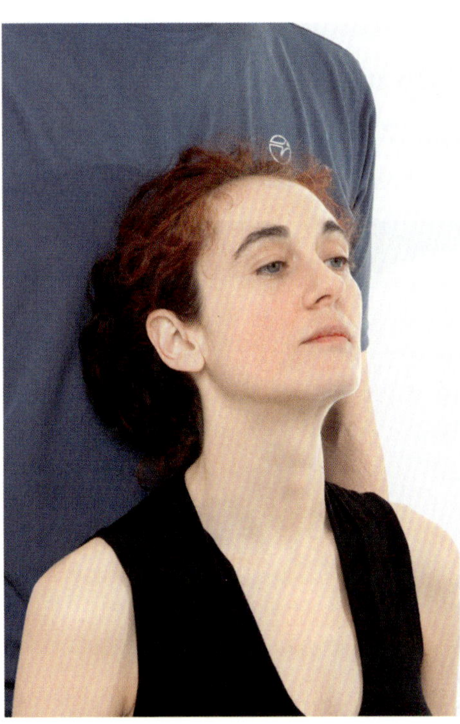

Zur Behandlung sitzt der Patient auf einem Hocker. Der Therapeut steht hinter ihm. Der Kopf des Patienten ist zur Stabilisierung an den Oberkörper des Therapeuten gelehnt.

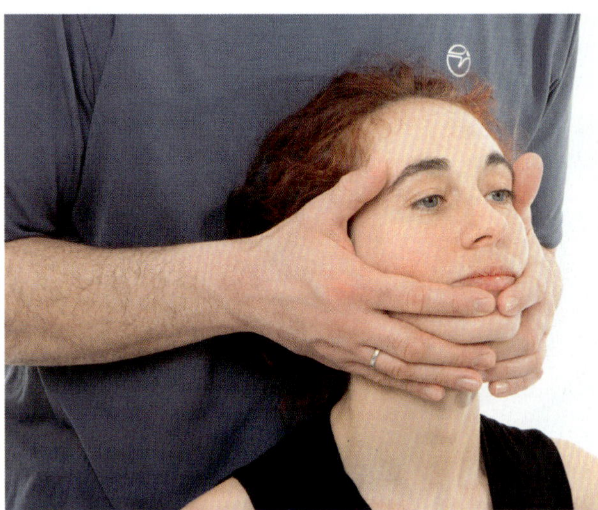

Beide Zeigefinger des Therapeuten liegen auf dem Unterkiefer des Patienten unterhalb der Unterlippe, die Mittelfinger liegen unterhalb des Kinns am Unterkiefer.

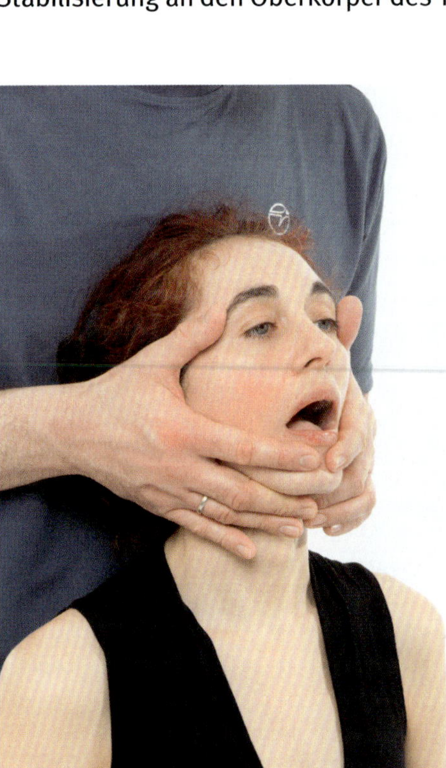

Der Patient wird gebeten, seinen Mund etwa zu zwei Dritteln zu öffnen und anschließend wieder zu schließen.

Während der Patient seinen Mund langsam schließt, üben die Zeigefinger des Therapeuten einen Druck zur Stabilisierung des Kiefers in Richtung Kiefergelenk aus.

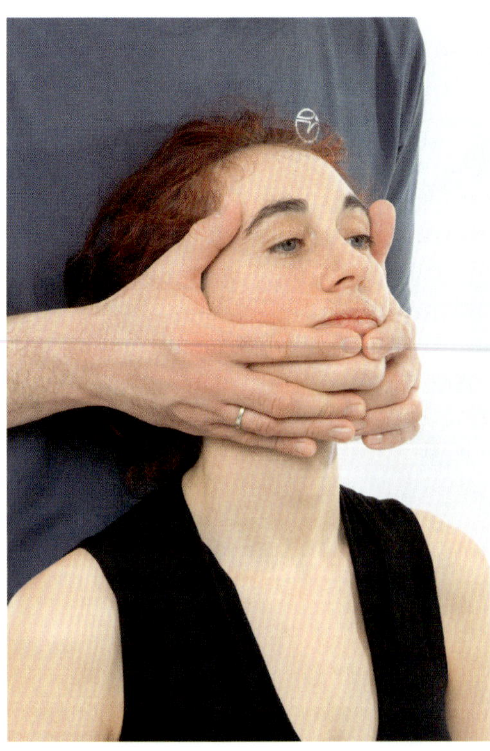

Gleichzeitig drücken auch die Mittelfinger sanft nach oben und helfen beim Kieferschluss. Die Daumen liegen mit leichtem Druck auf den Schläfen und über dem seitlichen Augenbrauenansatz des Patienten.

Die Korrektur bei Bedarf 2- bis 6-mal wiederholen.

13 Schultergelenk

Bewegungseinschränkungen der Arme sowie Schulter- oder Oberarmschmerzen gehören zu den Indikationen einer Korrektur des Schultergelenks nach Dorn. Gezeigt wird die Korrektur am Beispiel des rechten Schultergelenks aus drei Ausgangspositionen.

13.1 Korrektur Schultergelenk – Variante 1

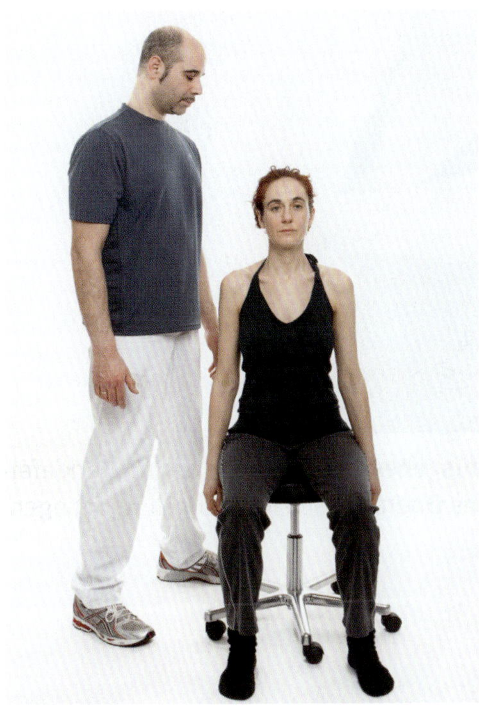

Der Patient sitzt aufrecht auf einem Hocker. Der Therapeut steht seitlich hinter der zu behandelnden Schulter, hier also schräg rechts hinter dem Patienten.

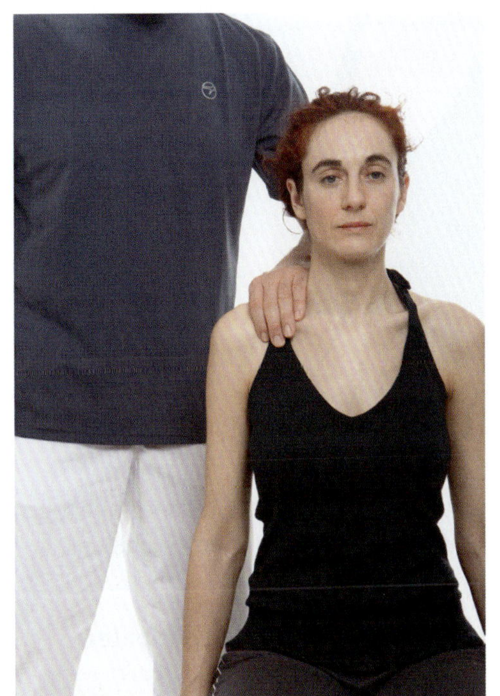

Der Therapeut fixiert mit seiner linken Hand die rechte Schulter des Patienten und drückt sie ein wenig nach unten.

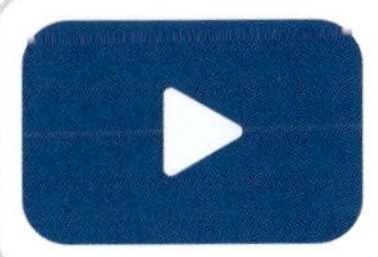

Das Video zu 13.1

https://vimeo.com/906342625?share=copy
Passwort: ADT_13

Kann wegen Schmerzhaftigkeit der Arm des Patienten nicht in den notwendigen Ausgangswinkel von 90° gebracht werden, wird die Korrektur aus einem kleinen Winkel begonnen. Der Winkel kann anschließend schrittweise vergrößert werden – sofern der Patient keine Schmerzen äußert – bis der optimale Ausgangswinkel für die Schultergelenkskorrektur von 90° möglichst nahe erreicht ist. Oft kann der Arm, auch wenn dies zu Beginn nicht möglich war, nach den Korrekturen im spitzen Winkel doch bis zum 90°-Winkel angehoben werden.

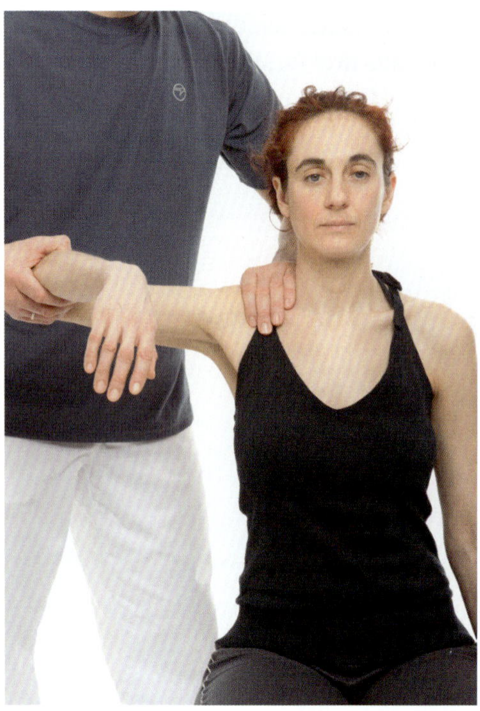

Mit seiner rechten Hand umfasst der Therapeut den rechten Ellenbogen des Patienten und führt diesen soweit nach oben, bis der angehobene Arm einen 90°-Winkel zum Rumpf einnimmt.

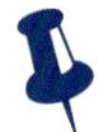

Diese Ausgangsposition sollte für den Patienten schmerzfrei erreicht werden können.

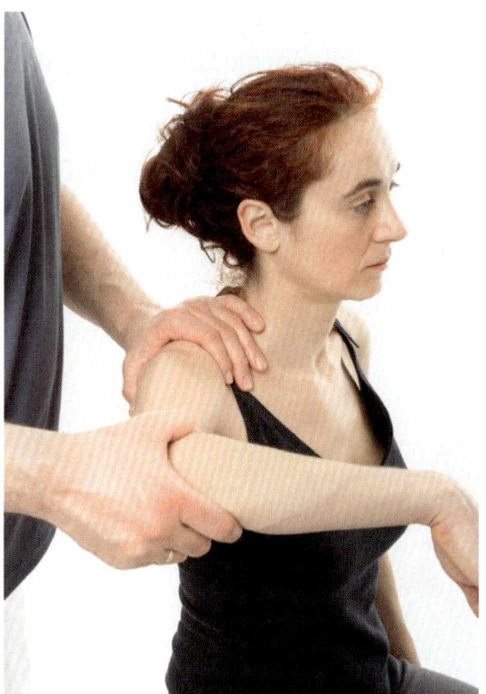

Der Therapeut drückt ausgehend vom Ellenbogen über die Längsachse des Oberarmes in Richtung Schultergelenk.

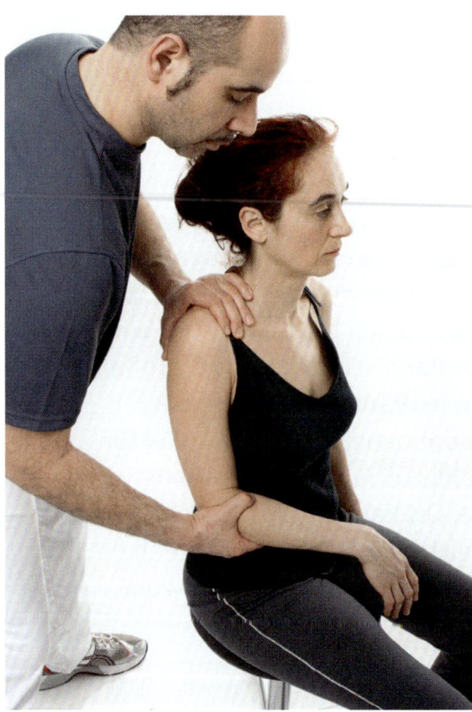

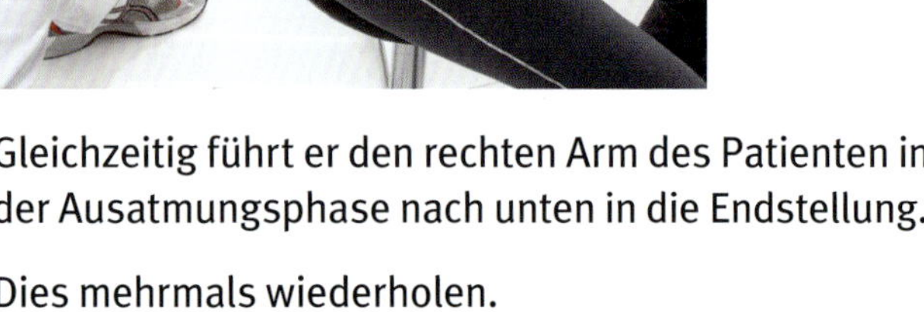

Gleichzeitig führt er den rechten Arm des Patienten in der Ausatmungsphase nach unten in die Endstellung.

Dies mehrmals wiederholen.

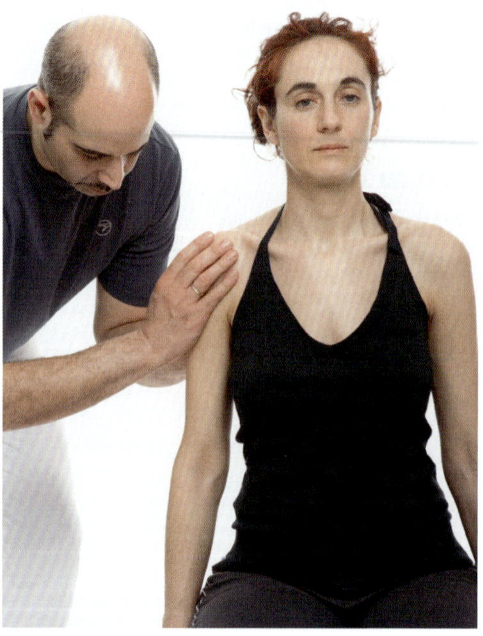

Anschließend ausstreichen.

13.2 Korrektur Schultergelenk – Variante 2

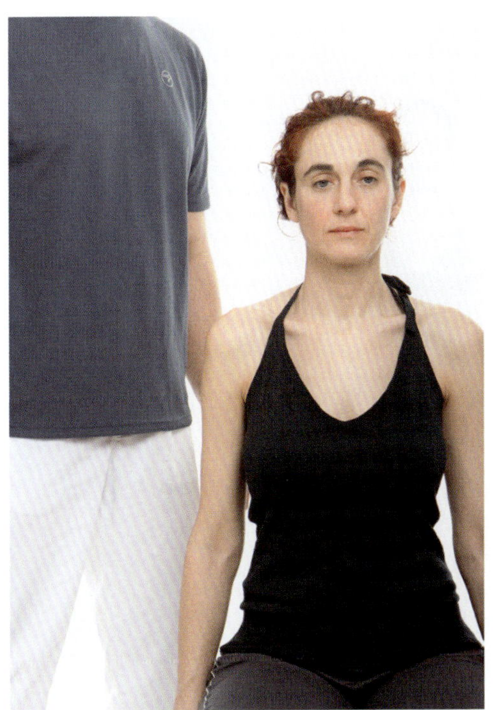

Der Therapeut steht an der rechten Seite des Patienten mit Blick zu ihm.

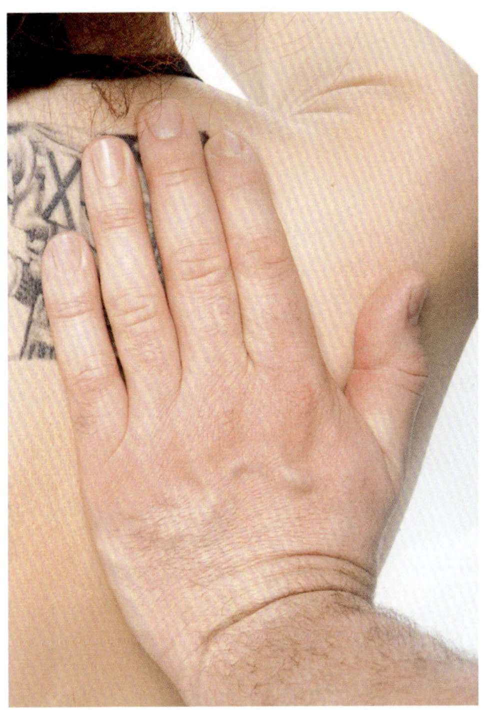

Seine linke Hand liegt auf dem rechten Schulterblatt des Patienten.

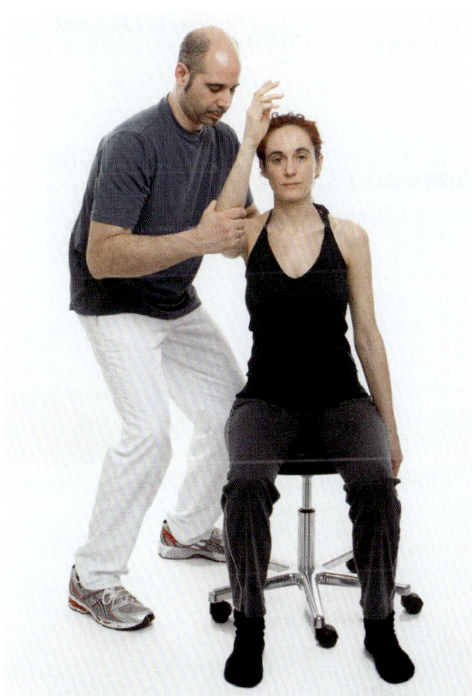

Der Therapeut hebt mit seiner rechten Hand den rechten Arm des Patienten hoch, bis ein 90°-Winkel erreicht ist. Ellenbogen und Unterarm befinden sich vor dem Patienten in der Ausgangsstellung.

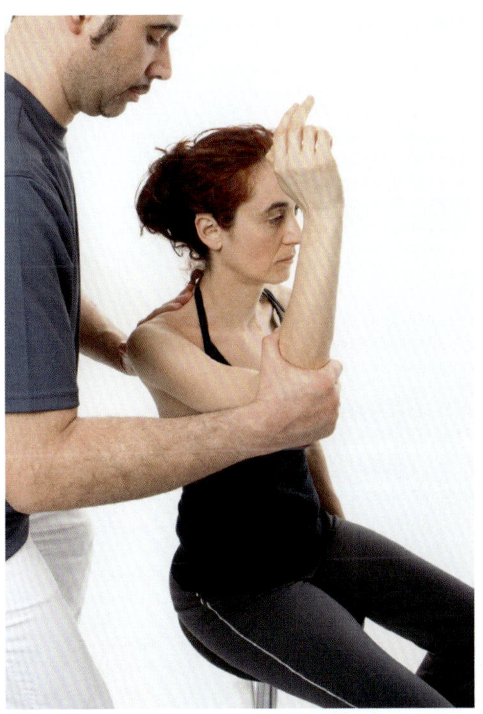

Der Therapeut drückt mit seiner rechten Hand über den Oberarm des Patienten in Richtung Schultergelenk. Gleichzeitig drückt er mit seiner linken Hand auf das rechte Schulterblatt des Patienten.

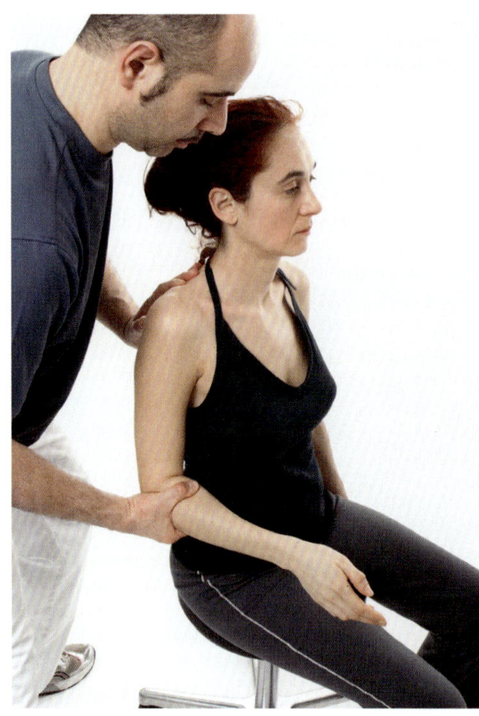

Unter diesem Druck wird der Arm des Patienten nach unten in die Endstellung geführt. Dabei ausatmen.

Korrektur mehrmals wiederholen.

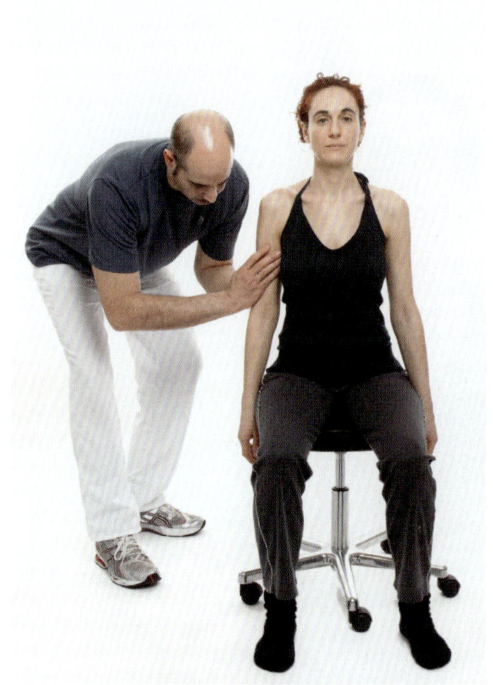

Anschließend ausstreichen.

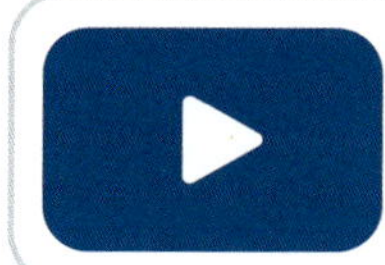

Das Video zu 13.2

https://vimeo.com/906342581?share=copy
Passwort: ADT_13

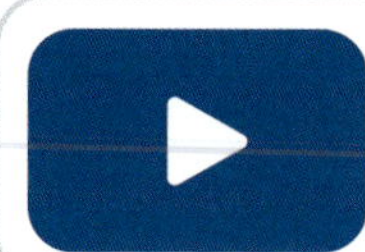

Das Video zu 13.3

https://vimeo.com/906342607?share=copy
Passwort: ADT_13

13.3 Korrektur Schultergelenk – Variante 3

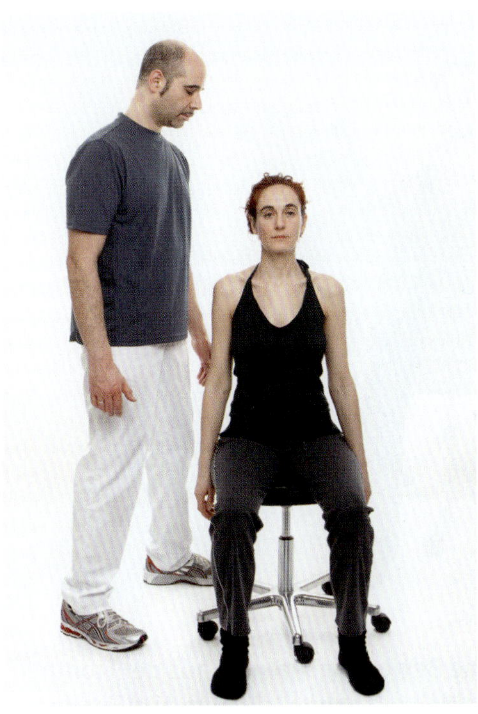

Der Therapeut steht seitlich rechts neben dem Patienten mit Blickrichtung zu ihm.

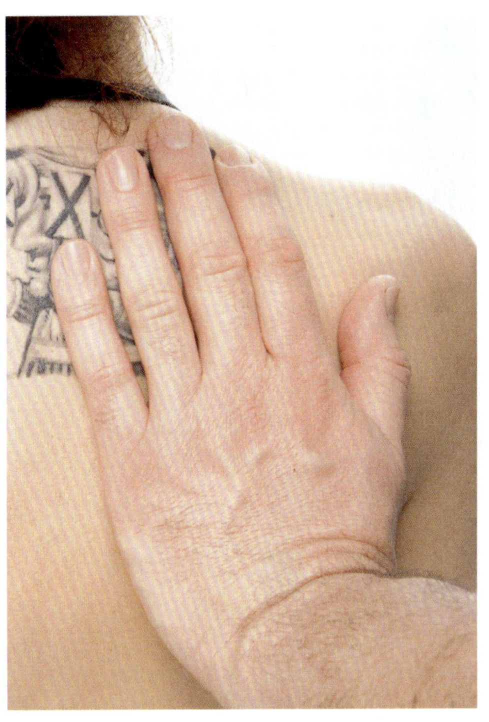

Die linke Hand des Therapeuten liegt auf dem rechten Schulterblatt des Patienten.

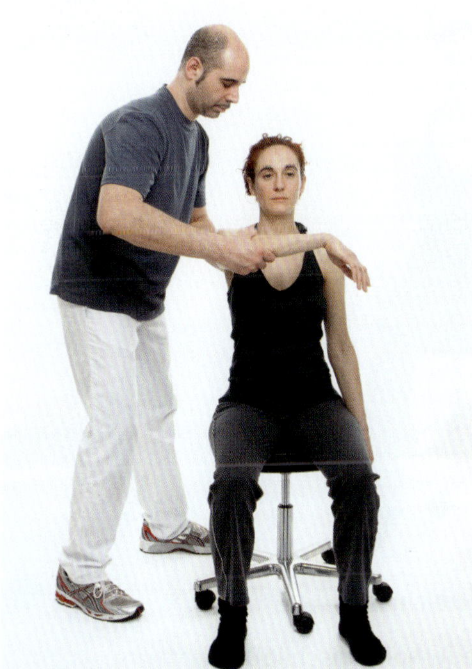

Der Therapeut fasst mit seiner rechten Hand den rechten Ellenbogen des Patienten und hebt den Unterarm seitlich hoch, bis ein 90°-Winkel vom Oberarm zum Rumpf erreicht ist. Nun führt er den angewinkelten Arm nach vorne in Richtung Körpermitte zur Ausgangsstellung.

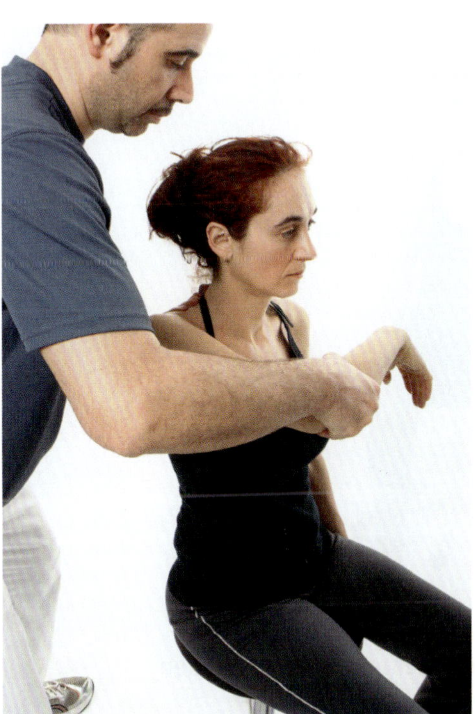

Jetzt drückt der Therapeut mit seiner linken Hand auf das rechte Schulterblatt des Patienten. Gleichzeitig drückt er mit seiner rechten Hand über die Oberarmachse in Richtung Schultergelenk ...

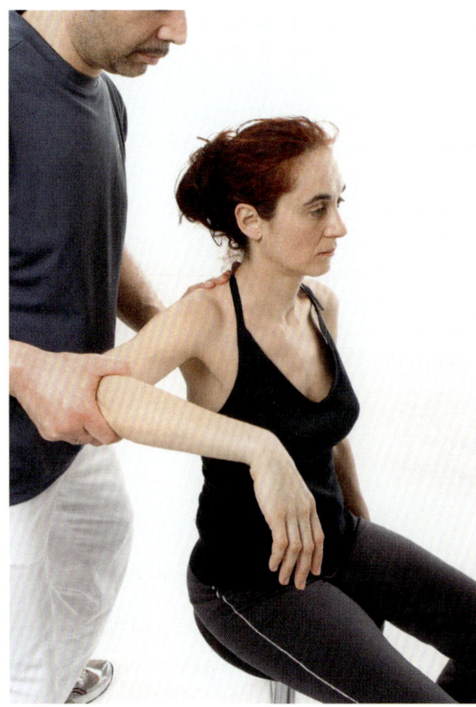

... und führt den angewinkelten Arm in der Ausatmung nach außen in die Endstellung.

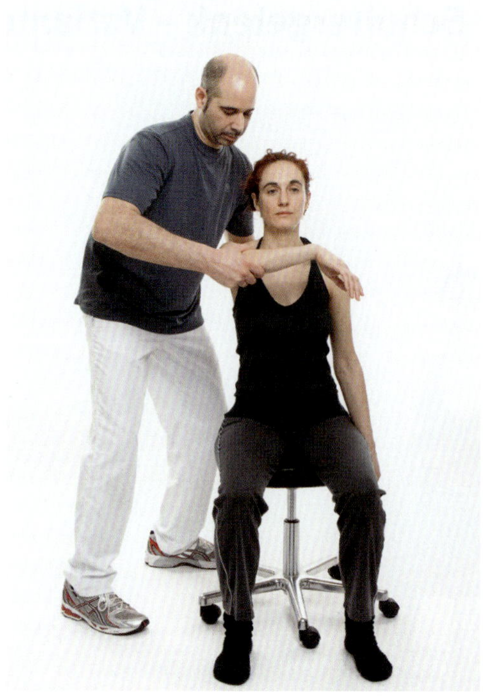

Hier nochmal die gleiche Bewegungsabfolge aus der Frontperspektive: Ausgangsposition mit angewinkeltem Arm vor dem Oberkörper des Patienten.

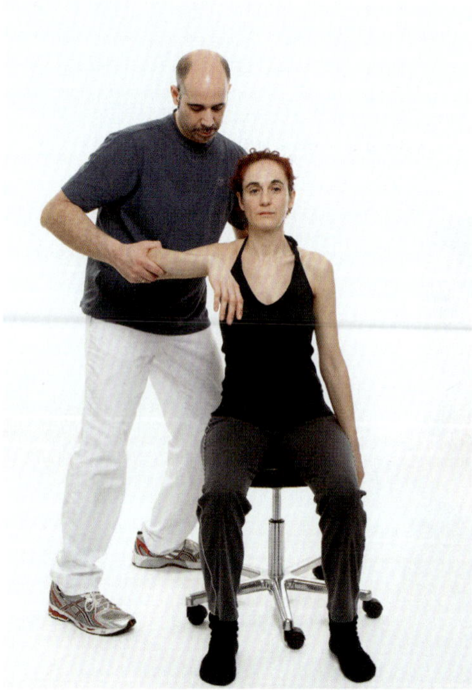

Nun unter Druck auf Schulter und Ellenbogen den Arm nach hinten führen, ...

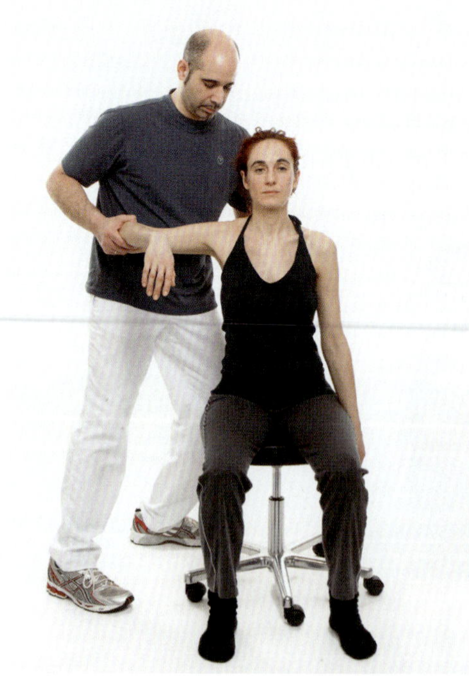

... bis die Endposition erreicht ist.

Dies wird mehrfach wiederholt. Anschließend ausstreichen.

14 Ellenbogengelenk

Mögliche Indikationen einer Korrektur des Ellenbogengelenks sind beispielsweise ein Tennisarm oder Schmerzen beim Drehen der Hand. Im Folgenden werden zwei Korrekturmöglichkeiten im Bereich des linken Ellenbogens demonstriert.

14.1 Korrektur Ellenbogengelenk – Variante 1

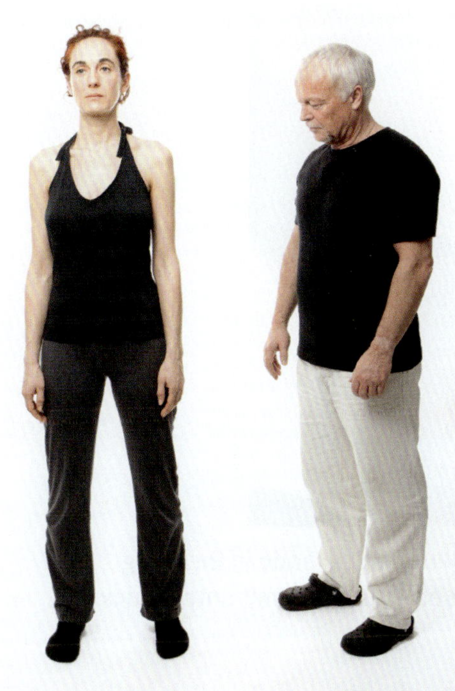

Die Korrektur erfolgt im Stehen. Der Therapeut steht links vom Patienten und hat dessen linken Arm vor sich.

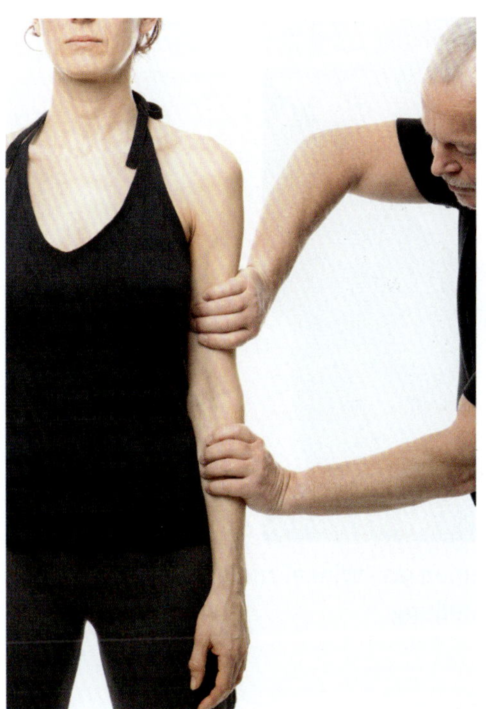

Der Therapeut umfasst mit seinen Händen gelenknah Ober- und Unterarm ...

Das Video zu 14.1
https://vimeo.com/906342814?share=copy
Passwort: ADT_14

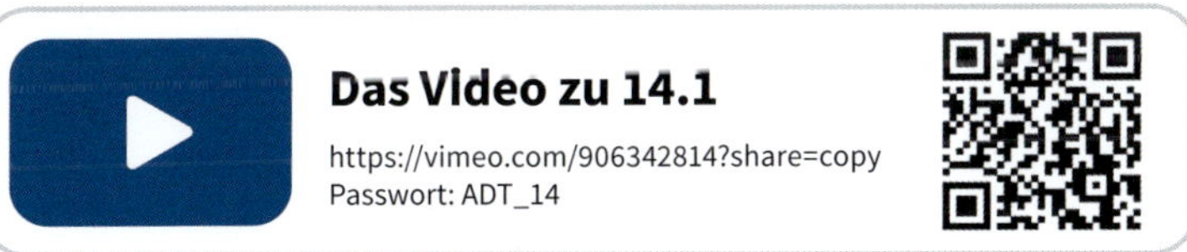

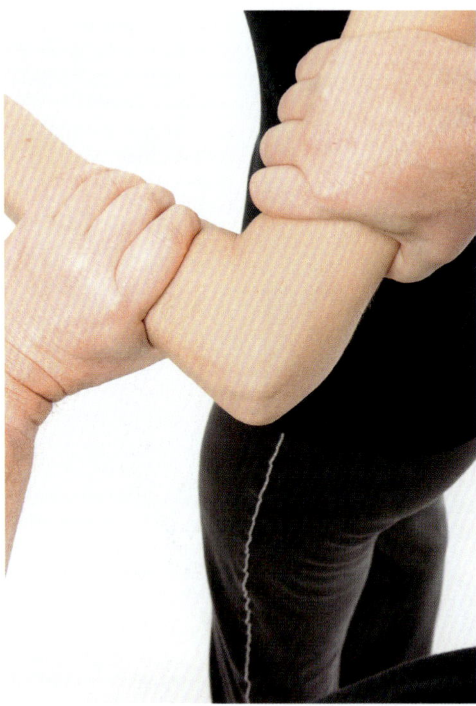

... und bringt diese in einen 90°-Winkel zueinander. Dies ist die Ausgangsstellung.

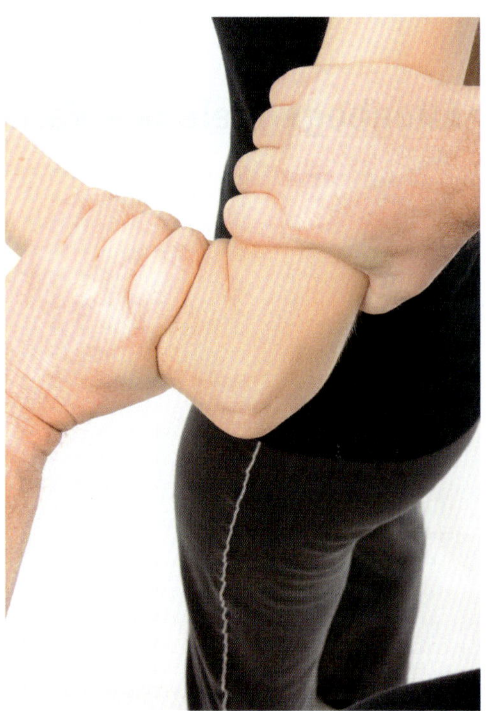

Nun schiebt der Therapeut beide Hände in Richtung Ellenbogengelenk und setzt dieses damit unter Druck.

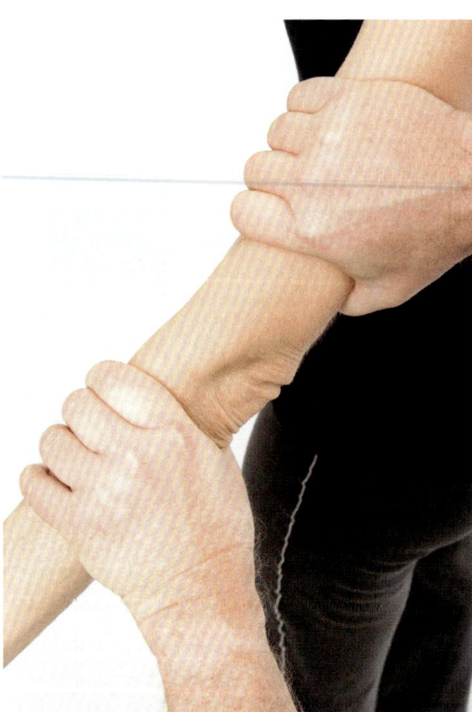

Der Therapeut zieht unter Beibehalten des Drucks den Unterarm des Patienten auf sich zu, ...

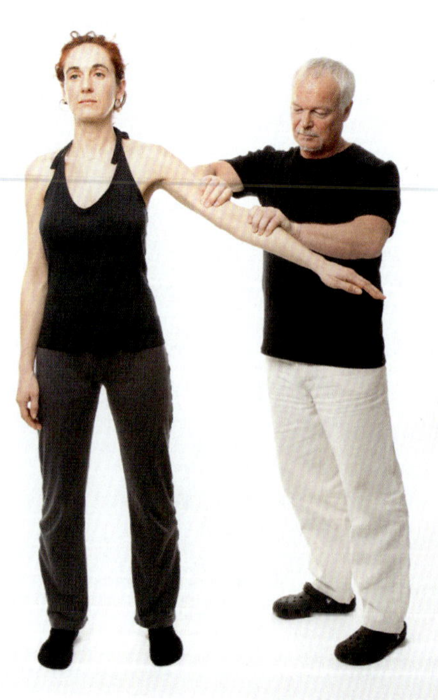

... bis Unter- und Oberarm eine Linie bilden. Die Endstellung ist damit erreicht. Während der Bewegung wird ausgeatmet.

Mehrmals wiederholen. Zuletzt Ausstreichen.

14.2 Korrektur Ellenbogengelenk – Variante 2

Die zweite Variante der Korrektur des Ellenbogengelenks wird am sitzenden Patienten durchgeführt.

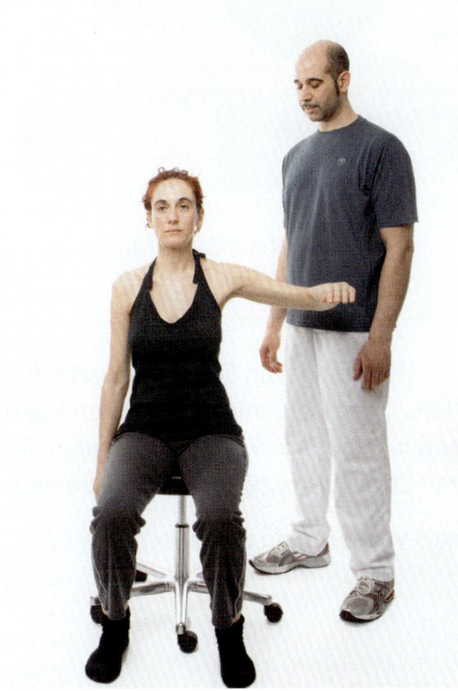

Der Patient sitzt auf einem Hocker. Der Therapeut steht links seitlich, leicht versetzt hinter dem Patienten. Der Patient hebt seinen linken Arm seitlich nach oben. In der Ausgangsstellung nimmt sein Oberarm zum Unterarm einen 90°-Winkel ein.

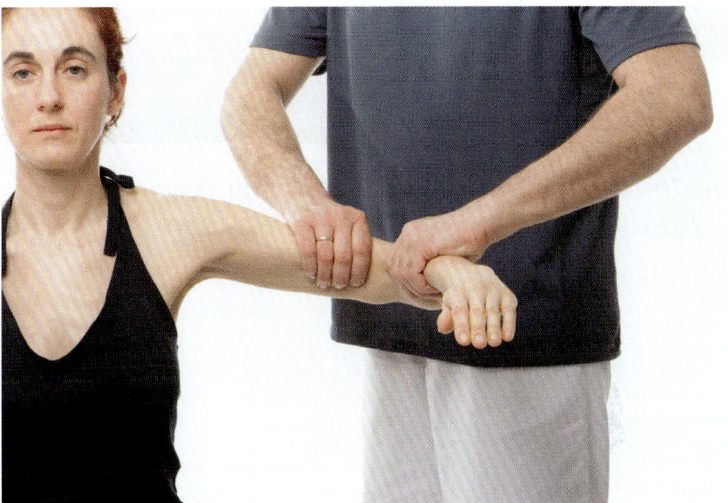

Der Therapeut umfasst mit seiner rechten Hand den Oberarm, mit seiner linken Hand den Unterarm des Patienten nahe des Ellenbogengelenks.

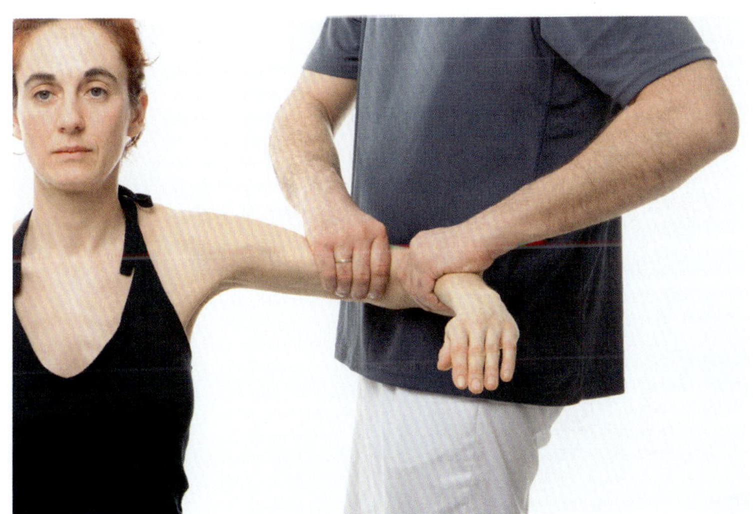

Nun stabilisiert der Therapeut mit seiner linken Hüfte ...

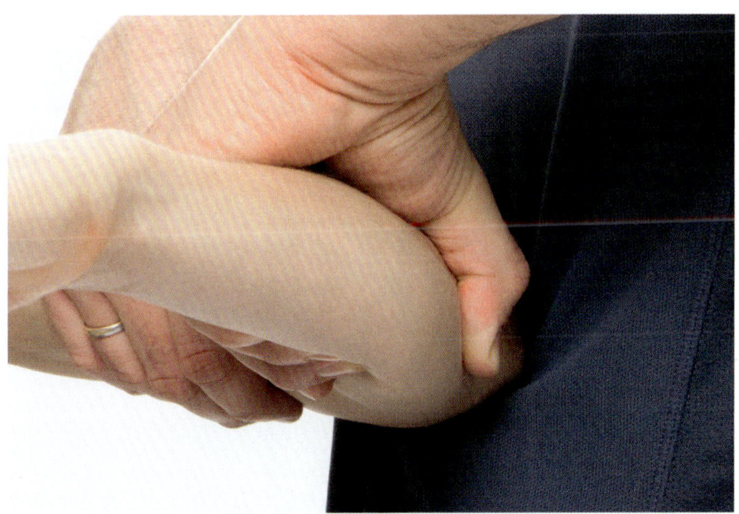

... den Oberarm des Patienten am Übergang zum Ellenbogengelenk.

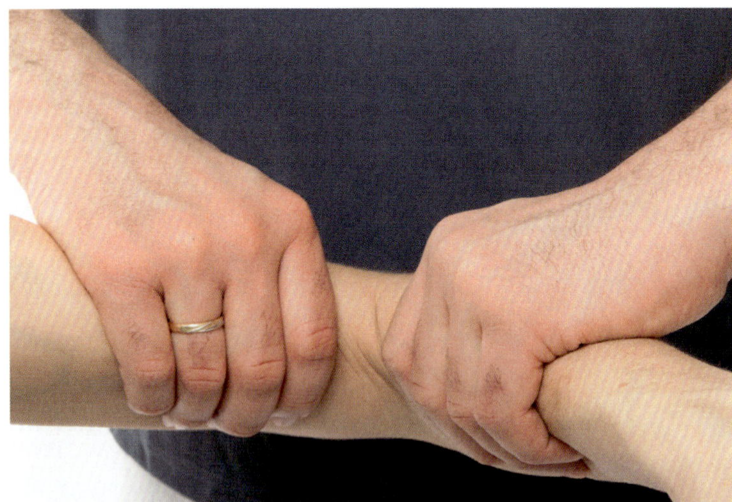

Der Therapeut drückt mit beiden Händen in Richtung Ellenbogengelenk.

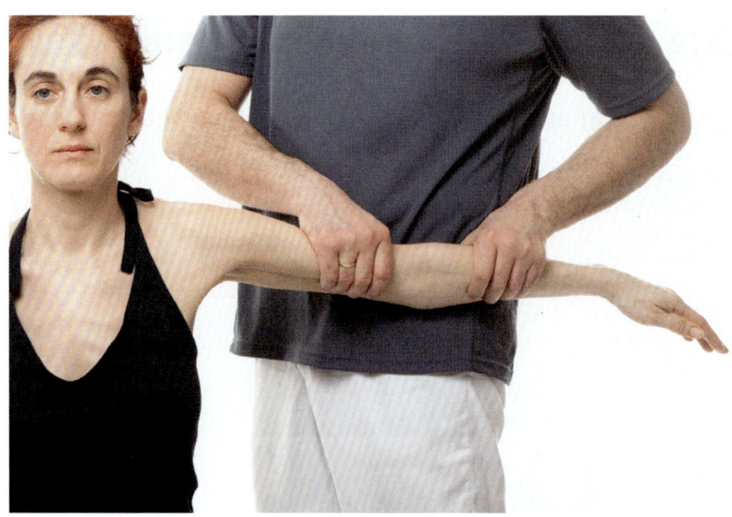

Während der Oberarm am Übergang zum Ellenbogengelenk auf der Hüfte ruht, führt der Therapeut mit seiner linken Hand den Unterarm des Patienten in die Streckung und damit in die Endposition. Während der Streckbewegung wird ausgeatmet.

Die Behandlung mehrmals wiederholen und anschließend ausstreichen.

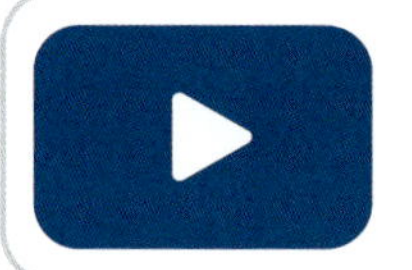

Das Video zu 14.2

https://vimeo.com/906342830?share=copy
Passwort: ADT_14

15 Hand-, Finger- und Zehengelenke

Die Korrektur der Hand-, Finger- und Zehengelenke kann bei Schmerzen in diesen Gelenken, Ziehen oder Kribbeln sowie Arthrose oder Gicht angezeigt sein. Bei all diesen Gelenken erfolgt die Korrektur ausgehend von einem 90°-Winkel unter Druck durch Überführen in die Streckung.

15.1 Korrektur Handgelenk

Die Korrektur wird am Beispiel des rechten Handgelenks gezeigt.

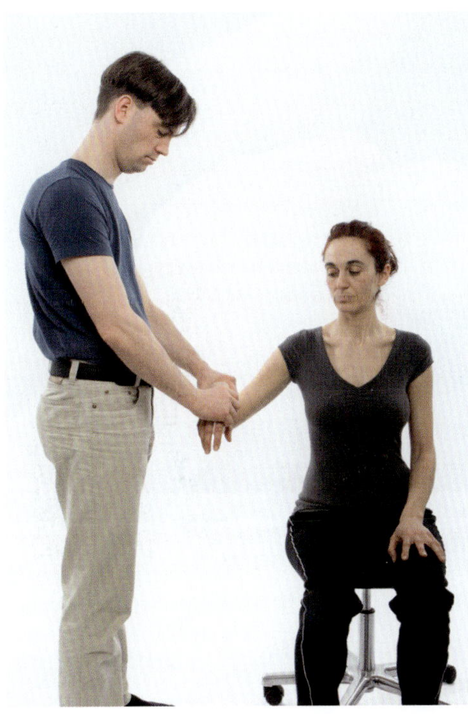

Die Behandlung kann am sitzenden oder stehenden Patienten erfolgen.

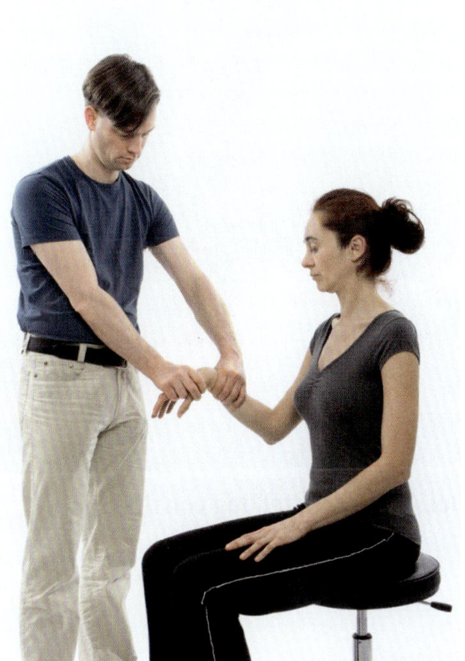

Der Therapeut umfasst mit seiner rechten Hand die rechte Hand des Patienten, die nach unten abgeknickt ist und zum Unterarm etwa eine 90°-Stellung beschwerdefrei einnimmt. Die linke Hand des Therapeuten umschließt den rechten Unterarm des Patienten in der Nähe des Handgelenks.

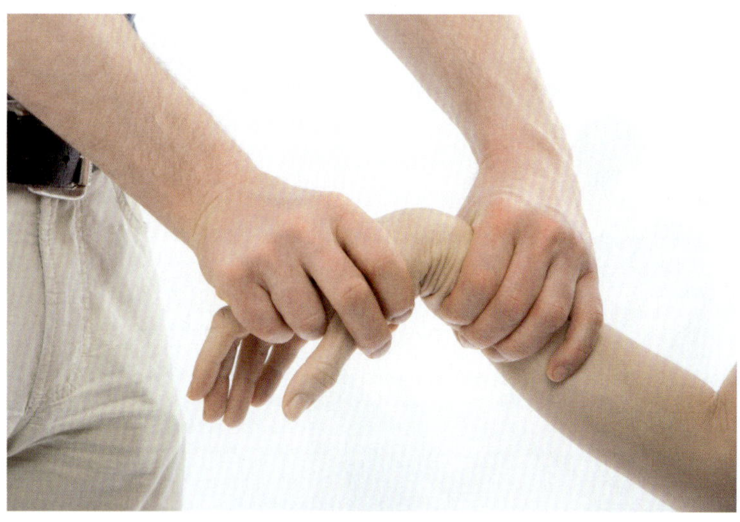

Hier die Detailansicht der Ausgangsstellung von der Seite ...

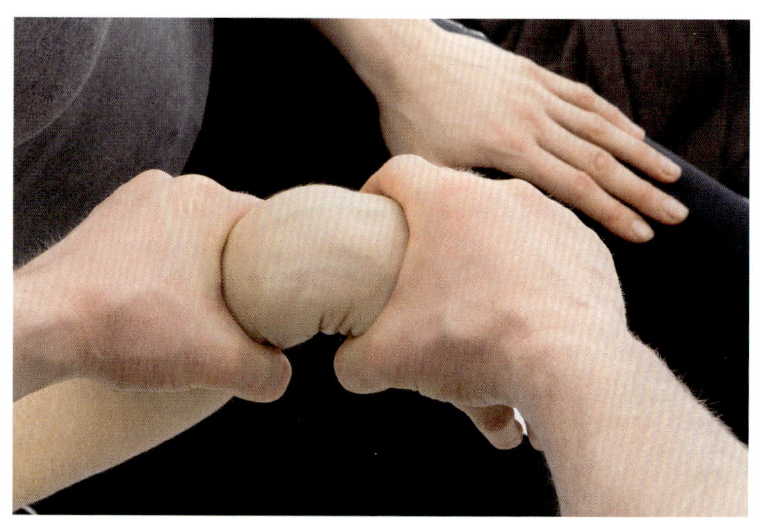

... und von oben betrachtet.

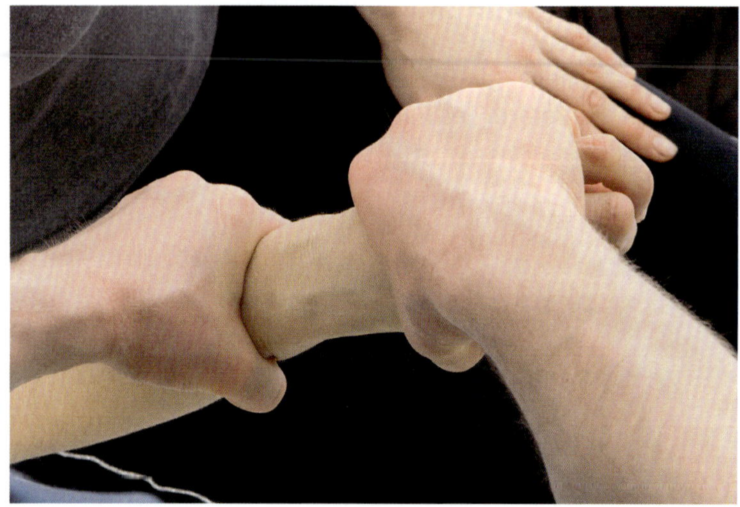

Beim Ausatmen bringt der Therapeut die rechte Hand des Patienten nach oben in die gestreckte Endstellung, wobei er gleichzeitig mit beiden Händen Druck in Richtung Handgelenk ausübt.

Mehrmals wiederholen. Anschließend ausstreichen.

Das Video zu 15.1
https://vimeo.com/906343256?share=copy
Passwort: ADT_15

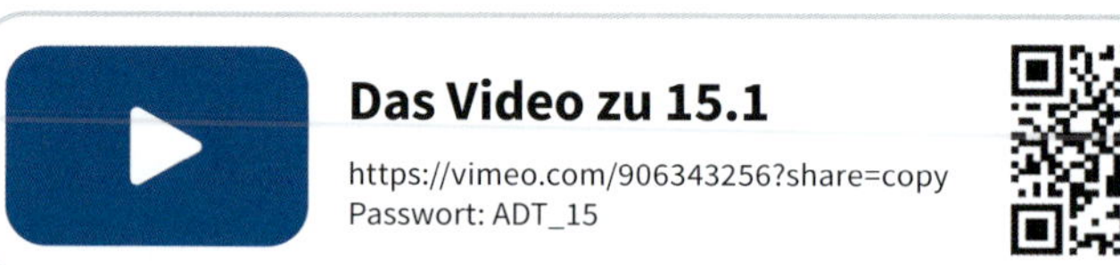

15.2 Korrektur Fingergelenk

Die gleiche Vorgehensweise wie bei der Korrektur des Handgelenks (Kap. 15.1) kommt an den Fingergrund-, Fingermittel- und Fingerendgelenken zum Einsatz. Ausgangsstellung ist immer möglichst die 90°-Stellung. Aus dieser erfolgt unter Druck der Übergang in die Streckung.

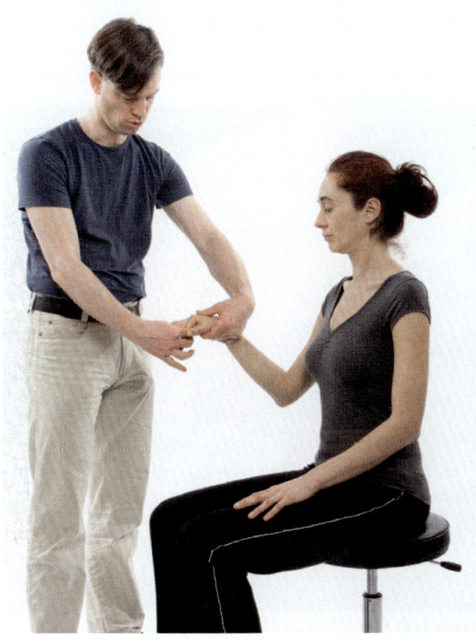

Ausgangsstellung bei der Korrektur des Fingergrundgelenks am Beispiel des rechten Zeigefingers.

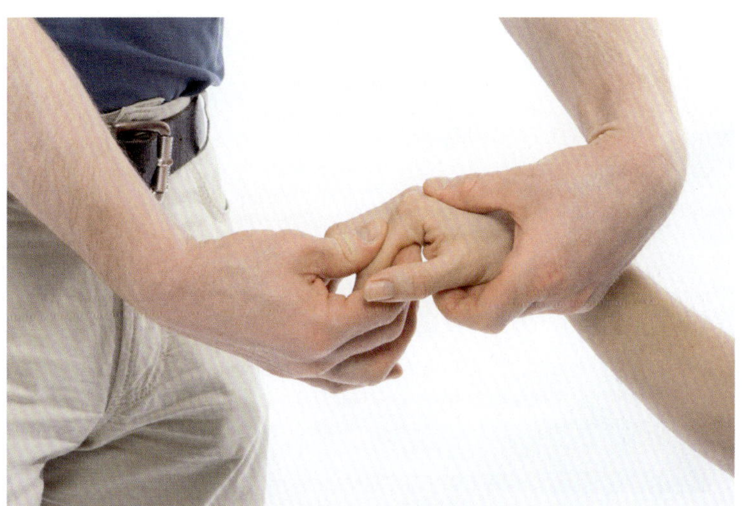

Detailaufnahme der Ausgangsstellung von der Seite.

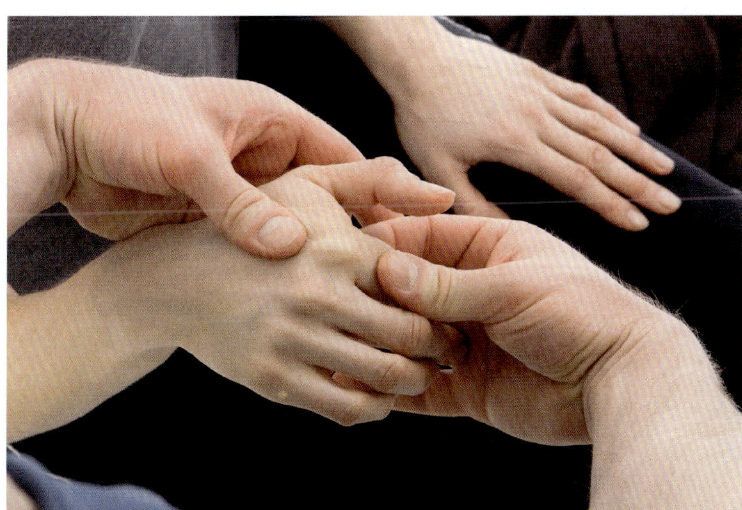

Detailaufnahme der Ausgangsstellung von oben.

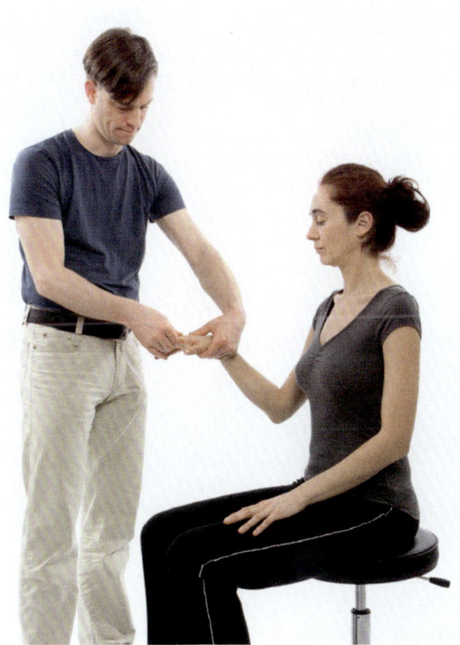

Am Ende der Korrektur des Fingergrundgelenks sind die Finger gestreckt.

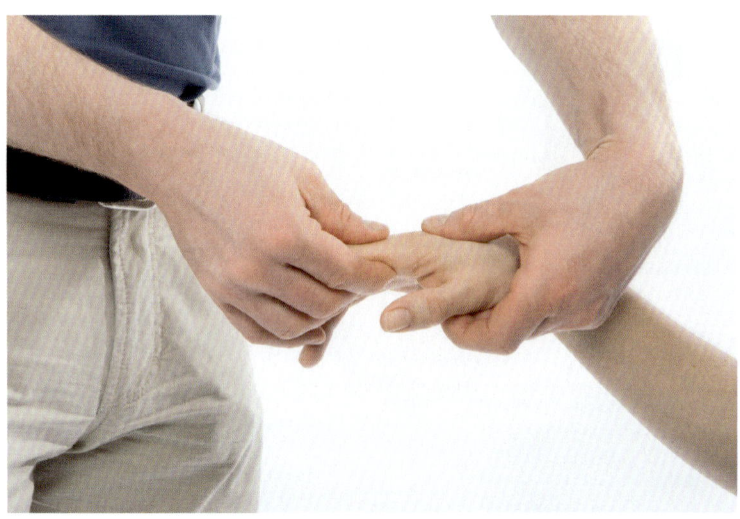
Detailaufnahme der Endposition von der Seite.

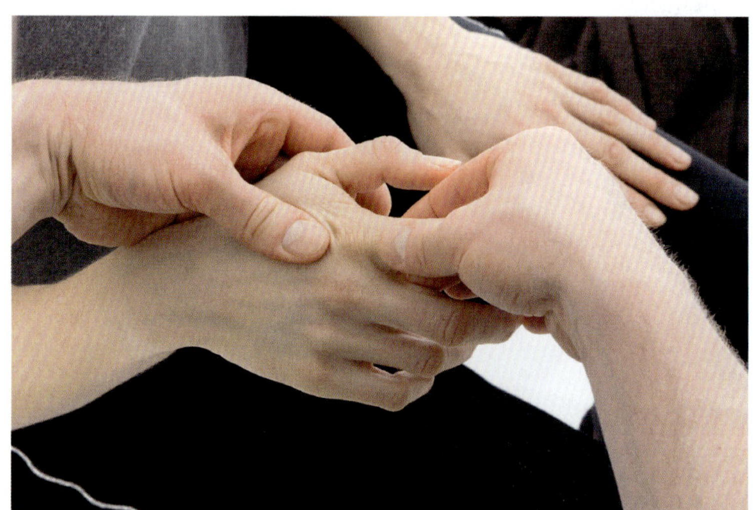
Detailaufnahme der Endposition von oben.

Das Video zu 15.2
https://vimeo.com/906343283?share=copy
Passwort: ADT_15

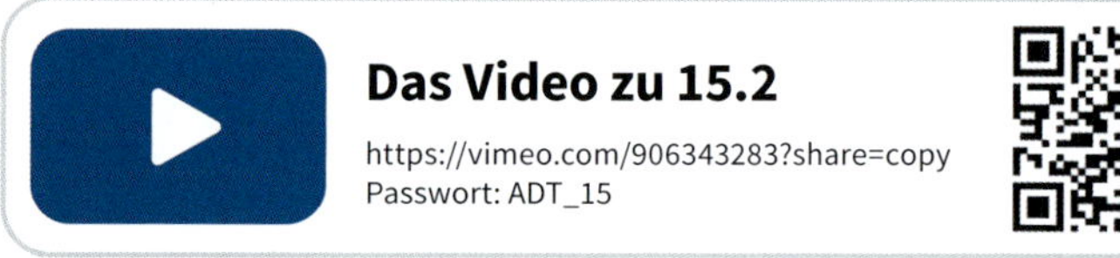

15.3 Korrektur Daumengrundgelenk

Als Sattelgelenk besitzt das Daumengrundgelenk zwei Hauptbewegungsachsen. Dementsprechend erfolgt die Korrektur in zwei Richtungen. Sie wird am Beispiel des rechten Daumens dargestellt.

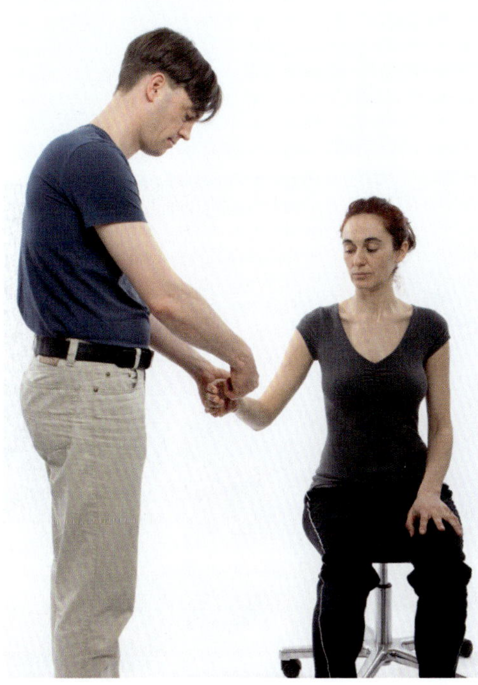

Der Patient sitzt, der Therapeut steht rechts neben ihm. Der Therapeut umfasst mit seiner linken Hand flächig die rechte Hand des Patienten.

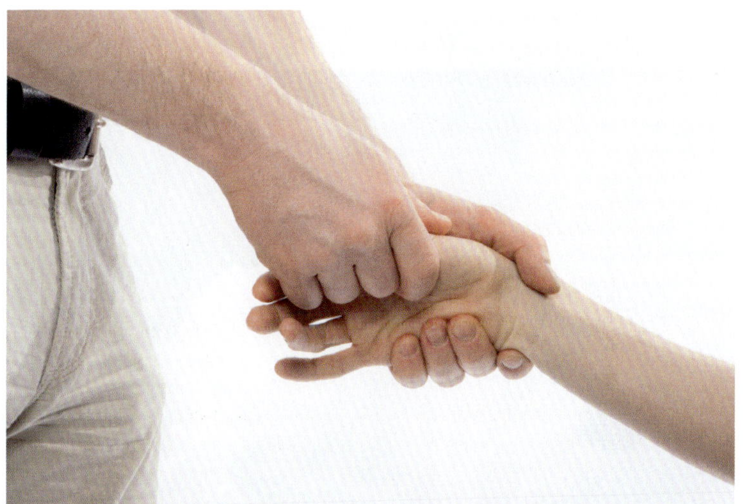

Rechter Daumen und rechter Zeigefinger des Therapeuten umfassen den Daumen des Patienten im Bereich des Mittelhandknochens.

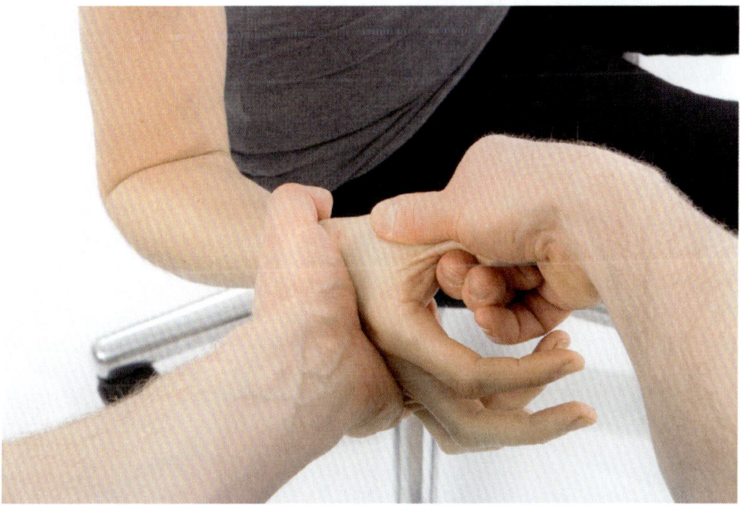

Für die Korrektur in der ersten Hauptbewegungsachse spreizt der Therapeut den Daumen zur Seite, so dass der Daumen etwa senkrecht zur Handinnenfläche steht. Dies ist die erste Ausgangsstellung.

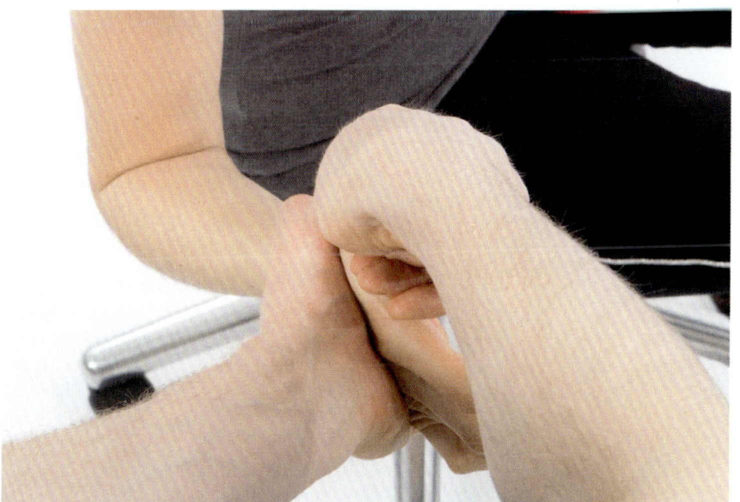

Zur Behandlung in der zweiten Hauptbewegungsrichtung wird der Daumen seitlich vom Zeigefinger weggeführt. Dies ist die zweite Ausgangsstellung.

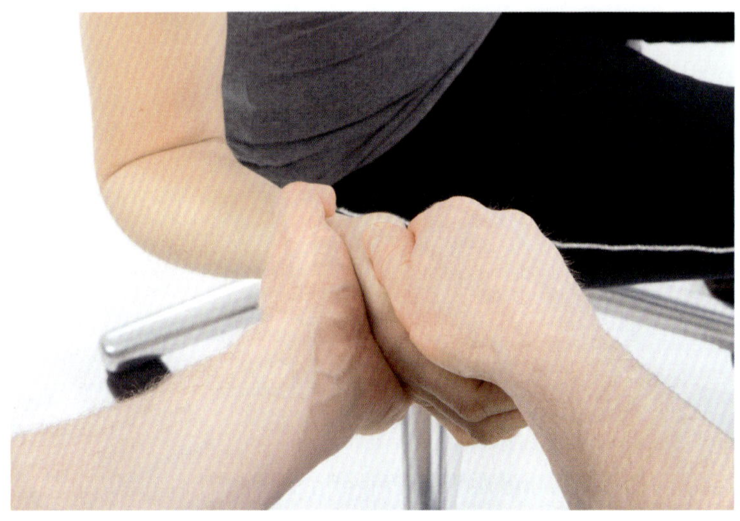

Aus der jeweiligen Ausgangsposition heraus übt der Therapeut nun durchgehend Druck auf das Daumengrundgelenk aus und bewegt das Gelenk zurück in die Nullstellung, die zugleich die Endstellung ist. So wird der Daumen zur Hand zurückgeführt.

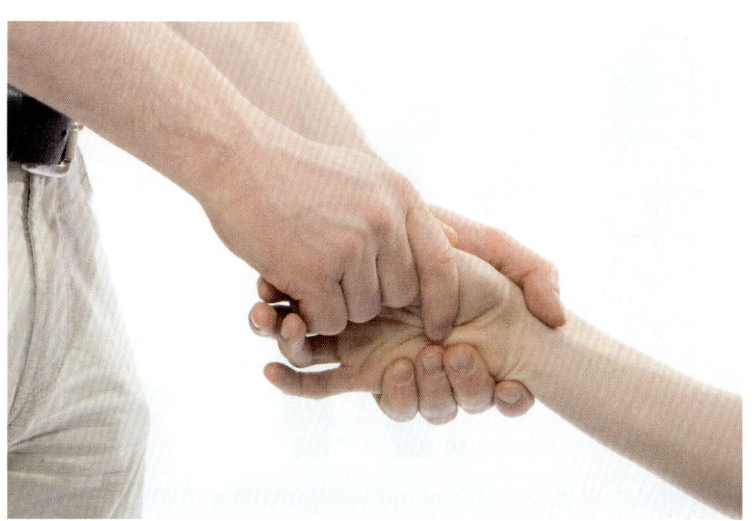

Hier die Endstellung aus einer anderen Perspektive.

Mehrmals wiederholen. Anschließend ausstreichen.

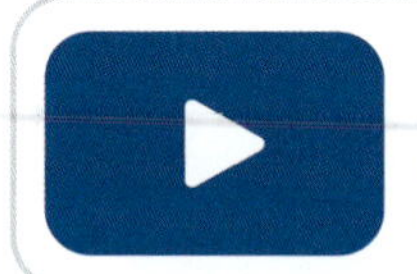

Das Video zu 15.3

https://vimeo.com/906343218?share=copy
Passwort: ADT_15

15.4 Korrektur Zehengelenk

Die Großzehe hat wie der Daumen zur zwei Glieder, also nur das Zehengrund- und -endgelenk. Die übrigen Zehen weisen, wie die Finger, drei Gelenke auf. Für alle Zehengelenke gilt: Ausgangsstellung ist nach Möglichkeit die 90°-Stellung. Aus dieser erfolgt unter Druck die Bewegung in die Streckung. Die Behandlung der Zehengelenke wird am Beispiel des Grundgelenks der rechten Großzehe dargestellt. Die vier anderen Zehen werden entsprechend behandelt.

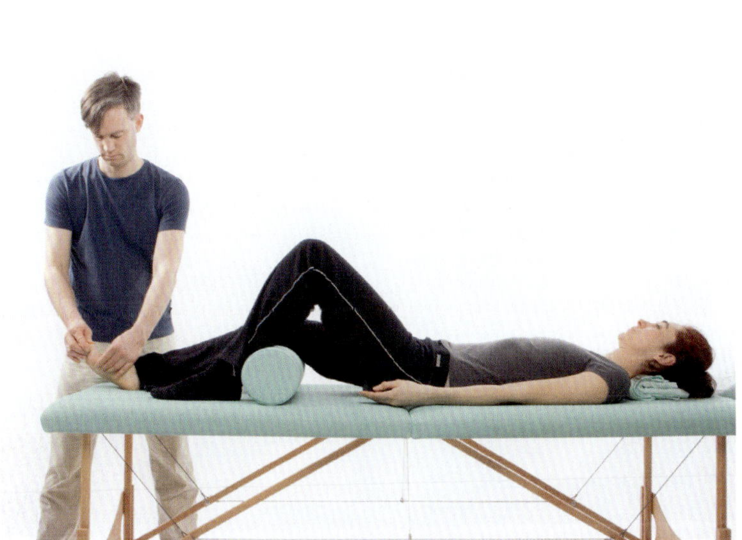

Der Patient liegt bequem auf einer Liege. Der Therapeut hält mit der linken Hand den rechten Fuß des Patienten. Mit Daumen und Zeigefinger der rechten Hand umfasst er den zu behandelnden Zeh.

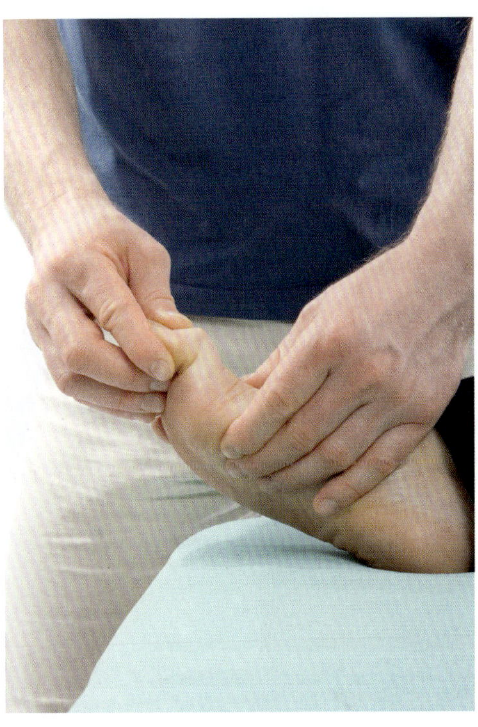

Das Zehengrund- und Zehenendgelenk werden in die 90°-Ausgangsstellung gebracht.

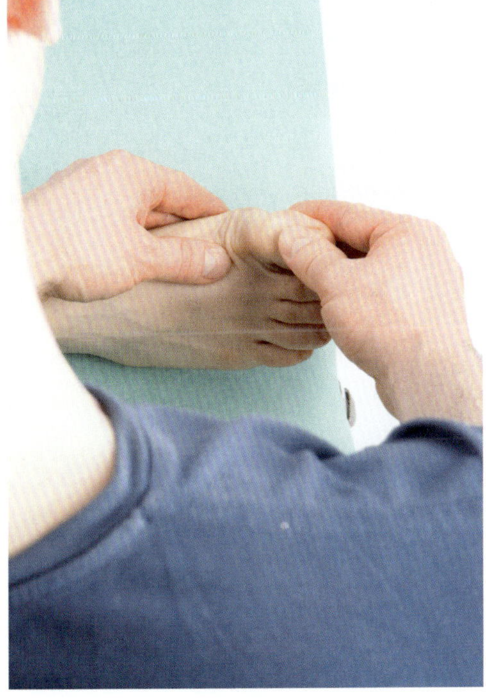

Die Ausgangsstellung aus Sicht des Therapeuten.

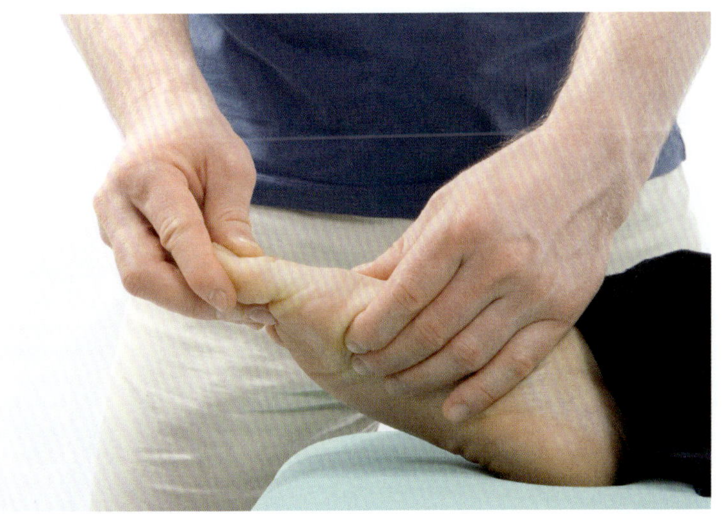

Anschließend wird der Zeh unter Druck in die Streckung geführt.

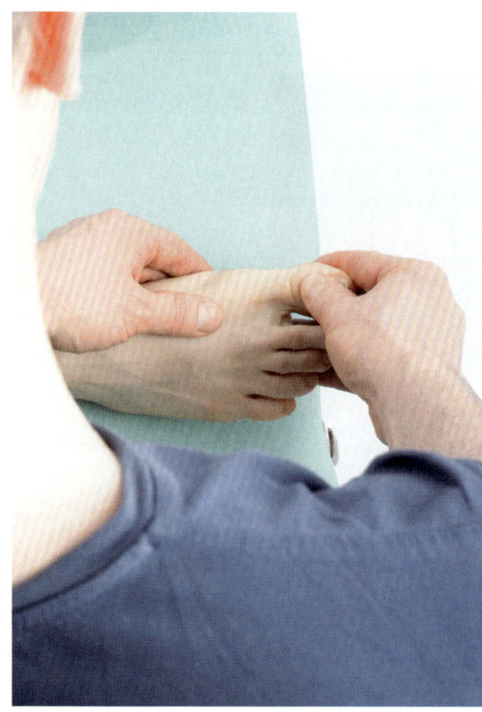
Endstellung aus Sicht des Therapeuten.

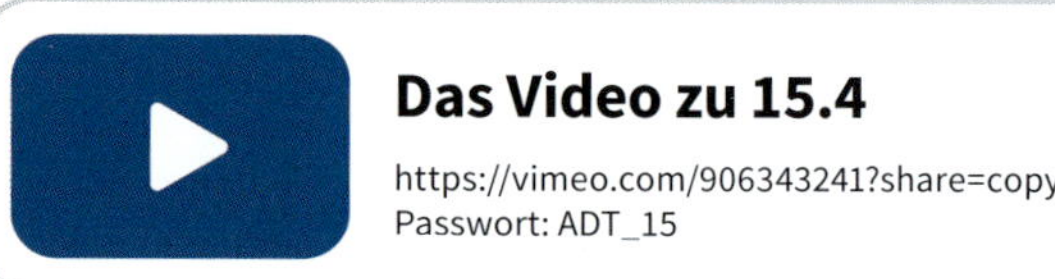

16 Sternoklavikulargelenk und Schlüsselbeinhochstand

16.1 Untersuchung Sternoklavikulargelenk

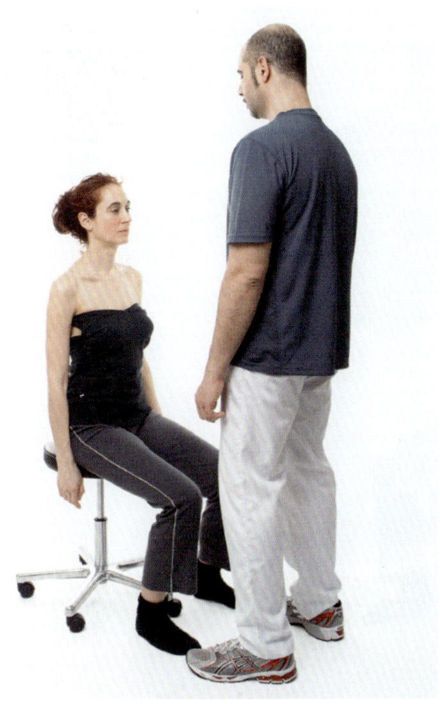

Der Patient sitzt aufrecht auf einem Hocker.

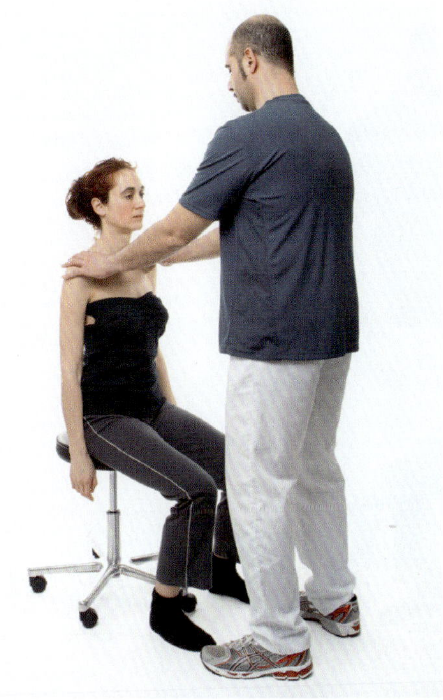

Die Untersuchung der Sternoklavikulargelenke (Brustbein-Schlüsselbeingelenke) besteht aus einer Inspektion und einem Abtasten der Gelenke.

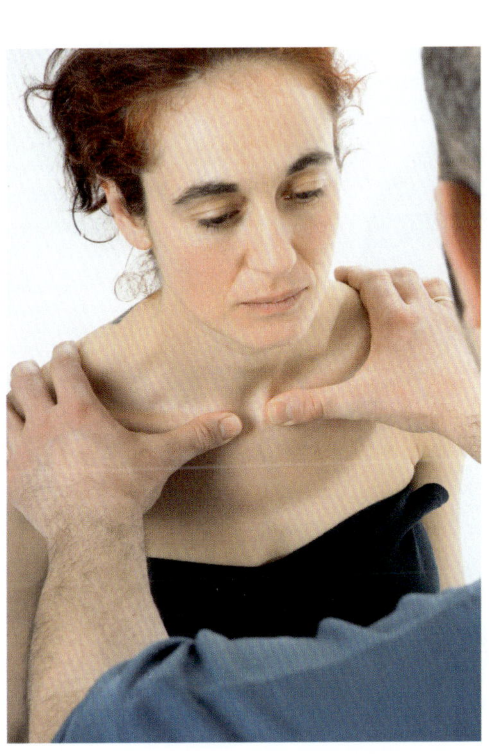

Der Therapeut steht vor dem Patienten und legt seine Daumenbeeren auf die Gelenkknöchelchen auf.

Das Video zu 16.1
https://vimeo.com/906343799?share=copy
Passwort: ADT_16

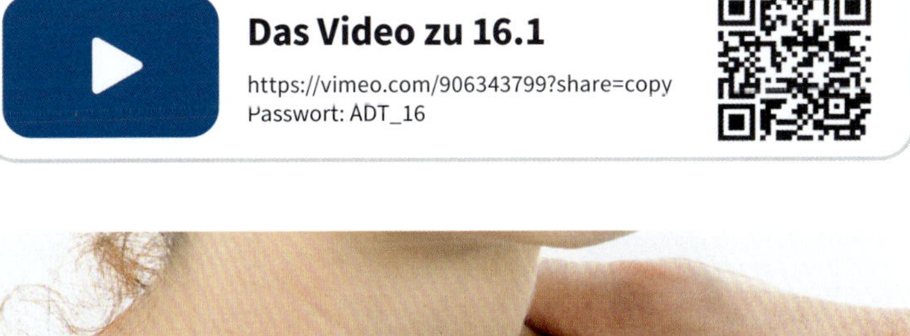

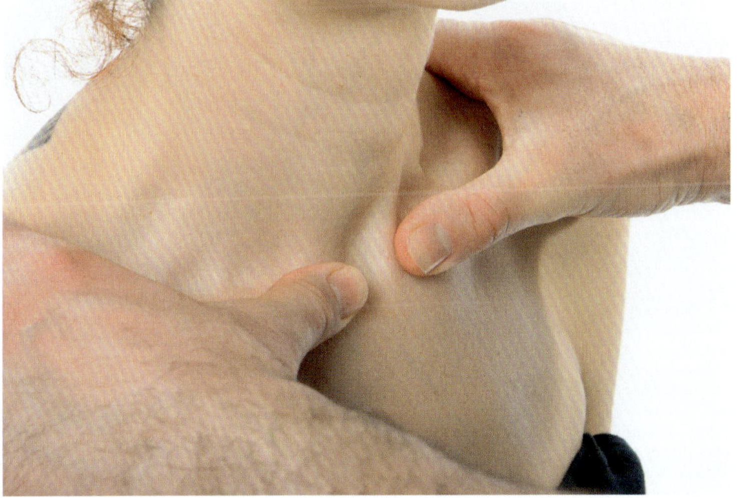

Ist eine Seite erhaben, liegt also der Daumen auf einer Seite vom Patienten aus gesehen weiter außen, so muss die Korrektur auf dieser Seite erfolgen.

16.2 Korrektur Sternoklavikulargelenk

Gezeigt wird zunächst die Korrektur des rechten Sternoklavikulargelenks mit dem Daumen.

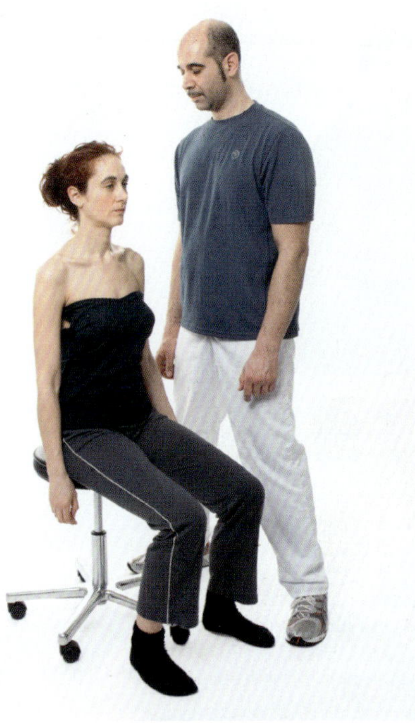

Der Patient sitzt aufrecht, mit hängenden Armen. Der Therapeut steht seitlich links neben dem Patienten.

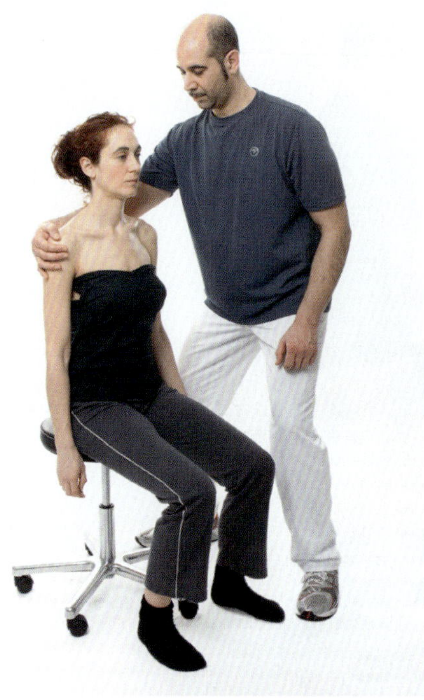

Sein rechter Arm umfasst von hinten das rechte Schultergelenk des Patienten.

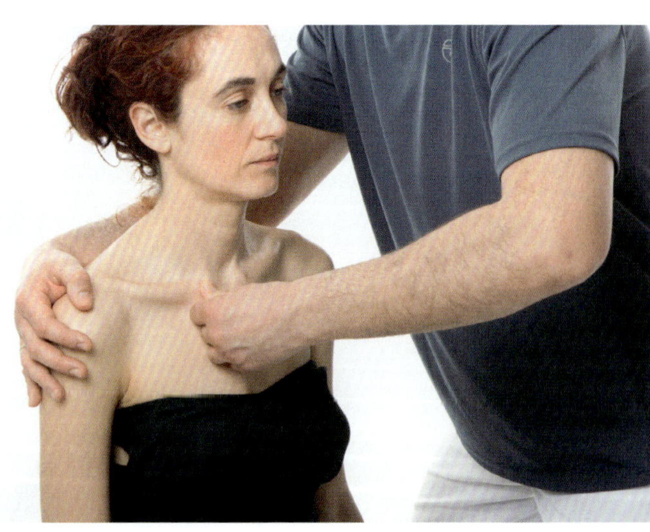

Der Therapeut legt seinen linken Daumen auf das zu korrigierende Gelenk.

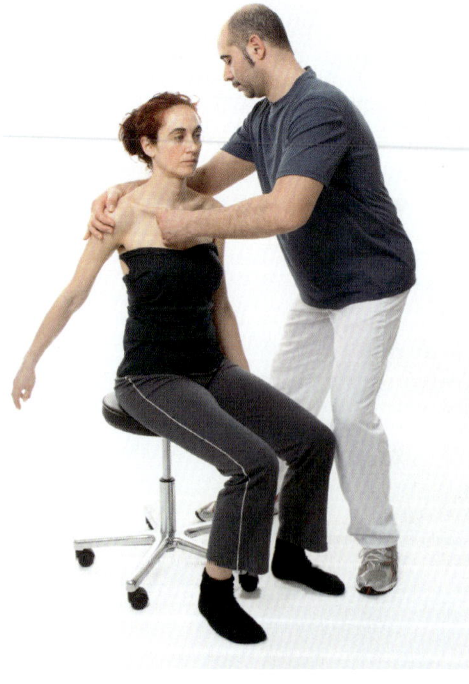

Der Patient pendelt mit seinem rechten Arm locker aus der Schulter heraus vor und zurück.

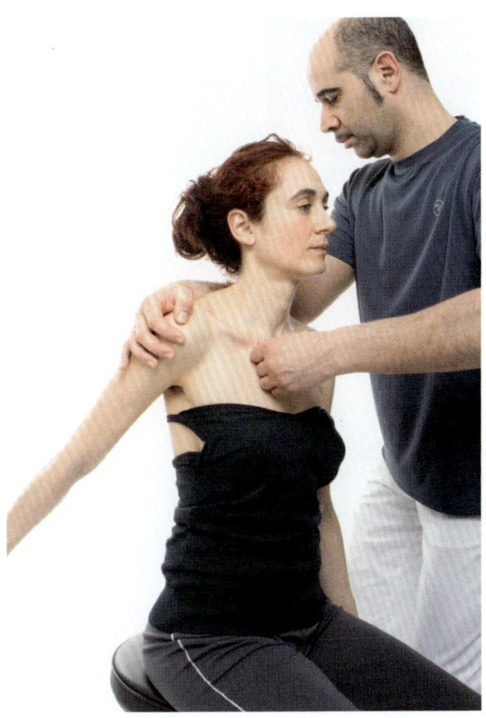

Immer dann, wenn der Arm des Patienten nach hinten schwingt, verstärkt der Therapeut den Druck leicht seitlich in Richtung des rechten Schultergelenks. Dabei ist es hilfreich auszuatmen.

Die Korrektur mehrmals wiederholen.

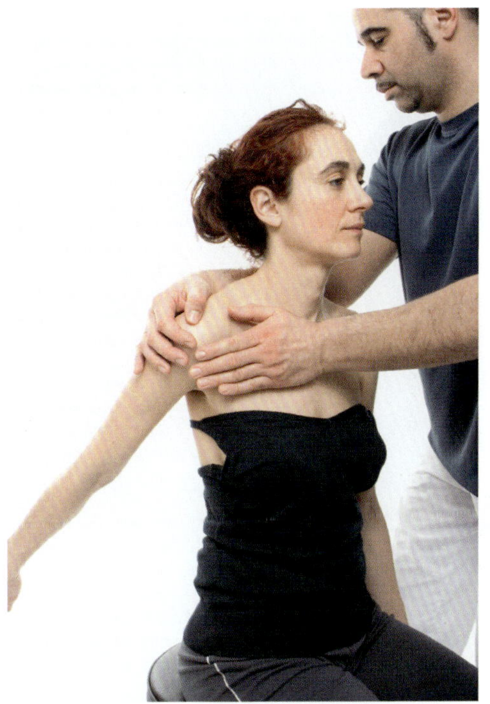

Alternative Korrektur mit dem Daumenballen: Anstelle der Daumenbeere kann zur Korrektur auch der Daumenballen benutzt werden.

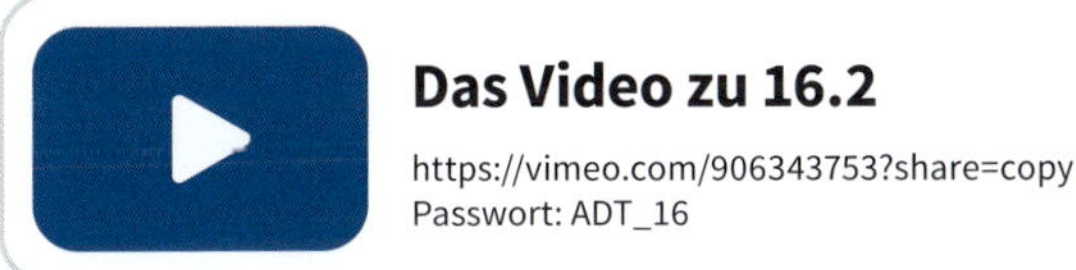

16.3 Untersuchung Schlüsselbeinhochstand

Zur Untersuchung auf einen Schlüsselbeinhochstand bietet sich folgende Vorgehensweise an:

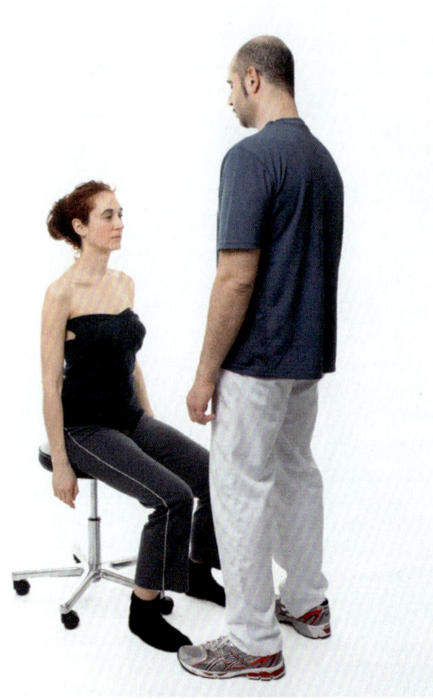

Der Patient sitzt mit locker herabhängenden Armen auf einem Hocker.

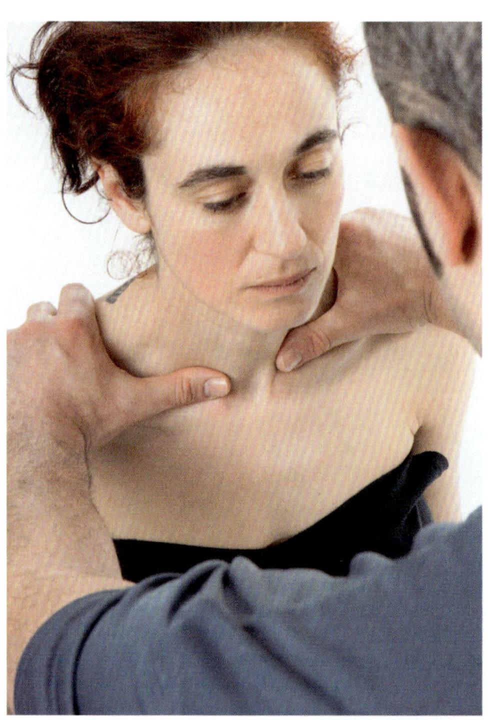

Der Therapeut steht vor dem Patienten und legt seine Daumen auf die obere Seite der Schlüsselbeine.

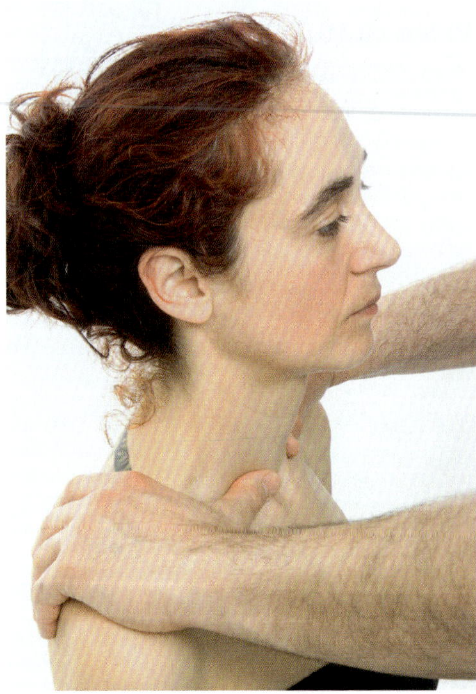

Liegen beide Daumen auf einer Höhe, liegt keine Fehlstellung vor.

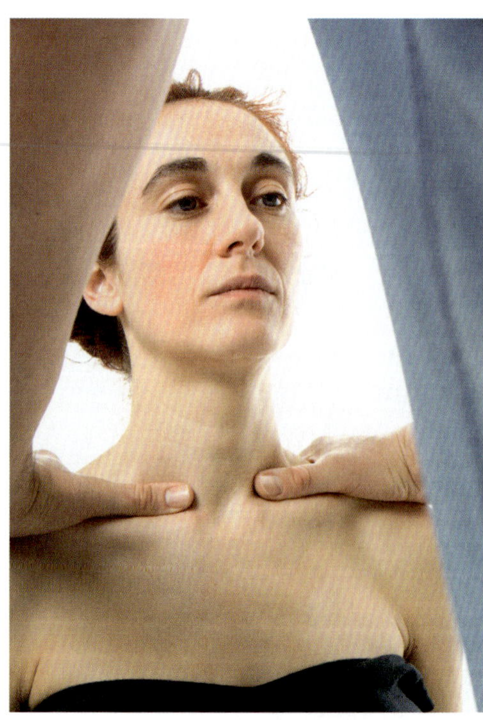

Zeigen die Daumen jedoch unterschiedliche Höhen an, so ist die Seite zu korrigieren, die höher steht.

16.4 Korrektur Schlüsselbeinhochstand

Gezeigt wird die Korrektur eines Schlüsselbeinhochstandes auf der linken Seite.

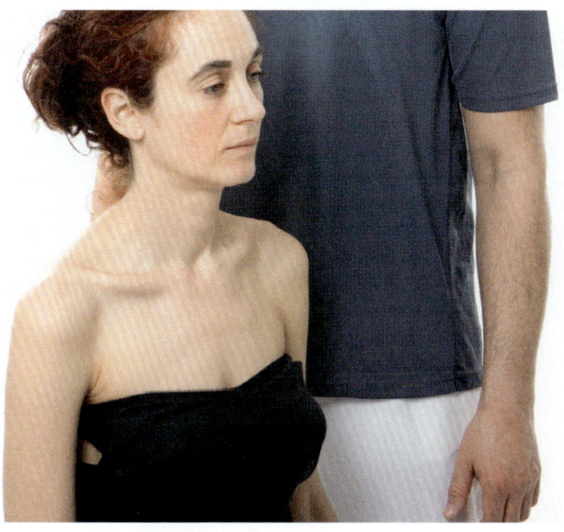

Der Patient sitzt aufrecht. Der Therapeut steht links schräg hinter dem Patienten.

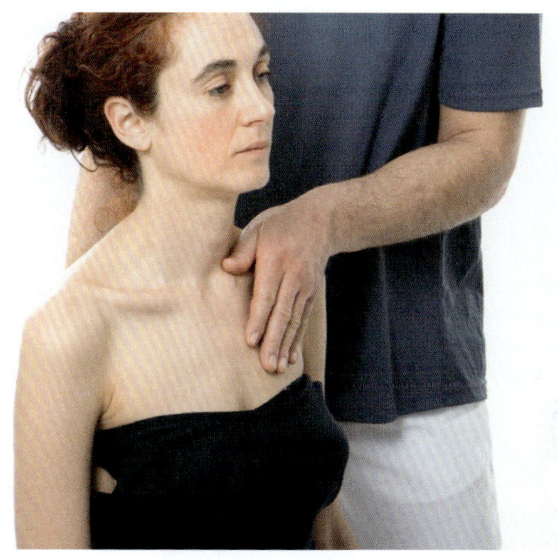

Der Therapeut öffnet seine linke Hand und legt den Daumen auf den höher stehenden Schlüsselbeinknochen.

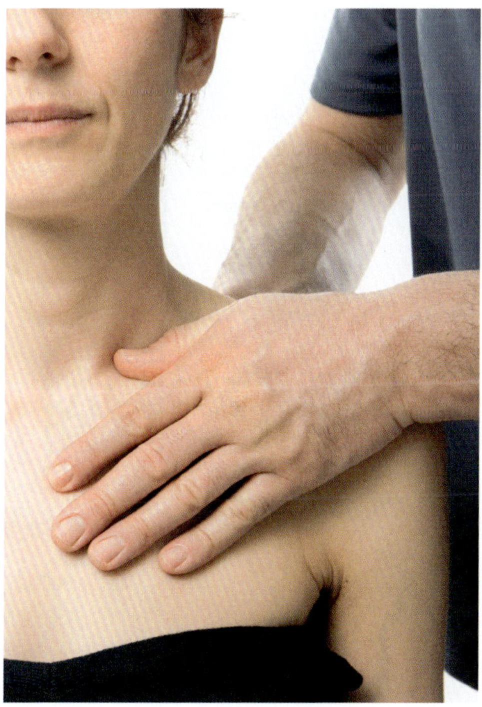

Die restlichen Finger der Hand liegen leicht diagonal auf dem Brustkorb.

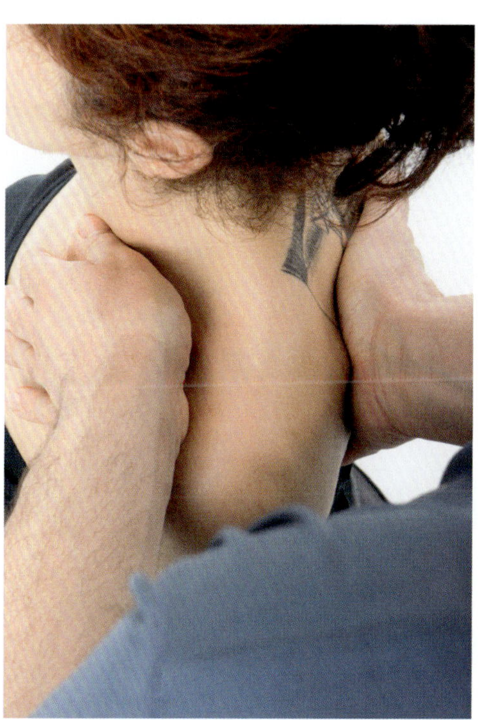

Die rechte Hand des Therapeuten stabilisiert den Patienten von hinten auf dessen Rücken.

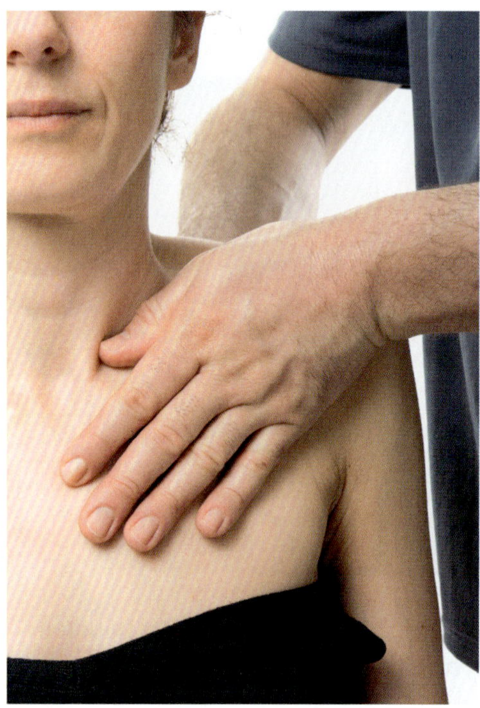

Der Patient kreist mit seiner linken Schulter mehrmals nach hinten und anschließend nach vorne.

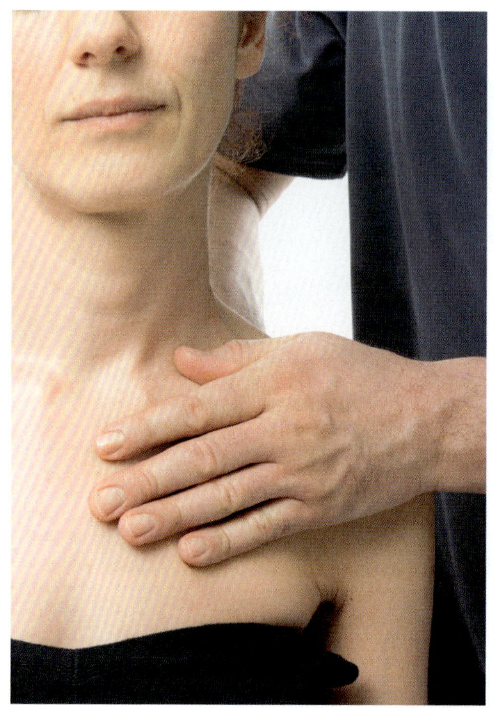

Immer, wenn Arm und Schulter des Patienten nach unten gehen, erhöht der Therapeut den Druck mit seinem Daumen und Daumenballen und schiebt den Schlüsselbeinknochen nach unten. Dabei ausatmen.

Das Video zu 16.3

https://vimeo.com/906343771?share=copy
Passwort: ADT_16

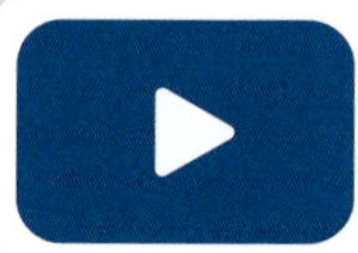

Das Video zu 16.4

https://vimeo.com/906343780?share=copy
Passwort: ADT_16

17 Akromioklavikulargelenk

17.1 Untersuchung Akromioklavikulargelenk

Die Untersuchung der Akromioklavikulargelenke (ACG, Schulterdach-Schlüsselbeingelenke) erfolgt in zwei Schritten und besteht aus der Inspektion und dem Abtasten der Schlüsselbeine zu den Schulterdächern. Hierzu sitzt der Patient aufrecht auf einem Hocker.

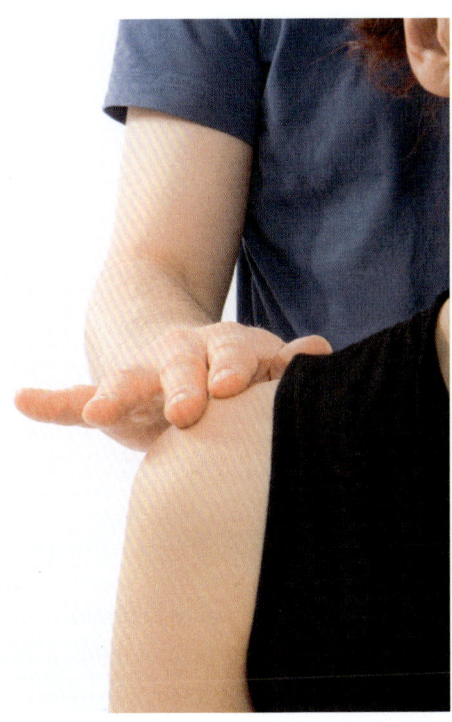

1. Schritt: Der Therapeut steht hinter dem Patienten und legt seine Zeige- oder Mittelfingerbeeren beidseitig auf die Gelenkübergänge.

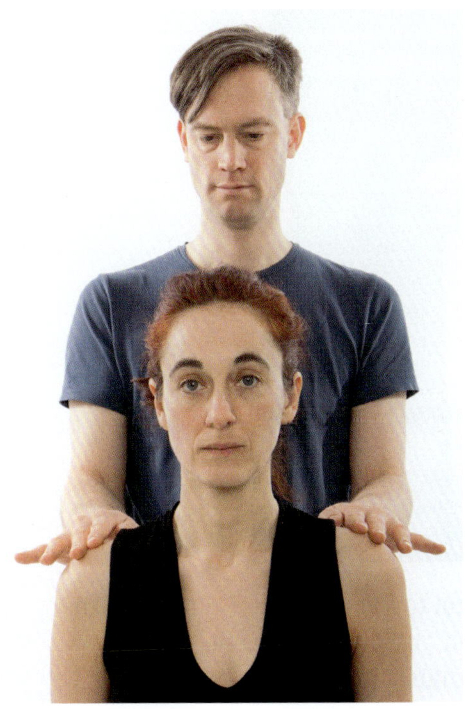

Im Seitenvergleich der aufgelegten Finger urteilt der Therapeut, ob im Vergleich zum Schulterdach eine Seite höher und auch weiter nach vorne steht. Ist dies der Fall, sollte korrigiert werden (Kap. 17.2). Liegen die Finger auf einer Höhe, liegt keine Fehlstellung vor. Zeigen die Finger jedoch unterschiedliche Höhen, so ist die Seite zu korrigieren, die höher steht.

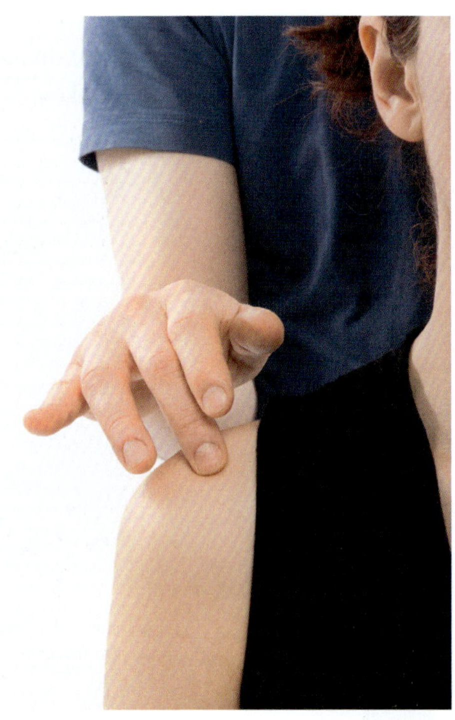

2. Schritt: Der Therapeut tastet mit seinen Mittelfingern vom Schulterdach kommend die Differenz in der Ebene vorne-hinten zu den Schlüsselbeinen.

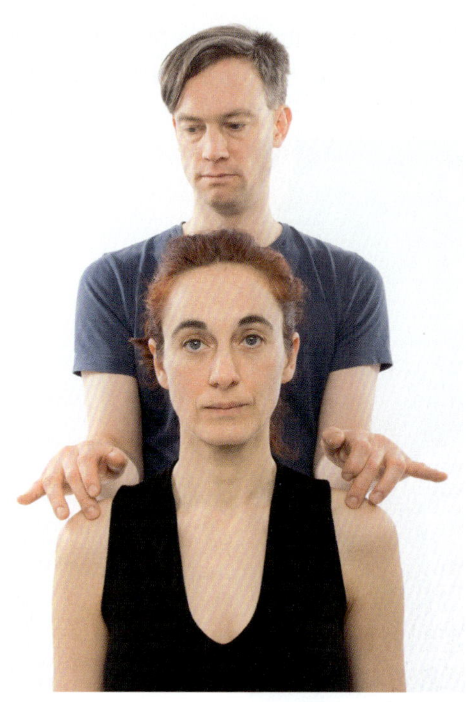

Liegen die Finger gleich weit vorne, liegt keine Fehlstellung vor. Liegt jedoch ein Finger weiter vorne und einer weiter hinten, so ist die Seite zu korrigieren, auf welcher der Finger weiter vorne liegt.

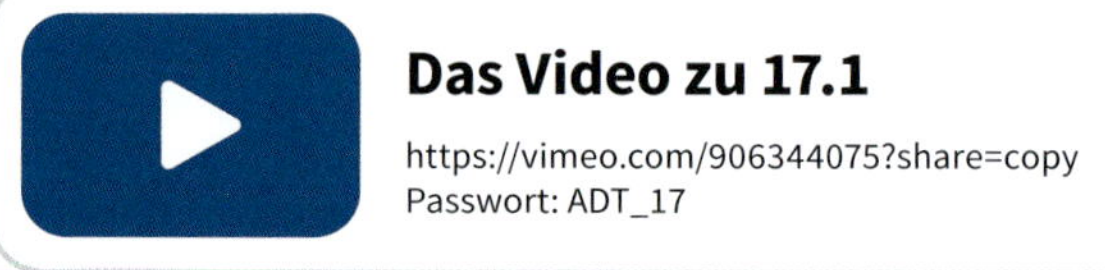

Das Video zu 17.1

https://vimeo.com/906344075?share=copy
Passwort: ADT_17

17.2 Korrektur Akromioklavikulargelenk

Demonstriert wird die Korrektur des rechten Akromioklavikulargelenks.

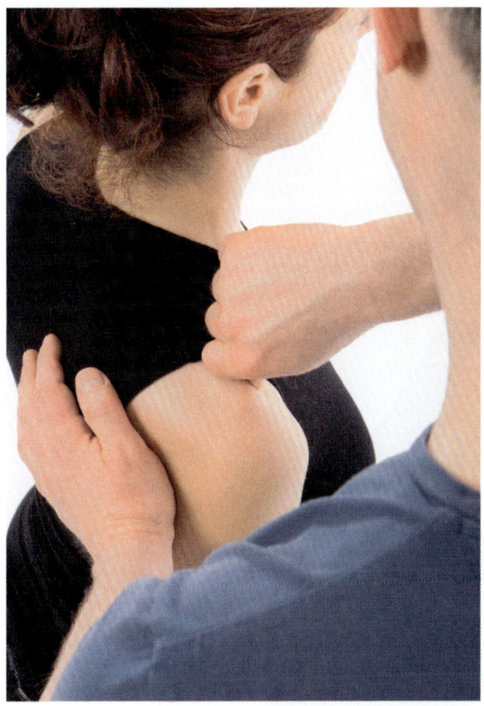

Der Patient sitzt mit hängenden Armen aufrecht auf einem Hocker. Der Therapeut steht seitlich rechts neben dem Patienten. Die linke Hand des Therapeuten wird flach auf das rechte Schulterblatt des Patienten gelegt.

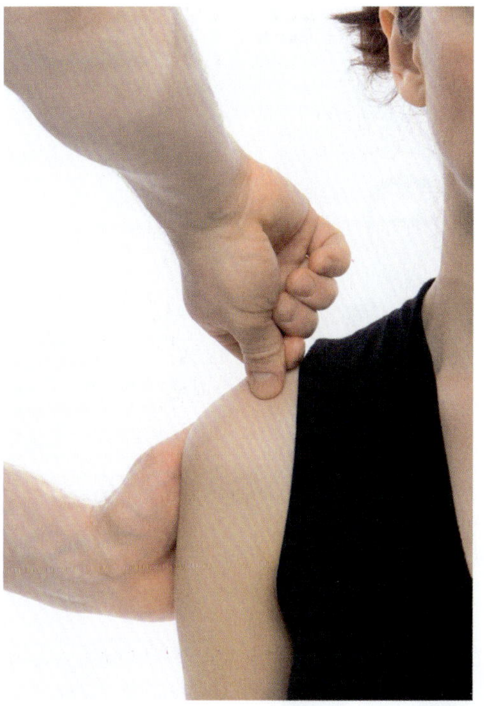

Nun legt der Therapeut seinen rechten Daumen, der über den Dorn´schen Handgriff stabilisiert wird, gelenknah in der Nähe des Schulterdaches (Acromion) auf das zu korrigierende rechte Schlüsselbein.

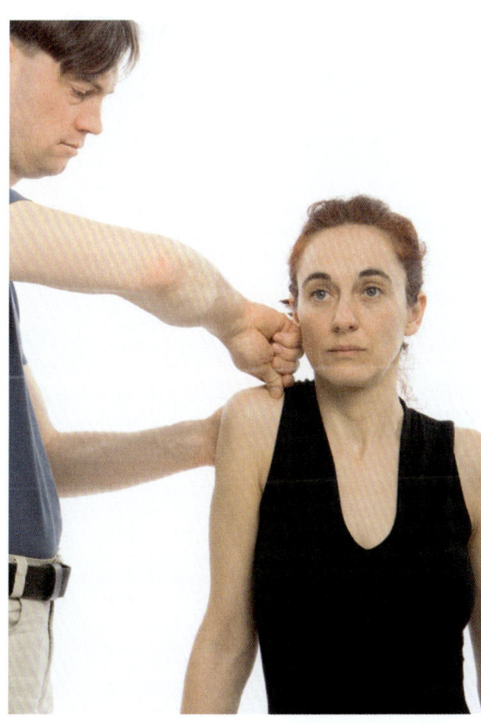

Der Patient kreist mit seinem rechten Schulterblatt, ...

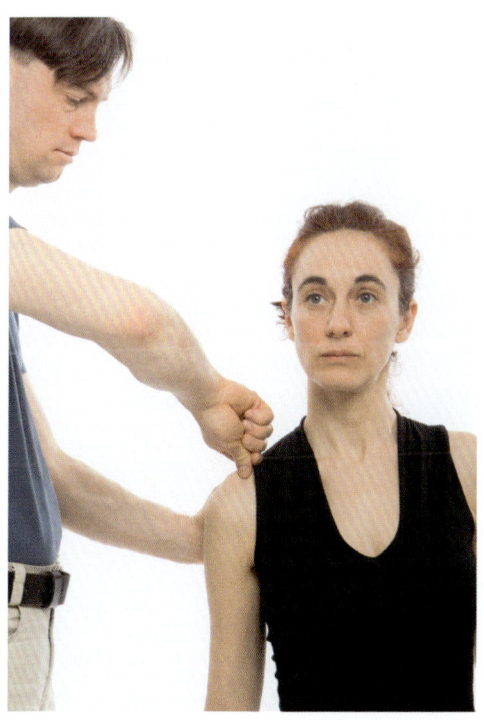

... um eine Dynamik im Gelenkbereich zu erzeugen.

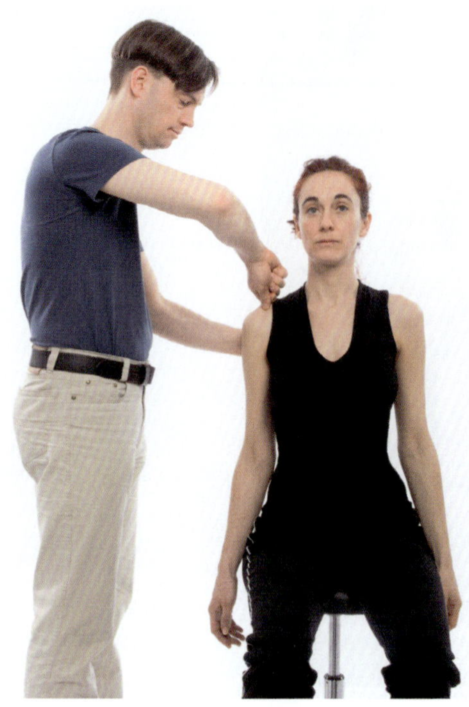

In diese Bewegung gibt der Therapeut einen langsam leicht an- und abschwellenden Druck gleichzeitig nach hinten und unten.

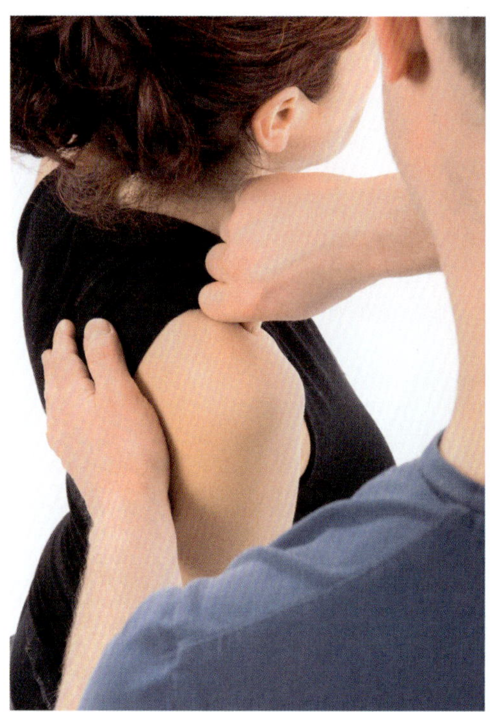

Anschließend ausstreichen. Die Korrektur mehrmals wiederholen.

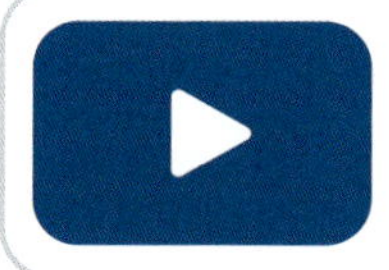

Das Video zu 17.2

https://vimeo.com/906344108?share=copy
Passwort: ADT_17

18 Selbsthilfeübungen für den Patienten

Gezeigt werden die wichtigsten Übungen aus der Dorn-Therapie, die in ihrer Wirkung hoch effizient sind.

18.1 Beinlängenkorrektur – Variante 1

Die Beinlängenkorrektur im Liegen mit der eigenen Hand wird am rechten Bein demonstriert.

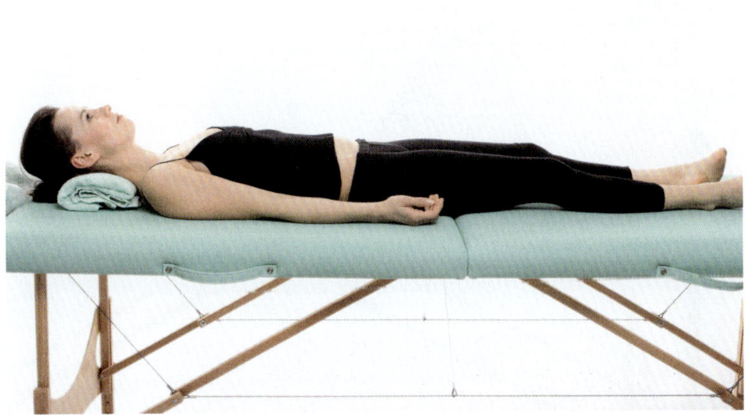

In der Ausgangsstellung liegt der Patient gestreckt mit dem Rücken auf einer festen Unterlage.

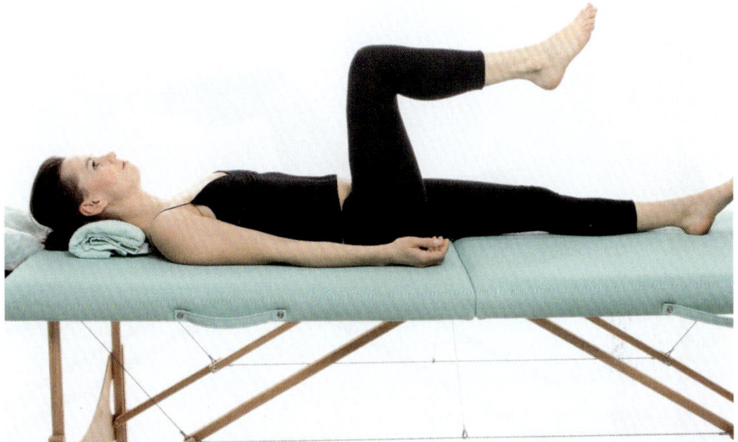

Das rechte Bein wird im 90°-Winkel nach oben gehoben. Unter- und Oberschenkel bilden ebenfalls einen 90°-Winkel.

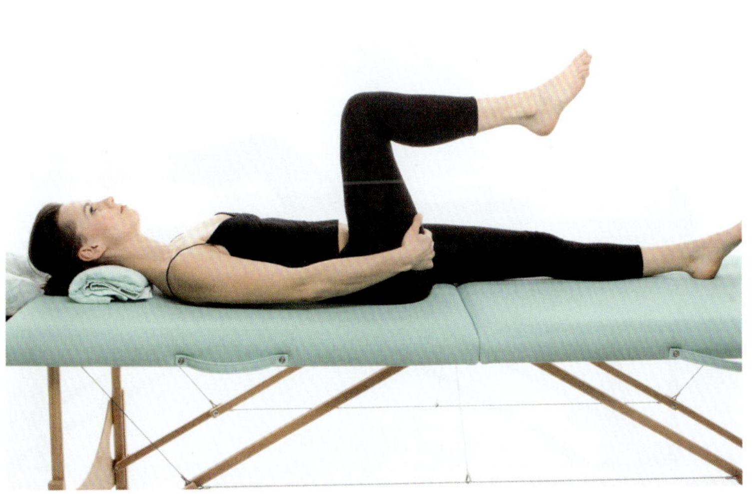

Die rechte Hand an den Übergang vom Gesäß zum Oberschenkel anlegen, ...

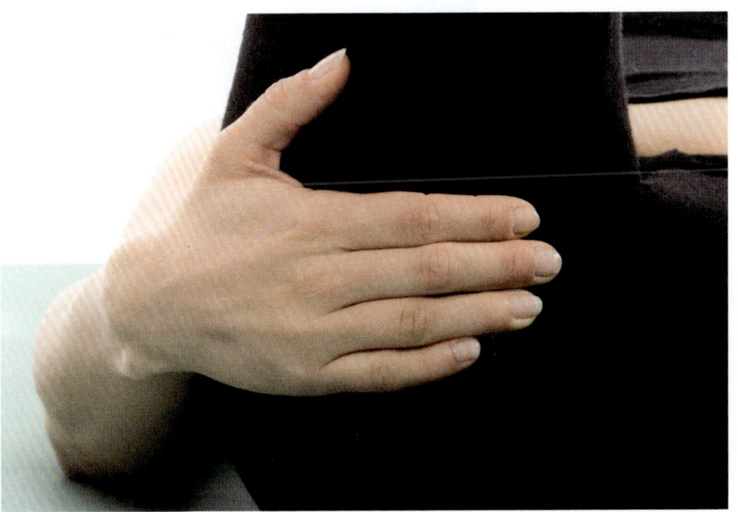

... so dass die Finger waagerecht zur Oberschenkelinnenseite hin zeigen.

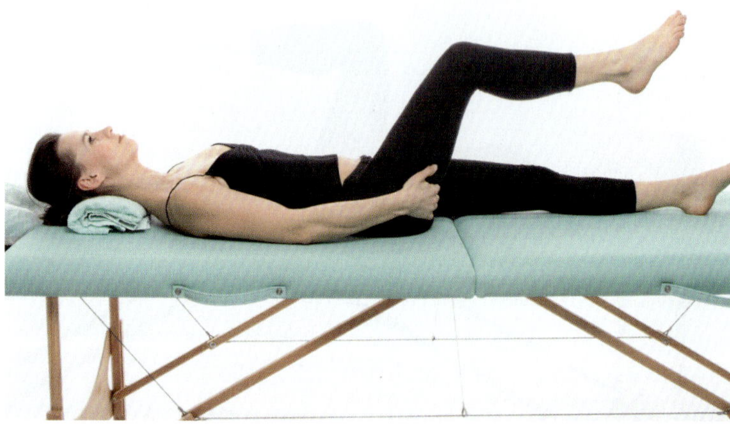

Unter Zug der rechten Hand in Richtung Hüfte, durch den Druck auf das Hüftgelenk ausgeübt wird, das rechte Bein in der Ausatmungsphase langsam auf die Unterlage absenken ...

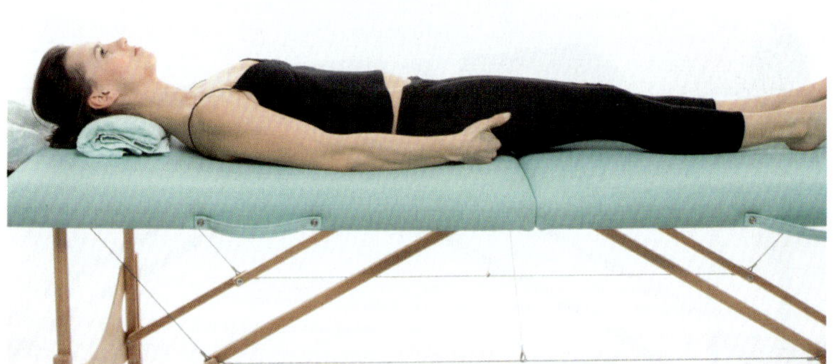

... bis die Endstellung erreicht ist.

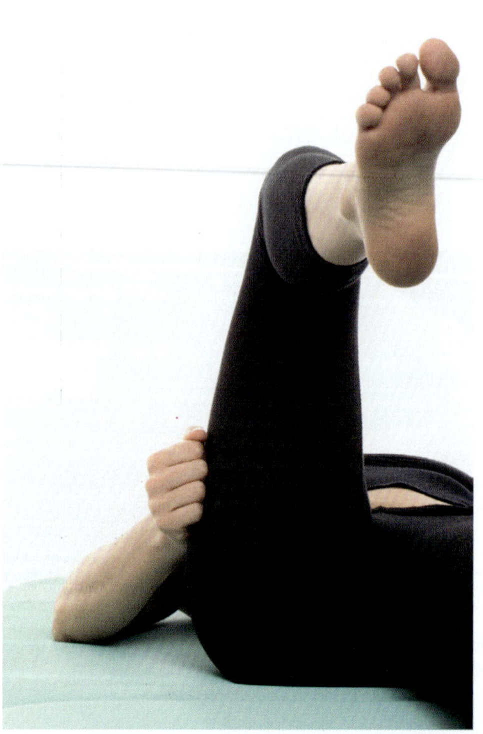

Alternative Korrektur mit der Faust: Statt der flachen Hand kann auch die Faust eingesetzt werden.

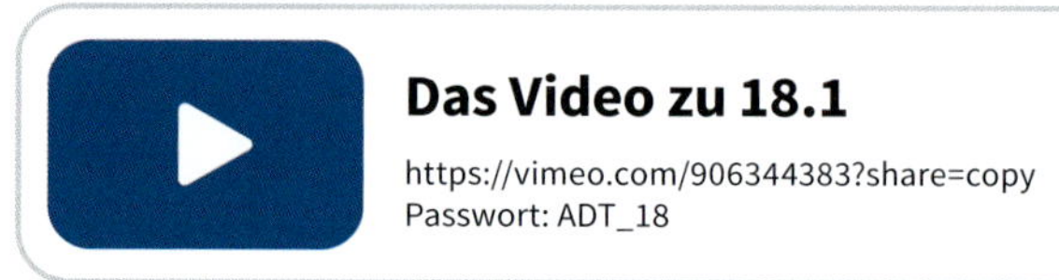

Das Video zu 18.1

https://vimeo.com/906344383?share=copy
Passwort: ADT_18

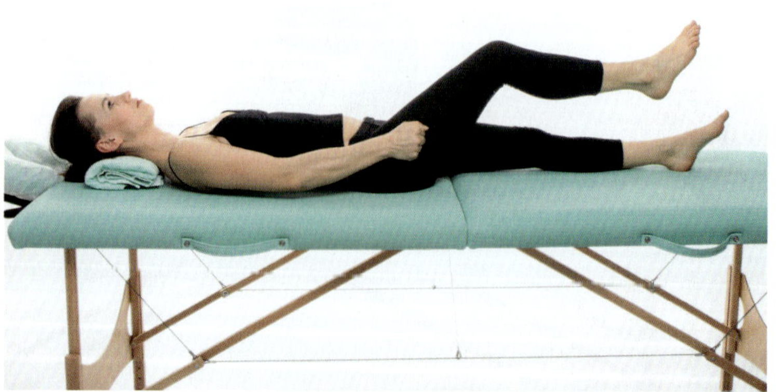

Während des Ablegens des Beines in der Ausatmungsphase wird mit der Faust seitlicher Druck auf den Oberschenkel ausgeübt bis die Endstellung erreicht ist.

18.2 Beinlängenkorrektur – Variante 2

Die Beinlängenkorrektur im Liegen mit einem Handtuch wird am rechten Bein dargestellt.

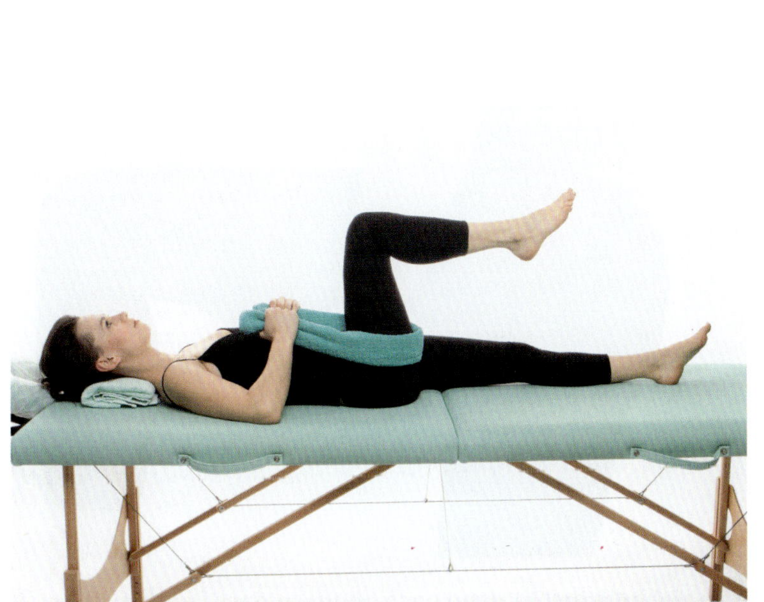

Ausgangsstellung ist auch hier die Rückenlage mit einem um 90° angewinkelten rechten Oberschenkel. Ein eng zusammen gerolltes Handtuch wird an beiden Enden festgehalten, ...

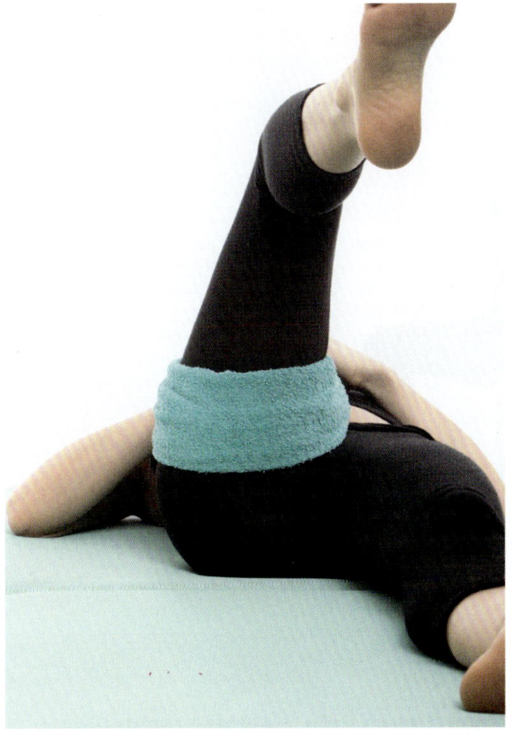

... während die Handtuchmitte am Übergang vom Gesäß zum Oberschenkel positioniert ist.

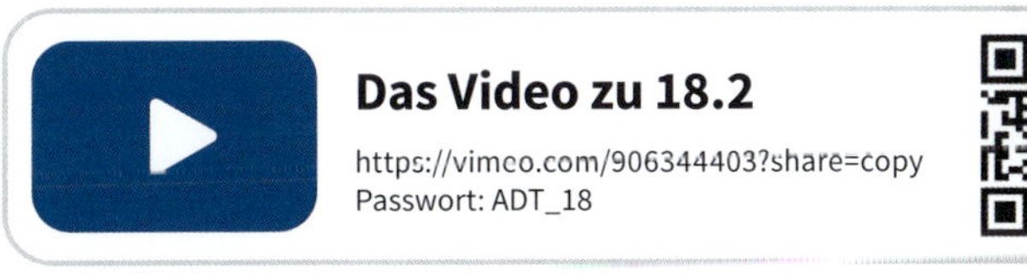

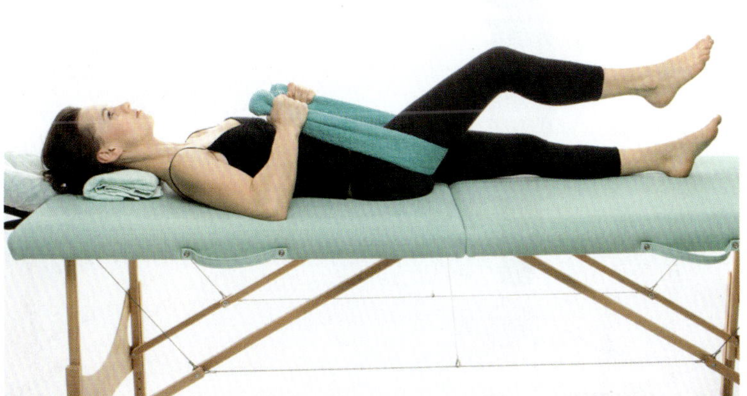

Unter Zug mit dem Handtuch in Richtung Kopf wird das Bein in der Ausatmungsphase abgelegt, ...

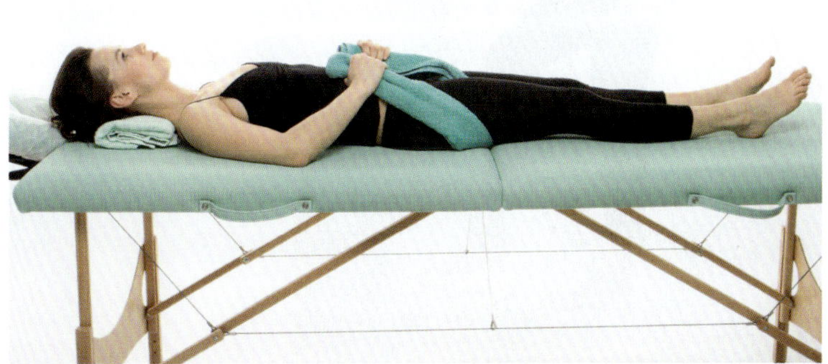

... bis die Endstellung erreicht ist.

18.3 Beinlängenkorrektur – Variante 3

Am rechten Bein wird die Beinlängenkorrektur im Stehen gezeigt.

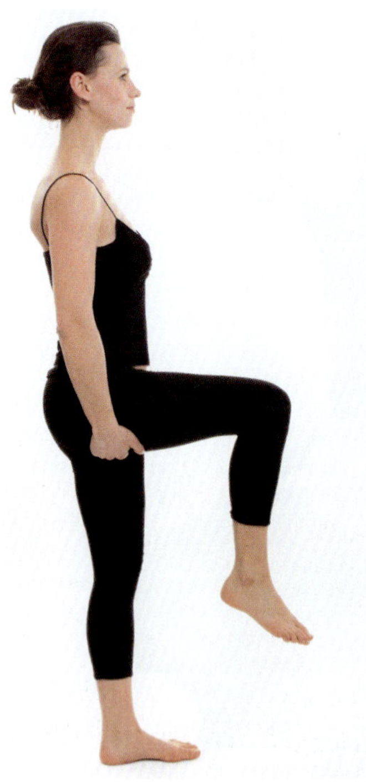

Der Patient steht auf dem linken Bein, hebt das rechte Bein bis zu einen 90°-Winkel und umfasst es von außen auf Höhe des Übergangs von Gesäß zu Oberschenkel mit der rechten Hand.

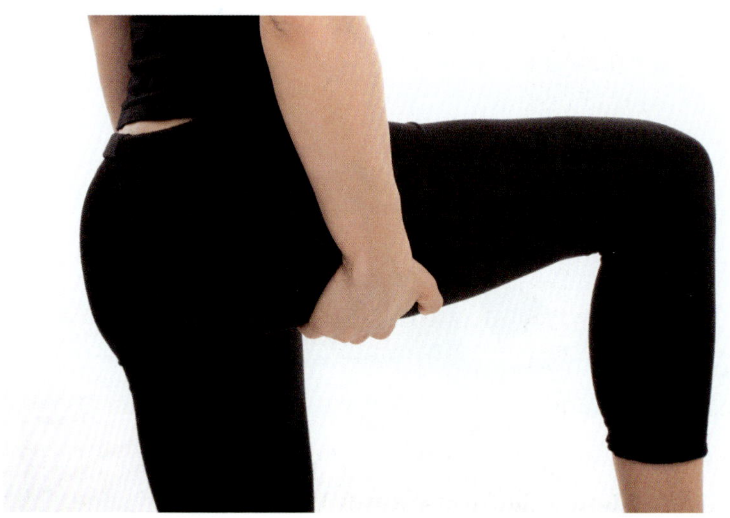

Nun zieht die rechte Hand nach oben, so dass Druck auf das Hüftgelenk ausgeübt wird.

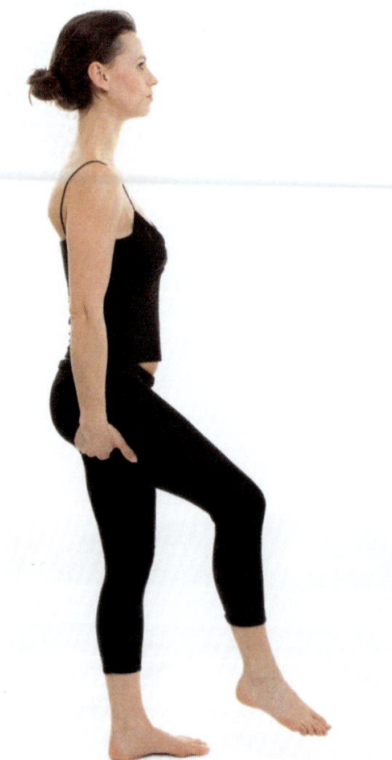

Gleichzeitig wird der Fuß in der Ausatmungsphase zum Boden gesenkt und das Bein so unter anhaltendem Druck der Hand nach unten geführt, ...

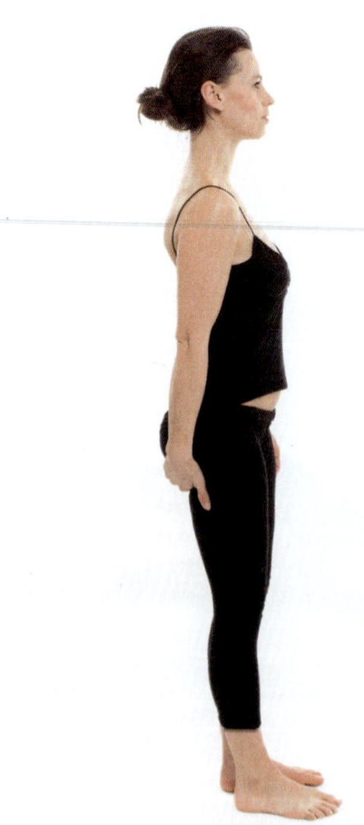

... bis die Endstellung erreicht ist.

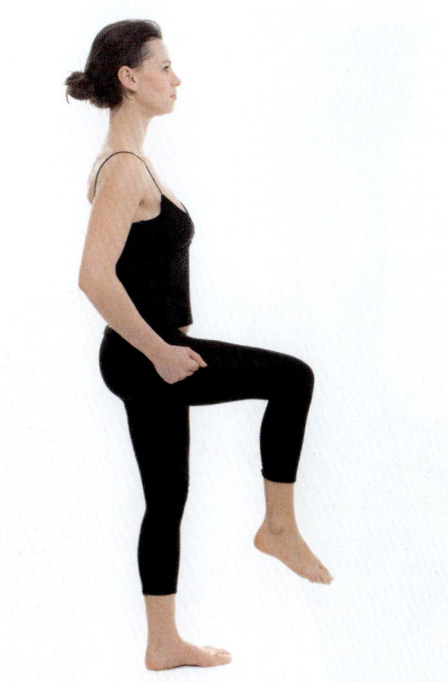

Alternative Korrektur mit der Faust: Statt der flachen Hand kann auch die Faust eingesetzt werden.

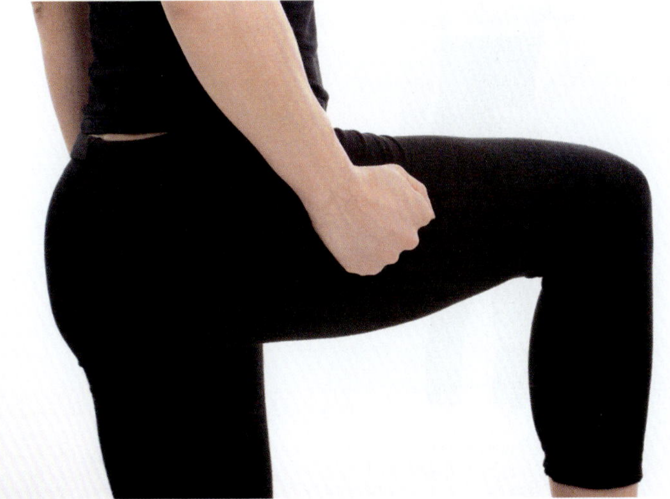

Dazu wird mit der Faust seitlich in den Oberschenkel gedrückt und unter diesem Druck das Bein in der Ausatmungsphase nach unten bis die Endstellung erreicht ist.

Das Video zu 18.3
https://vimeo.com/906344351?share=copy
Passwort: ADT_18

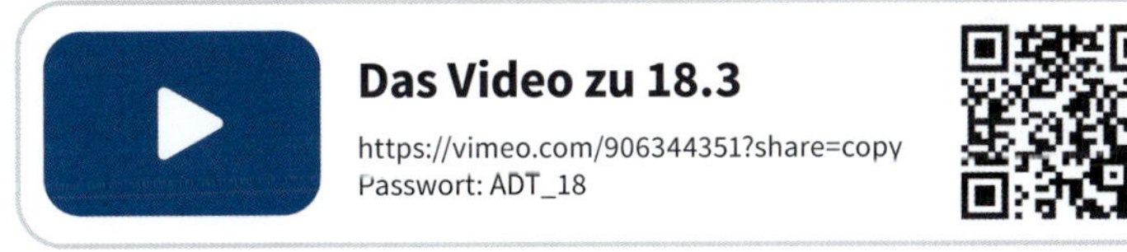

18.4 Selbsthilfeübung Iliosakralgelenk

Die Selbsthilfeübung für das Iliosakralgelenk wird am Beispiel der linken Seite dargestellt.

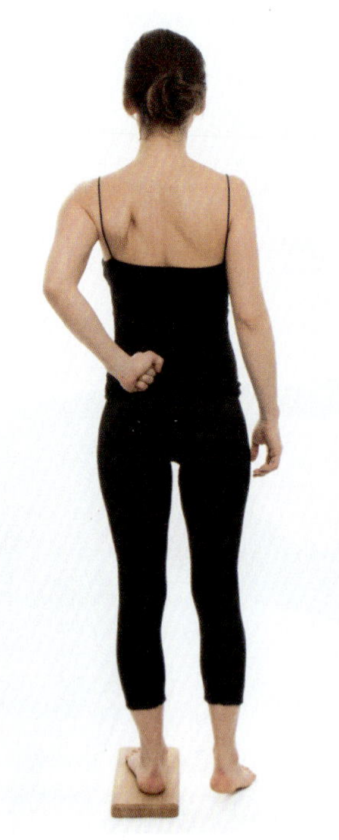

Der Patient steht mit dem linken Bein auf einem Brett und positioniert seine linke Faust auf der höchsten Stelle der Beckenschaufel-Kante (hinterer oberer Darmbeinstachel, SIPS).

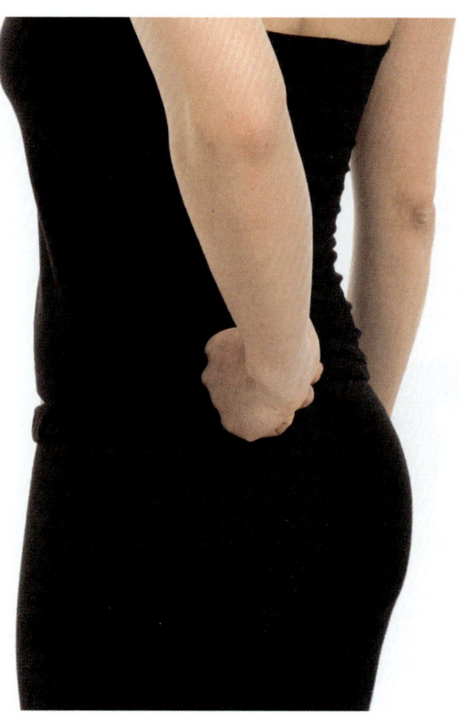

Position der Faust auf dem SIPS aus seitlicher Perspektive.

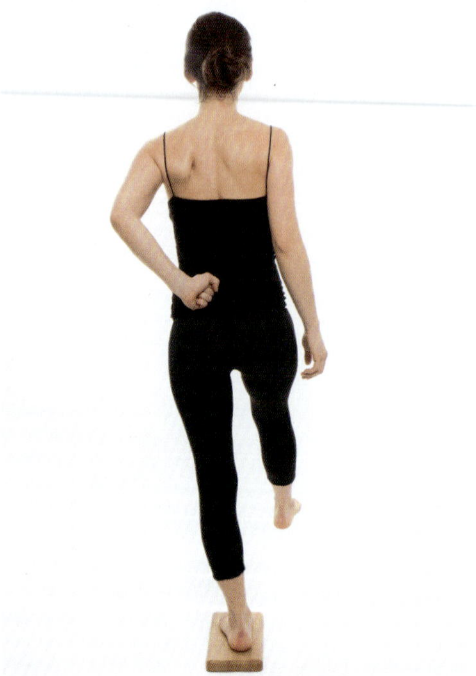

Nun pendelt der Patient mit dem rechten Bein vor ...

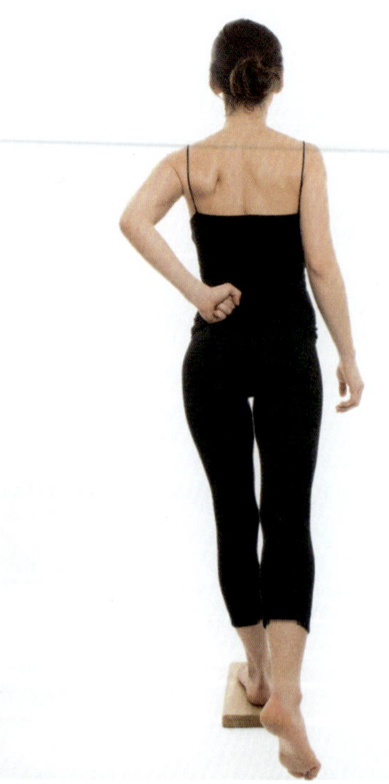

... und zurück. In dem Augenblick, in dem das Bein nach hinten schwingt, wird mit der Faust nach vorne gedrückt.

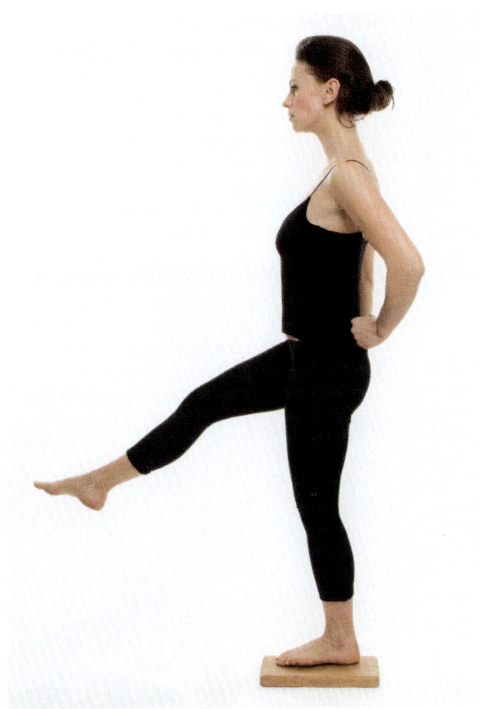

Die Pendelbewegung aus der seitlichen Perspektive: Der Patient pendelt mit dem rechten Bein nach vorne und ...

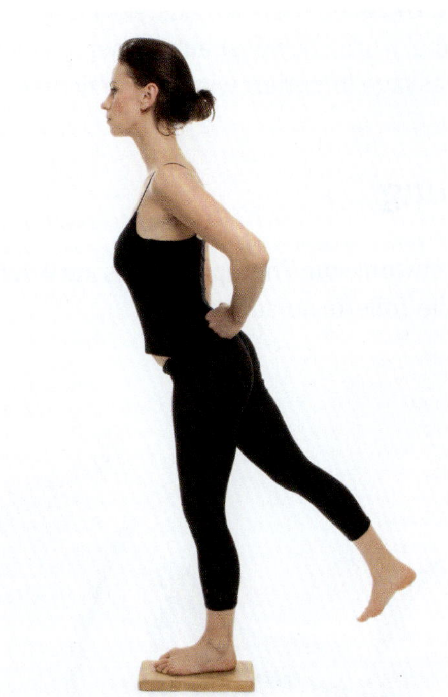

... nach hinten. Beim Zurückschwingen Druck mit der Faust ausüben.

Das Video zu 18.4
https://vimeo.com/906344366?share=copy
Passwort: ADT_18

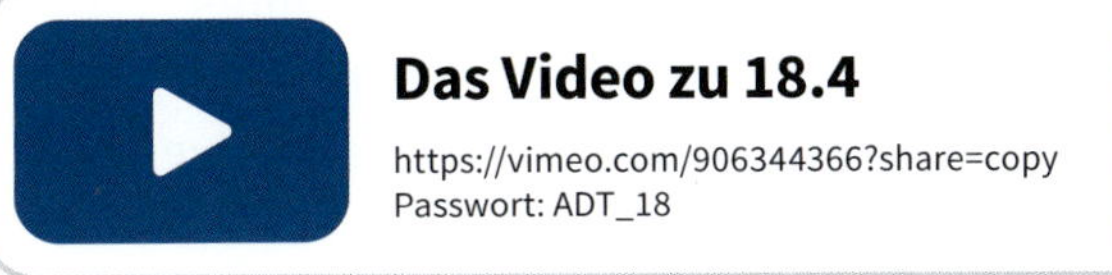

19 Rückenmassage nach Rudolf Breuß

Basis der Beschreibung der Breuß-Massage sind die Aufzeichnungen von Walter Kathrein anlässlich eines Gespräches mit Rudolf Breuß am 28. Mai 1983. Gegenüber diesen Aufzeichnungen wurde der Ablauf der Massage nach den Erfahrungen des Autors moderat verändert. Dabei wurde bewusst auf Elemente aus anderen Massagearten oder dem Reiki, die heute von einigen Therapeuten in die Breuß-Massage integriert werden, verzichtet.

19.1 Vorbereitung

Vor der Massage sind, sowohl vom Therapeuten als auch vom Patienten, Uhren und Schmuck abzulegen. Gegebenenfalls sollte der Patient nochmals die Toilette aufsuchen.

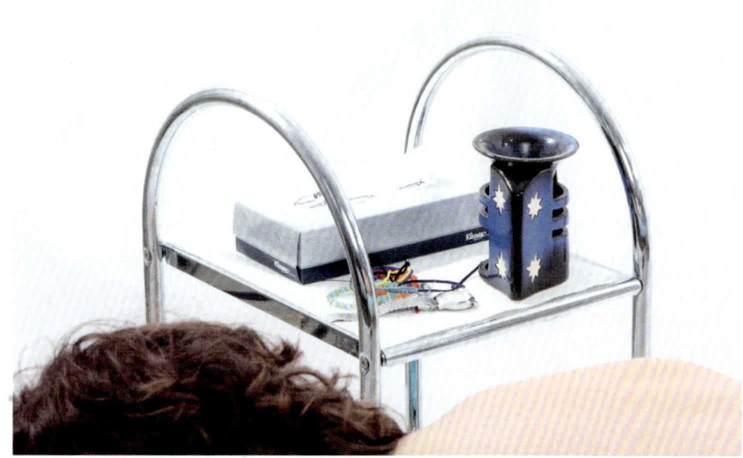

Angewärmtes Johanniskrautöl bereitstellen. Auf gutes Raumklima achten. Eventuell nach Absprache mit dem Patienten Räucherstäbchen, Duftkerzen und meditative Musik einbeziehen.

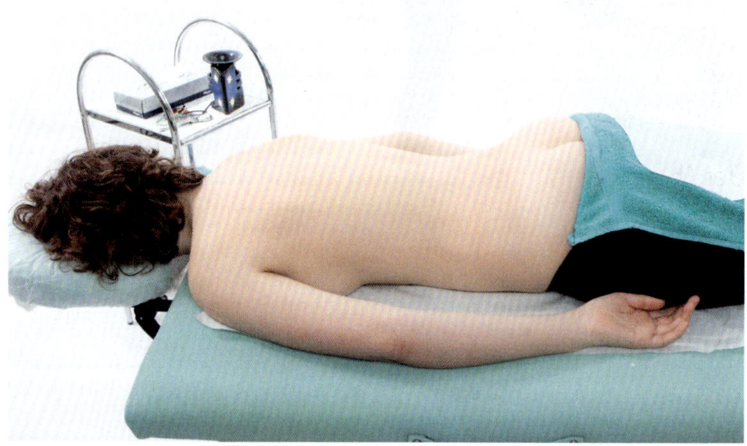

Der Patient macht den Oberkörper bis zum Steißbeinansatz frei. Er legt sich bäuchlings auf die Behandlungsliege. Bei einer Liege mit Kopfteil und Nasenschlitz richtet er seinen Kopf so aus, dass die Halswirbelsäule gerade liegt. Die Arme liegen locker seitlich neben dem Rumpf. Die Handflächen zeigen nach oben.

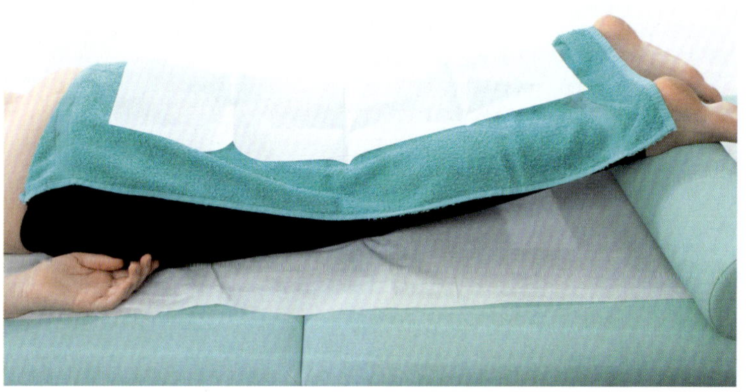

Die Füße sind etwa schulterbreit auseinander und erhöht gelagert. Auf den Beinen des Patienten befindet sich ein Handtuch, das im Gesäßbereich in die Kleidung eingeschlagen ist.

Das Video zu 19.1

https://vimeo.com/906344658?share=copy
Passwort: ADT_19

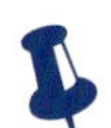

Hinweise:

- Der Patient sollte nicht frösteln; bei Bedarf warme Socken anziehen und eine Decke über seine Beine legen.
- Schmerzprobe (Kap. 19.2) und Strecken der Wirbelsäule (Kap. 19.3) werden zunächst ohne, später mit Öl (Kap. 19.4) durchgeführt.
- Auf dem Handtuch liegt das zum Abschluss der Massage benötigte Seidenpapier mit der glatten Fläche nach unten.

19.2 Schmerzprobe

Die nachstehende Anleitung bezieht sich auf den Rechtshänder. Der Linkshänder arbeitet „seitenverkehrt“, wobei er auf der linken Seite der Liege steht.

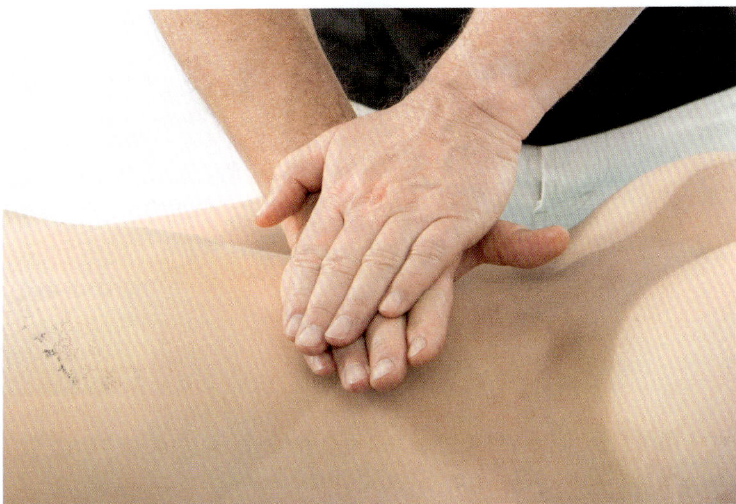

Der Therapeut steht als Rechtshänder rechts neben der Behandlungsliege. Er legt seine rechte Hand flach, zum Daumen leicht erhöht, auf den Übergang der Brust- zur Lendenwirbelsäule. Seine linke Hand legt er obenauf. Der Handballen der rechten Hand übt einen leichten Druck auf die Wirbelsäule aus. Dies muss für den Patienten jedoch absolut schmerzfrei sein.

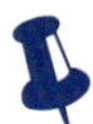

Zu Beginn der Massage ist es sinnvoll, den Massagedruck mit dem Patienten abzustimmen.

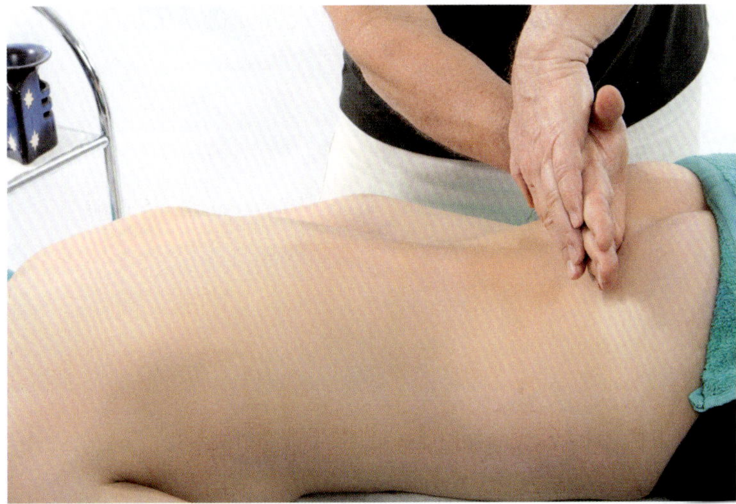

Jetzt führt der Therapeut seine Hände über die Lendenwirbelsäule bis zum Steißbein. Hier lässt er seine Hand langsam und vorsichtig ausgleiten. Ein schnelles Loslösen der Hände würde beim Patienten zu einem sehr unangenehmen, auch als „Peitschenschlag“ bezeichneten Gefühl führen und ist daher zu vermeiden. Die Hand des Therapeuten liegt bei dieser Massagetechnik quer zum Rücken.

Das Video zu 19.2

https://vimeo.com/906344675?share=copy
Passwort: ADT_19

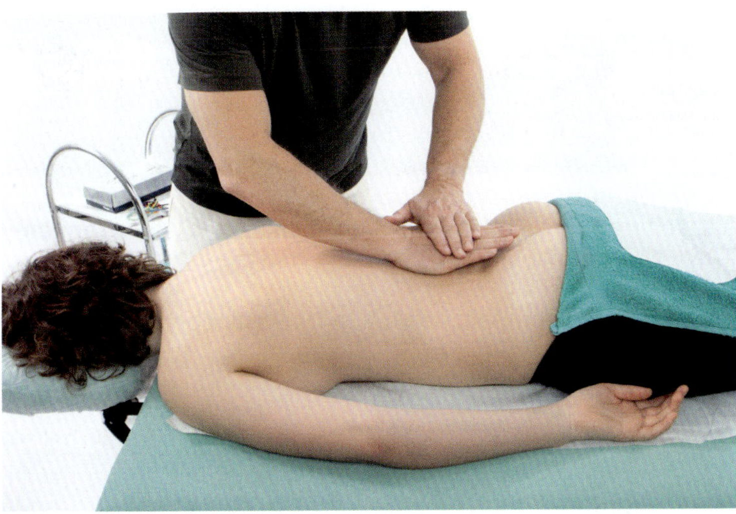

Alternativ kann die rechte Hand mit den Fingerspitzen in Richtung Gesäß auf die Wirbelsäule aufgelegt werden.

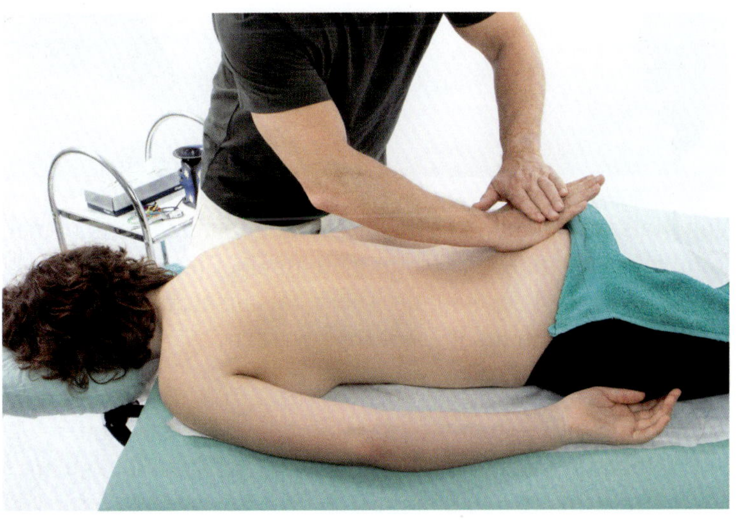

Dieser Ausstrich über die Lendenwirbelsäule in Richtung Gesäß wird fünfmal wiederholt.

19.3 Strecken der Wirbelsäule

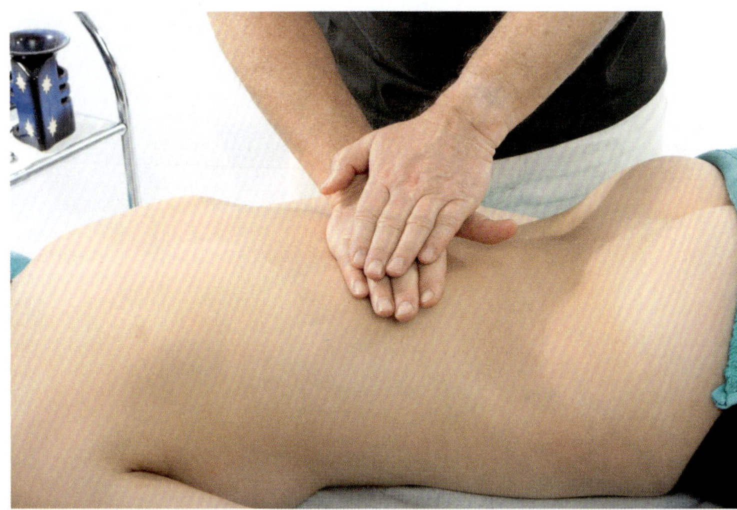

Zum Strecken (Extension) der Wirbelsäule legt der Therapeut seine rechte Hand, wie in Kapitel 19.2 beschrieben, auf den Übergang der Brust- zur Lendenwirbelsäule. Seine linke Hand legt er zur Stabilisierung obenauf.

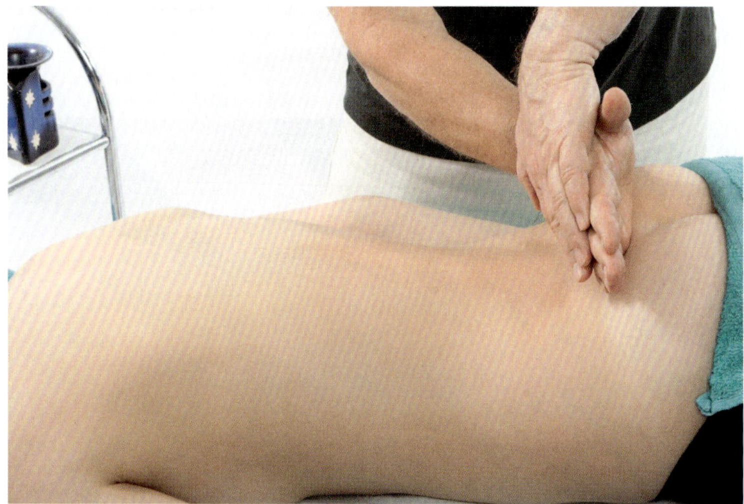

Jetzt führt der Therapeut seine Hände nach unten über das Kreuzbein hinaus bis zum Steißbein. Dieser Bewegungsablauf – Hände auf dem Rücken auflegen und zum Steißbein hinab gleiten – wird nun mehrfach wiederholt, wobei die Hände jedes Mal etwas näher Richtung Kopf angelegt werden. Nach etwa vier bis sechs Stufen hat der Therapeut den Halsansatz erreicht.

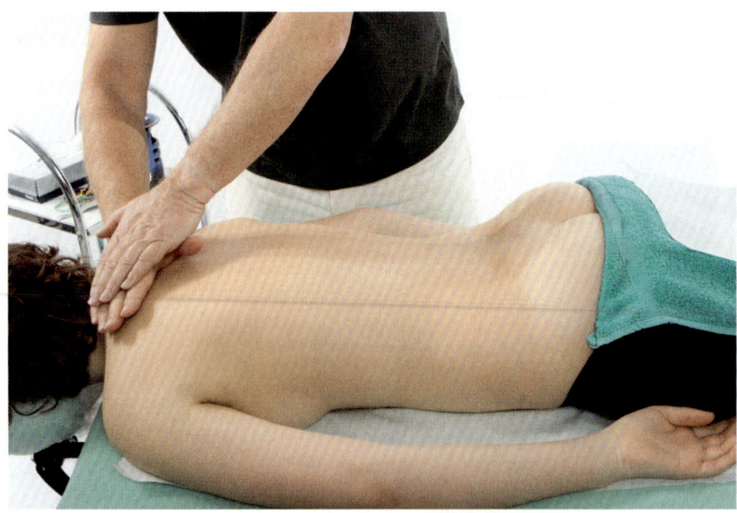

Vom Halsansatz aus streicht der Therapeut mindestens 15-mal komplett nach unten in Richtung Steißbein. Dieses Gleiten über den Rücken des Patienten vom Halsansatz bis zum Steißbein kann auch häufiger wiederholt werden.

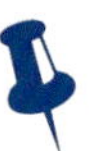

Am Steißbein gleitet die Hand des Therapeuten langsam aus und wird ohne Kontakt zum Rücken am Halsansatz neu angesetzt.

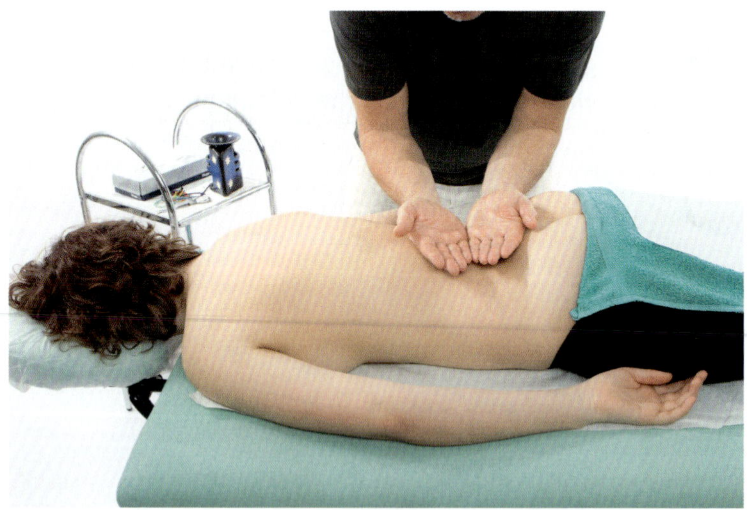

Als weitere Streck- oder Extensionstechnik folgt der **„Zangengriff“**.

Dazu legt der Therapeut seine Handrücken nebeneinander auf die Lendenwirbelsäule.

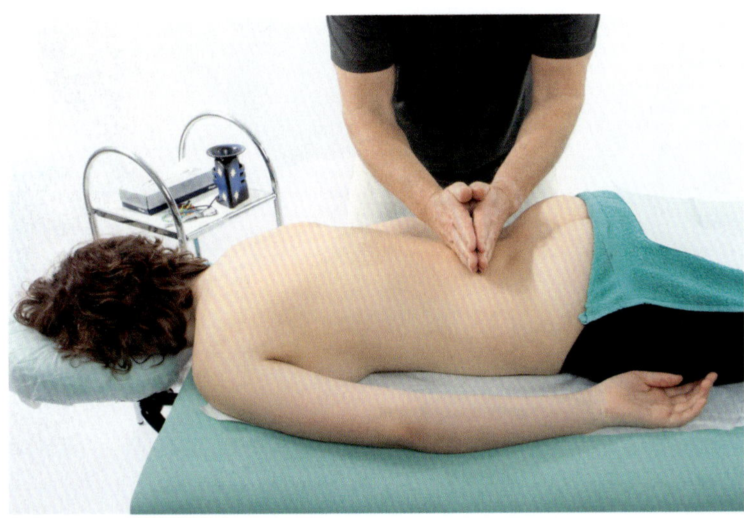

Dann stellt der Therapeut seine Hände mit den Handflächen aneinander und nach oben gerichteten Daumen aufrecht auf den Rücken.

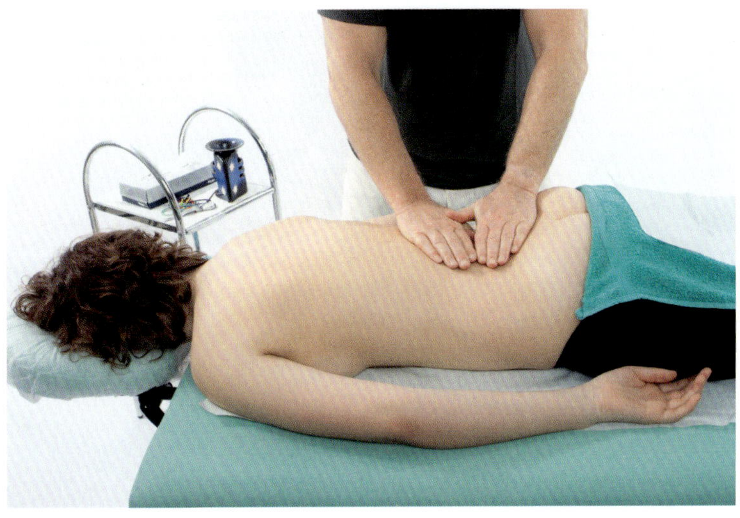

Nun weichen die Handkanten auseinander während die Hände soweit nach innen klappen bis die Handflächen auf dem Rücken des Patienten liegen.

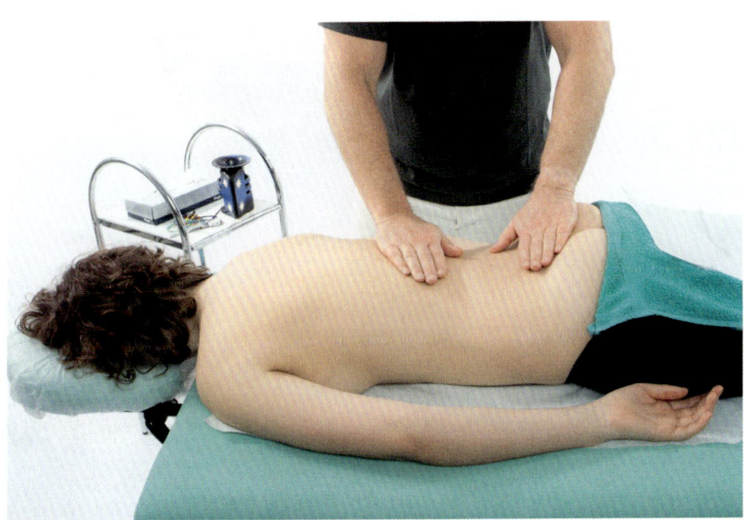

Der Therapeut streicht jetzt mit den Handflächen nach links und rechts über die Lendenwirbelsäule. Der „Zangengriff" wird in dieser Position fünfmal durchgeführt.

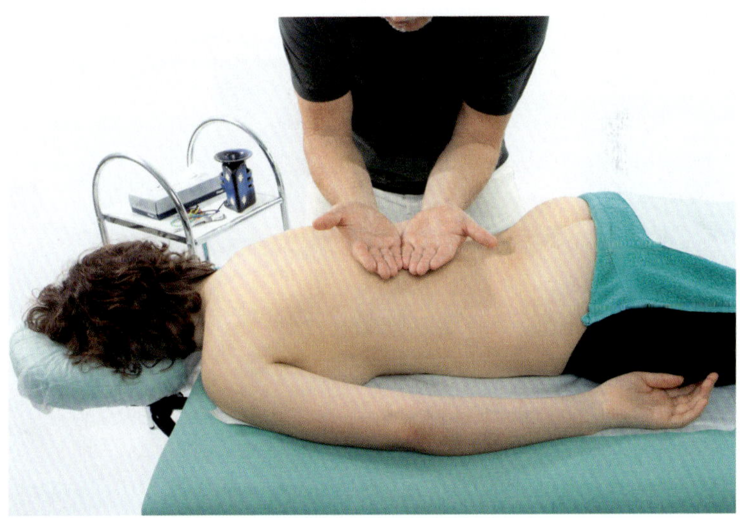

Nun legt der Therapeut seine Hände eine Hand breit weiter in Richtung Kopf des Patienten auf die Wirbelsäule. Die Hände liegen mit den Handtellern nach oben quer zur Brustwirbelsäule.

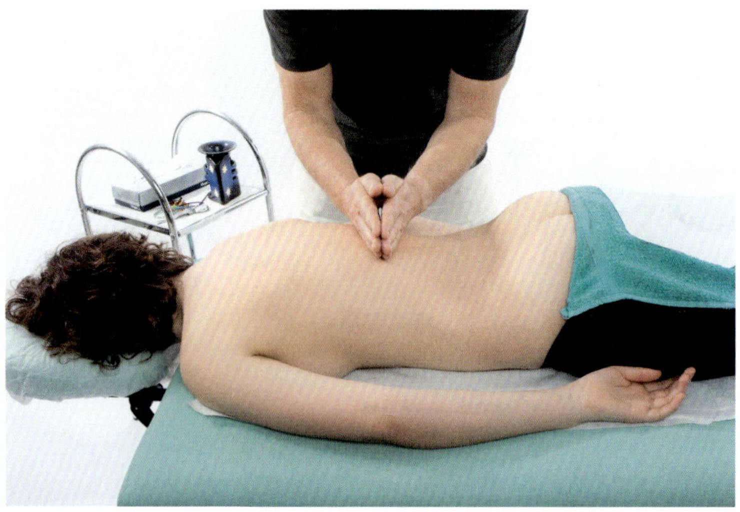

An dieser Stelle wird der „Zangengriff“ noch einmal durchgeführt, wobei zum Schluss ein kurzer, etwa Handbreiter Ausstrich nach caudal und cranial erfolgt.

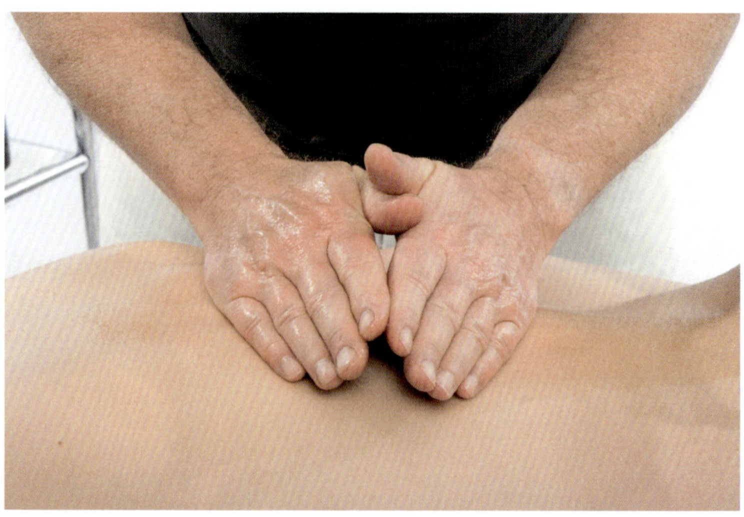

Indem der Therapeut seine Hände immer weiter oben am Rücken ansetzt, wandert er mit dem Zangengriff in etwa vier Stufen bis zum Halsansatz.

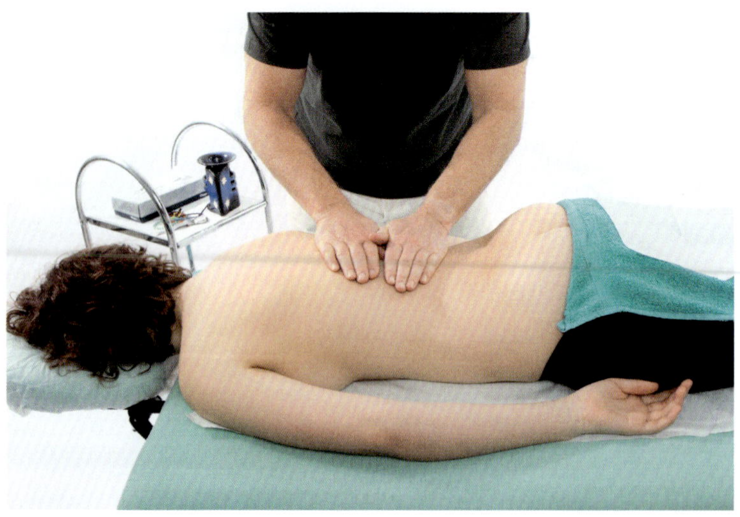

Zuletzt legt der Therapeut seine Hände auf die Rückenmitte, um von hier aus mindestens 15-mal den „Zangengriff“ über den gesamten Rücken auszuüben.

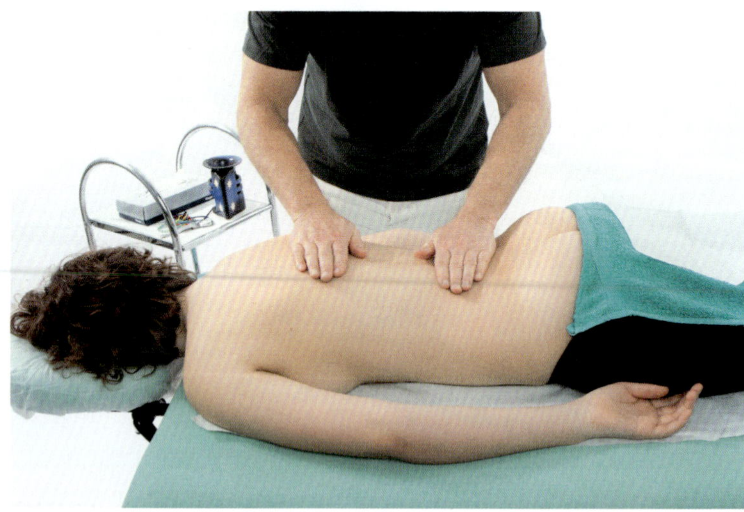

Seine linke Hand führt er in Richtung Steißbein, ...

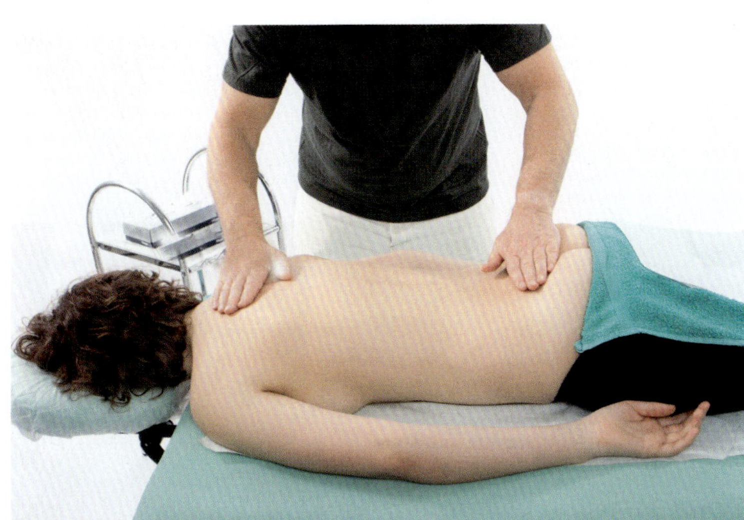

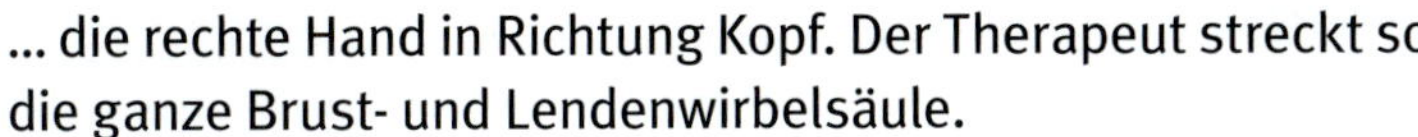

... die rechte Hand in Richtung Kopf. Der Therapeut streckt so die ganze Brust- und Lendenwirbelsäule.

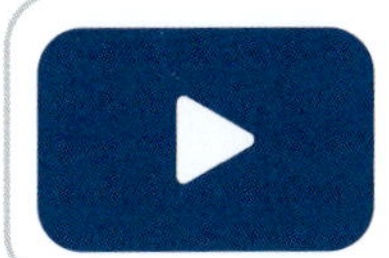

Das Video zu 19.3

https://vimeo.com/906344600?share=copy
Passwort: ADT_19

19.4 Strecken mit Ölauflage

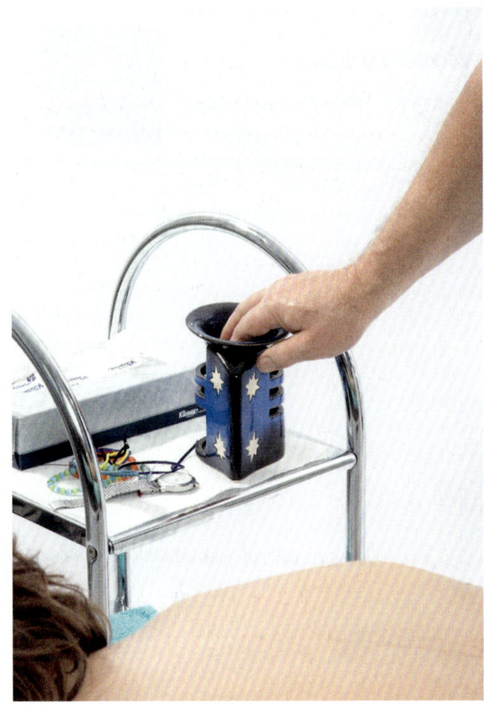

Mit angewärmtem Johanniskrautöl, Basis ist natives Ölivenöl, ...

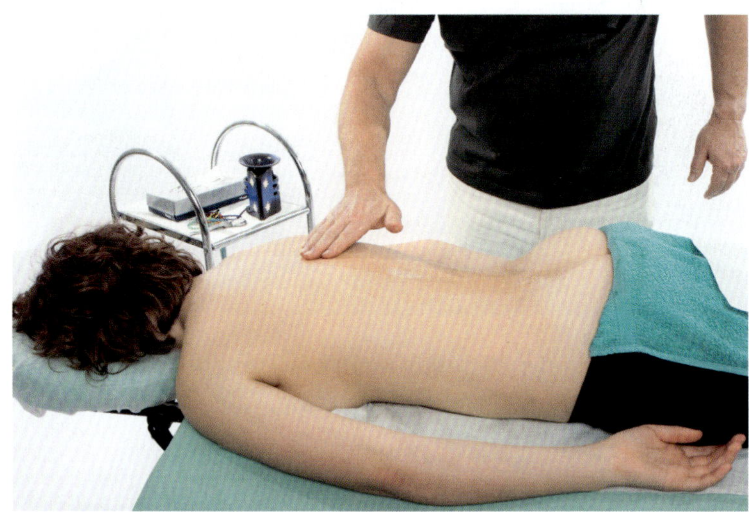

... wird nun die Wirbelsäule, nicht der gesamte Rücken, eingeölt. Dafür trägt der Therapeut das Öl mit den Fingerspitzen der rechten Hand auf die Wirbelsäule auf.

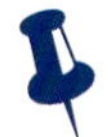

Nach dem Einölen werden die in den Kapiteln 19.2 (Schmerzprobe) und 19.3 („Zangengriff") beschriebenen Massagetechniken wiederholt.

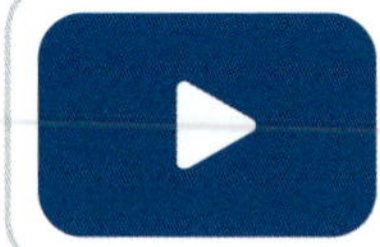

Das Video zu 19.4

https://vimeo.com/906344620?share=copy
Passwort: ADT_19

19.5 Einrichten und Korrektur kleinerer Wirbelfehlstellungen

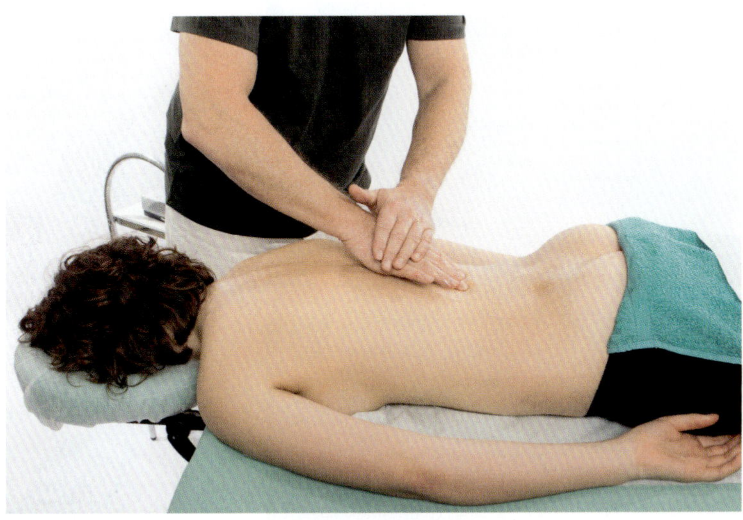

Die Wirbelsäule wird nach Bedarf eingeölt. Der Therapeut steht auf der rechten Seite der Liege mit Blick zum Fußende des Patienten. Das linke Bein des Therapeuten ist nach vorne gestellt.

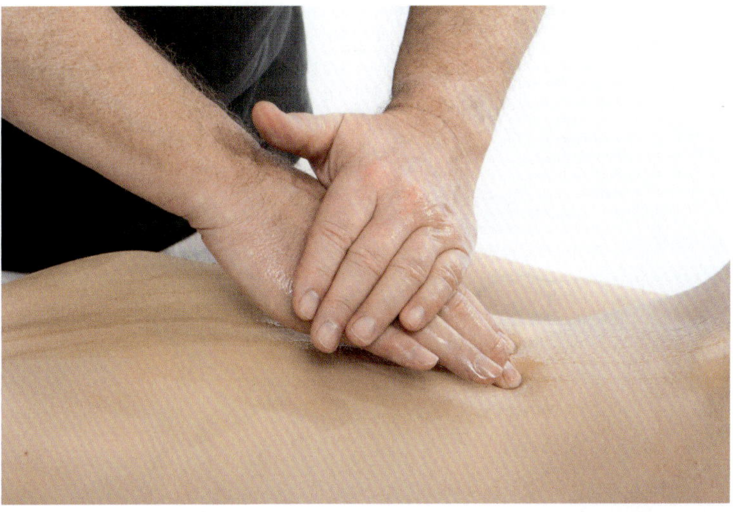

Jetzt praktiziert der Therapeut den so genannten „V-Griff". Dafür spreizt er Zeige- und Mittelfinger der rechten Hand zu einem V. Nur die Fingerbeeren von Zeige- und Mittelfinger haben Kontakt zum Rücken und liegen in der Rinne rechts und links neben den Dornfortsätzen im Übergang der Brust- zur Lendenwirbelsäule. Die Finger zeigen in Richtung Gesäß des Patienten. Die linke Hand legt der Therapeut zur Stabilisierung auf seine rechte Hand.

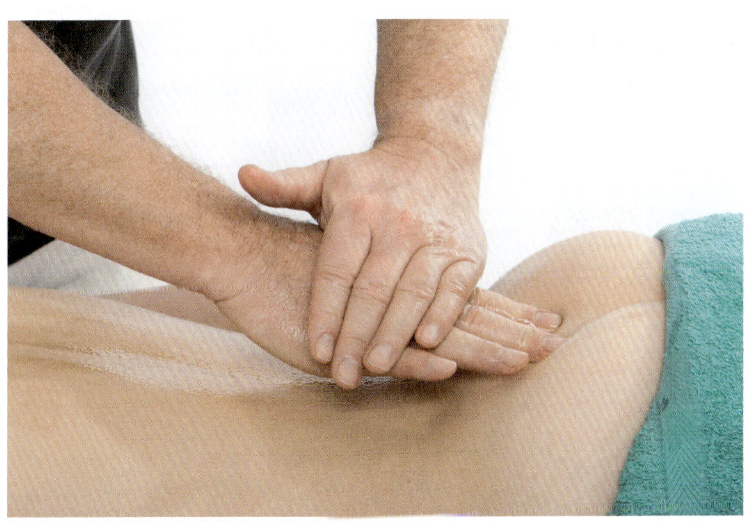

Jetzt gleitet die rechte Hand des Therapeuten mit den Fingerbeeren von Zeige- und Mittelfinger fünfmal in Richtung Steißbein. Auf dem Kreuzbein lässt der Therapeut die Massagehand langsam ausgleiten, um sie sanft anzuheben und neu in der Ausgangsposition anzulegen.

Hat der Therapeut diese Technik fünfmal auf der Lendenwirbelsäule praktiziert, legt er Zeige- und Mittelfingerbeeren eine gute Handbreit weiter in Richtung Kopf des Patienten rechts und links neben die Dornfortsätze. Von hier aus führt er die Hand zum Steißbein.

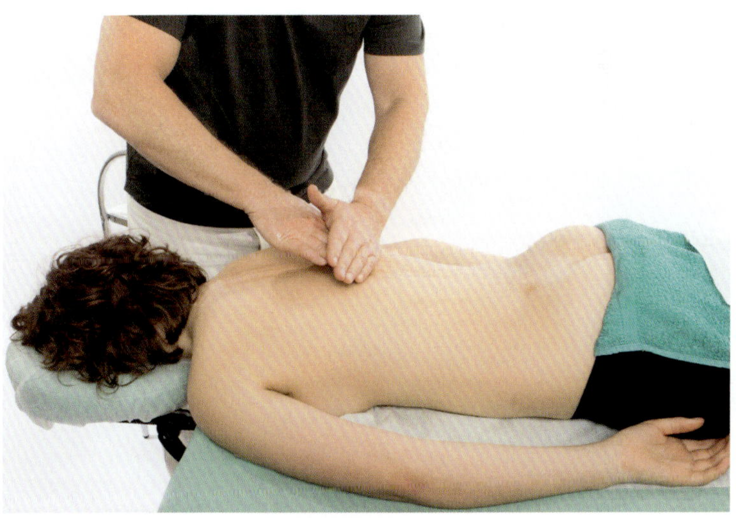

Auf diese Weise gelangt der Therapeut in mehreren Stufen bis an den Hals des Patienten. Dort angelangt führt der Therapeut Zeige- und Mittelfinger nun mindestens 15-mal entlang der Wirbelsäule bis zum Steißbein.

Alternativ kann der Therapeut den Handballen seiner linken Hand vor die Fingerbeeren legen und mit dieser Technik arbeiten.

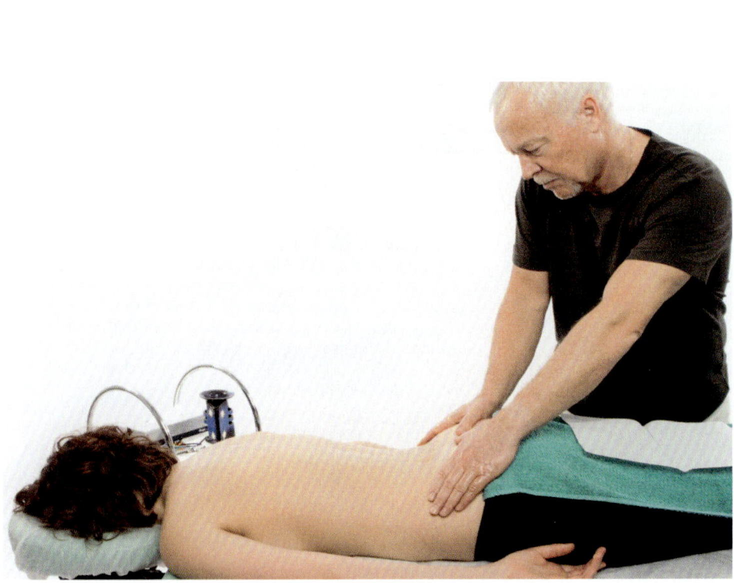

Eine weitere Massagetechnik des Einrichtens ist der so genannte „Herzgriff“. Dazu steht der Therapeut rechts der Liege mit Blick zum Kopf des Patienten. Der Therapeut hat sein rechtes Bein vorgestellt. Er legt seine Hände mit abgespreizten Daumen auf die oberen Quadranten des Gesäßes. Die Daumen liegen ohne Kontakt zueinander auf dem Übergang von Kreuz- zu Steißbein.

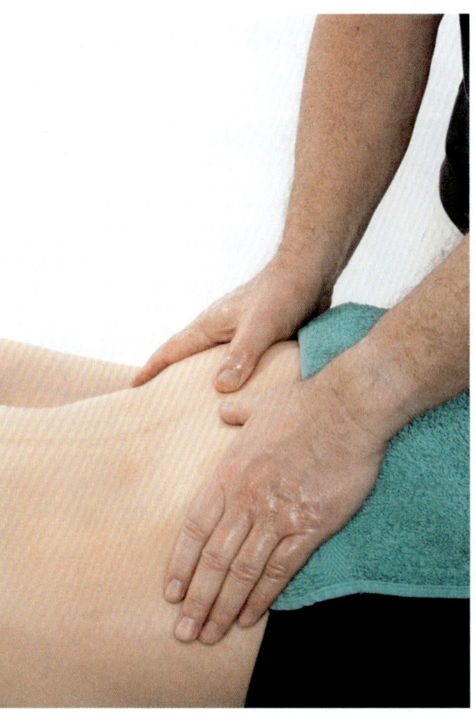

In dieser Stellung führt der Therapeut seine Hände nach oben bis die Daumen den Übergang der Lenden- zur Brustwirbelsäule erreicht haben. Nachdem die Daumen das Kreuzbein verlassen haben, liegen sie in der Rinne neben den Dornfortsätzen.

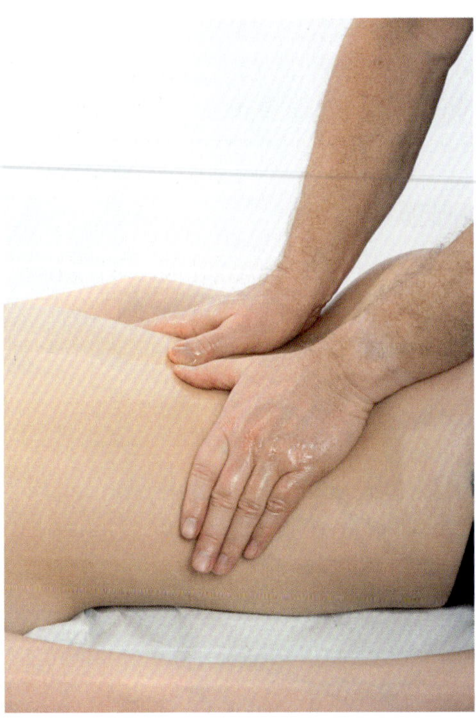

Jetzt führt der Therapeut beide Hände, die Daumen bleiben dabei neben den Dornfortsätzen, herzförmig in Richtung Wirbelsäule.

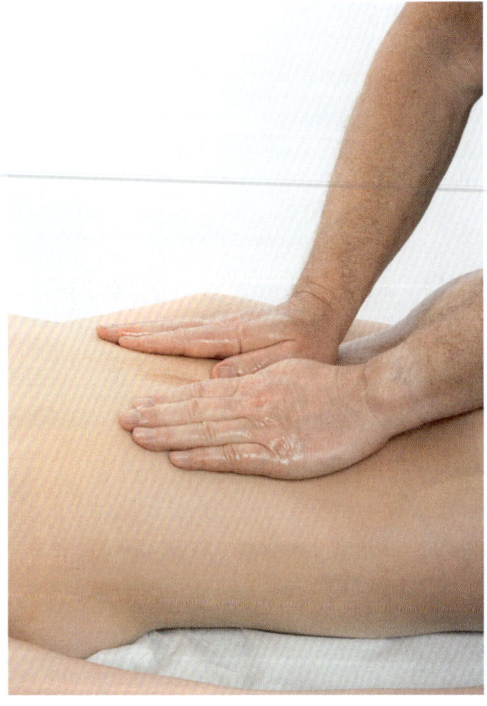

Sie beschreiben eine Herzform.

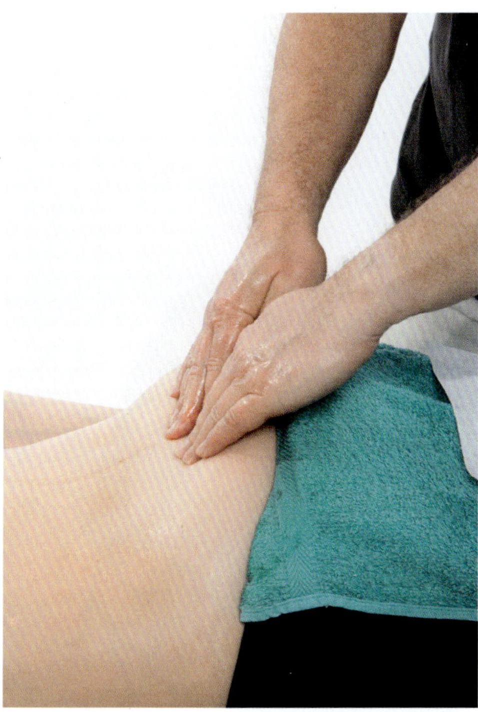

Die Zeigefinger legt der Therapeut auf die Dornfortsätze, die Mittelfinger rechts und links daneben.

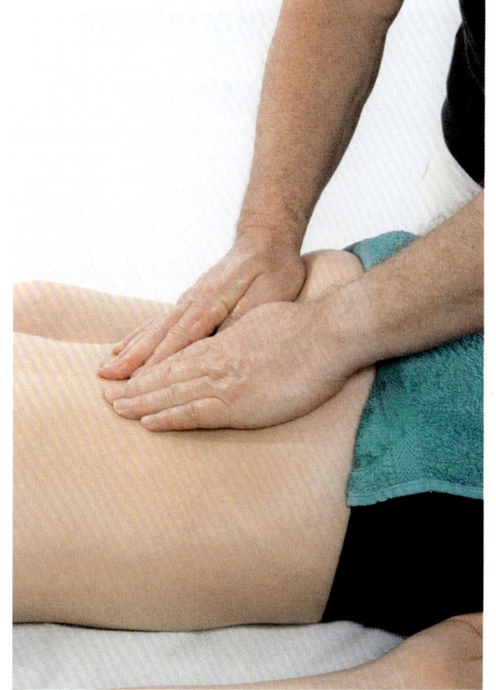

In dieser Hand- und Fingerstellung zieht der Therapeut seine Hände mit sanftem Druck auf die Wirbelsäule nach unten bis zum Kreuzbein.

Während er den „Herzgriff" mehrfach wiederholt, führt der Therapeut seine Hände von Mal zu Mal immer näher zum Kopf des Patienten. Am Hals angelangt, wird der „Herzgriff" mindestens 15-mal wiederholt – also 15-mal von unten nach oben und zurück. Auch hier sind mehr Wiederholungen erlaubt.

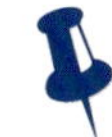 Hinweise:

- Um die Position der Finger nicht verändern zu müssen, arbeitet der Therapeut mit seinem Oberkörper. Beim Gleiten nach oben schiebt er seinen Oberkörper nach vorne, beim Gleiten nach unten zieht er den Oberkörper zurück.
- Der Therapeut sollte darauf achten, dass nach jeder einzelnen Technik der Rücken des Patienten im Bereich der Wirbelsäule erneut gut eingeölt wird. Dabei individuell vorgehen.

Das Video zu 19.5

https://vimeo.com/906344634?share=copy
Passwort: ADT_19

19.6 Magnetisieren und Polarisieren

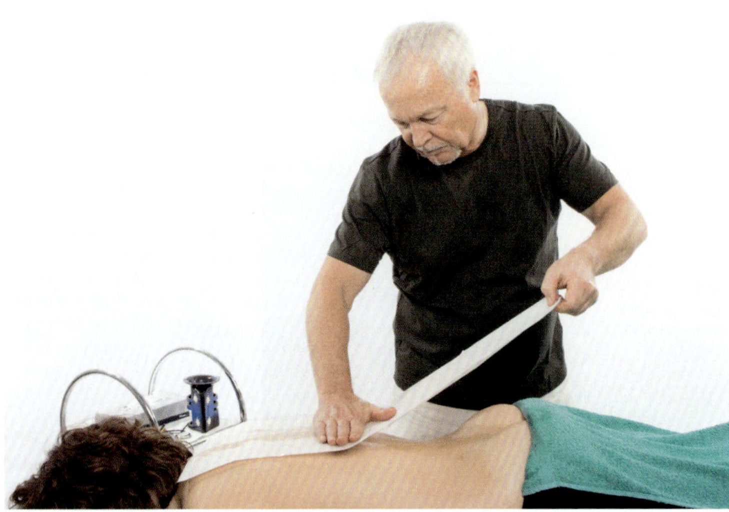

Der Therapeut gibt bei Bedarf neues Öl auf die Wirbelsäule. Anschließend legt er das auf den Beinen liegende Seidenpapier mit der glatten Fläche nach unten auf den Rücken des Patienten.

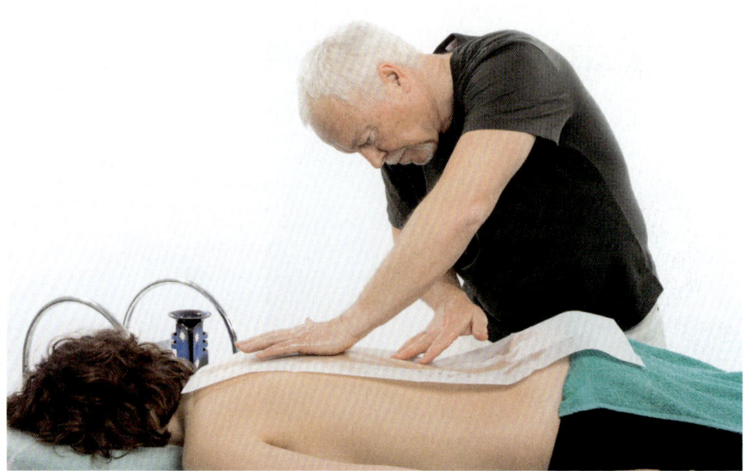

Der Therapeut streicht mit beiden Händen intensiv von oben nach unten über das Seidenpapier. Dabei ist darauf zu achten, dass immer eine Hand in Kontakt mit dem Rücken des Patienten bleibt. Die Hand, die das Gesäß verlässt, macht in der Luft zwei- bis dreimal einen kreisförmigen Schlenker, eine Art Drehung aus dem Handgelenk heraus.

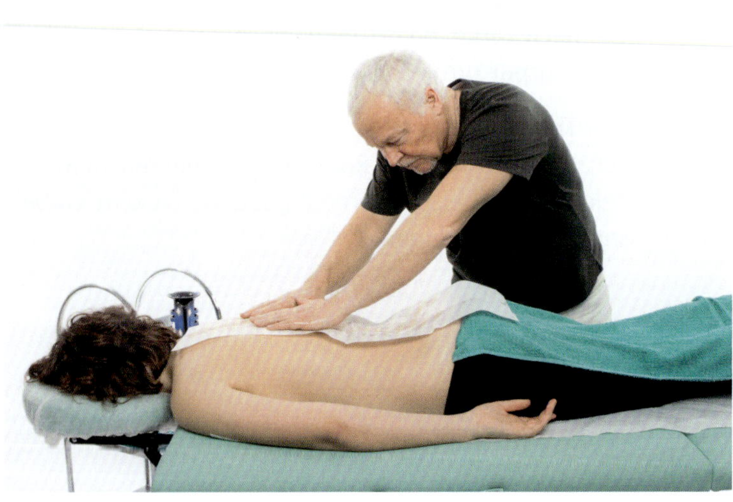

Anschließend streicht der Therapeut den ganzen Körper des Patienten aus. Dazu legt er seine Hände mit den Fingerspitzen zum Kopf gerichtet parallel zur Wirbelsäule am Halsansatz auf das Seidenpapier. Von dort aus gleiten seine Hände über das Seidenpapier nach caudal.

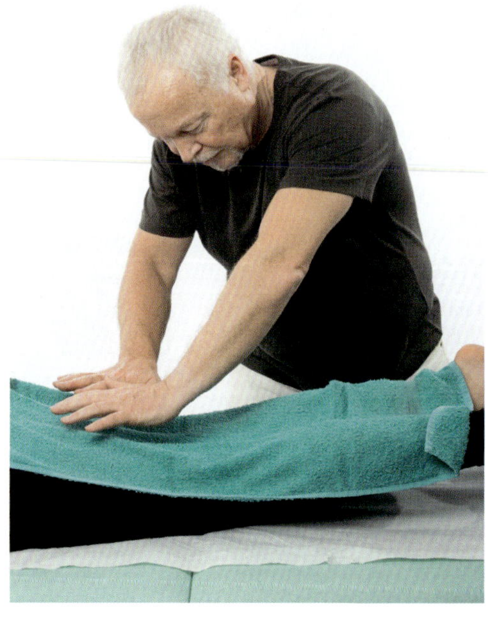

Verlassen die Hände das Seidenpapier, werden sie ohne das Handtuch zu berühren in geringem Abstand über Gesäß, Beine und Füße des Patienten geführt.

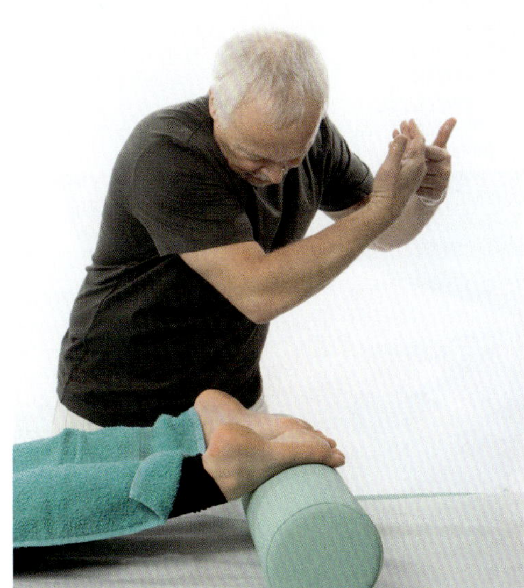

Hinter den Füßen wird das Ausstreichen kreisförmig in der Luft beendet und die Hände anschließend kräftig ausgeschüttelt. Dies wird 3- bis 5-mal wiederholt.

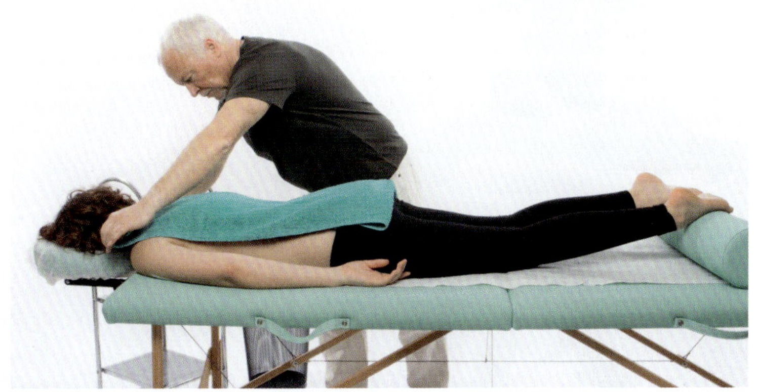

Anschließend das Handtuch von den Füßen nehmen und über das Papier auf den Rücken des Patienten legen.

Zum Abschluss wäscht sich der Therapeut wegen aufgenommener Magnetisierungsrückstände unter fließendem Wasser seine Hände mit Seife.

Das Video zu 19.6
https://vimeo.com/906344648?share=copy
Passwort: ADT_19

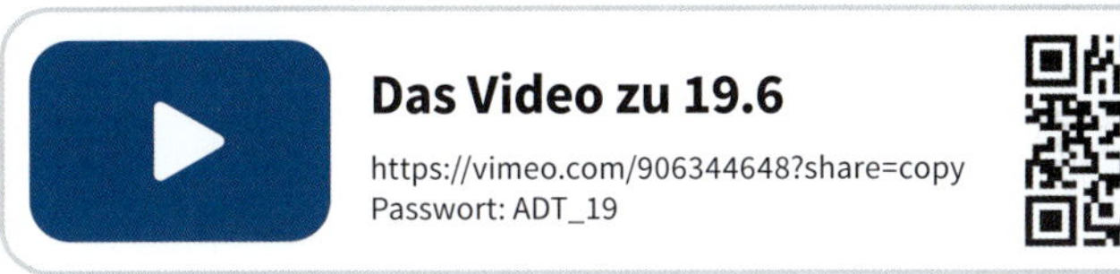

19.7 Übertragen der Heilenergie

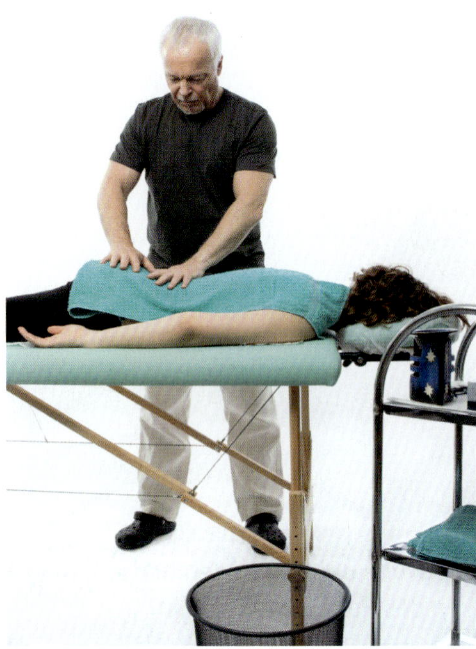

Der Therapeut steht auf der linken Seite der Behandlungsliege. Er legt seine rechte Hand auf das Kreuzbein, seine linke Hand auf die Lendenwirbelsäule. Dabei stützt er sich nicht ab. Vielmehr hat er nur sanften Kontakt zu seinem Patienten. Die Hände sollten sich nicht berühren. Der Therapeut lässt seine Hände auf den vorgenannten Stellen, bis er Wärme – und damit Energie – unter seinen Händen spürt.

Er lässt seine Hände noch ein bis zwei Minuten auf dieser, sich mit Wärme füllenden Stelle, bevor er sie auf die untere und mittlere Brustwirbelsäule auflegt, um auch hier Energie zu übertragen.

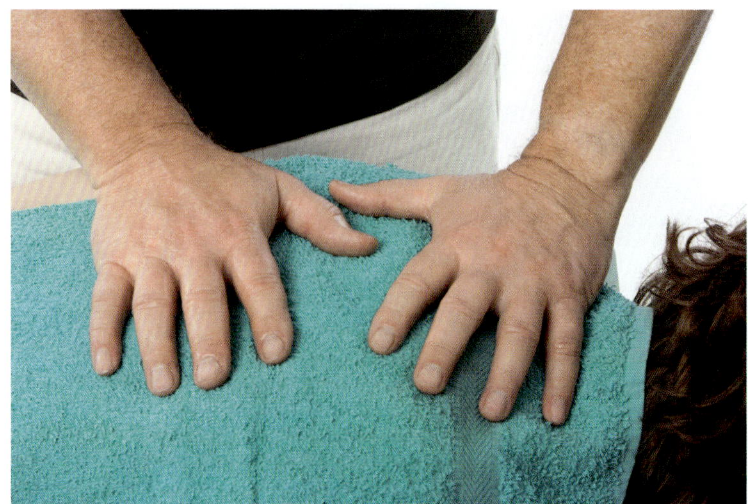

Zuletzt legt er die Hände auf die obere Brustwirbelsäule und den Halsansatz.

Während der ganzen meditativen Phase und des Übertragens der Heilenergie, sollte sich unter den Händen des Therapeuten eine angenehme Wärme aufbauen. Dies kann mehrere Minuten in Anspruch nehmen.

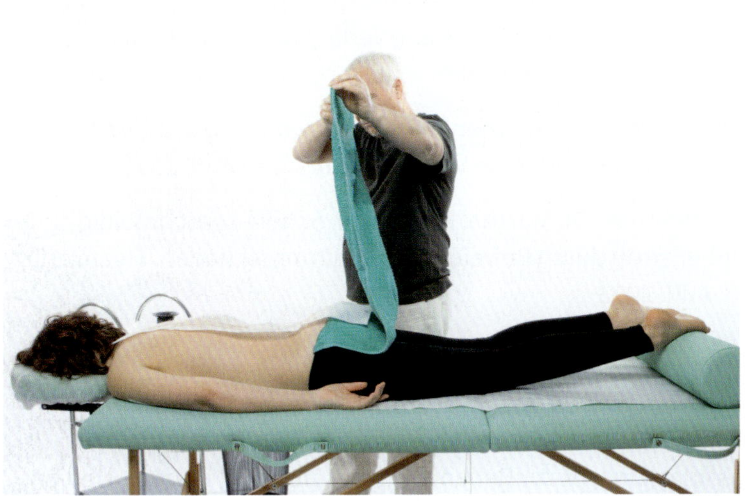

Anschließend geht der Therapeut zurück auf die rechte Seite der Behandlungsliege. Er hebt das auf dem Rücken des Patienten liegende Handtuch ein wenig an, aber so, dass der Rücken nicht abgedeckt wird. Jetzt zieht er das Seidenpapier heraus und entsorgt es.

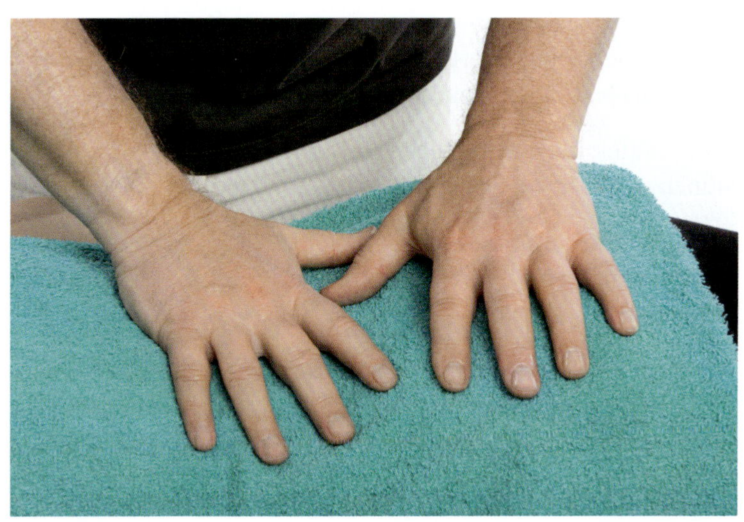

Dann nimmt der Therapeut mit dem Handtuch in wellenförmigen Bewegungen das restliche Öl vom Rücken des Patienten auf.

Am Ende der Massage schließt sich der Kreis. Mit der Schmerzprobe (Kap. 19.2), mit der die Breuß-Massage begonnen wurde, beendet der Therapeut seine Tätigkeit. Er streicht noch fünfmal wie in Kapitel 19.2 beschrieben die Lendenwirbel aus und deckt den Patienten zu.

Sollte der Patient während der Massage eingeschlafen sein, lässt man ihn noch einige Minuten ruhen und weckt ihn dann sanft. Beim Aufstehen steht der Therapeut an der Behandlungsliege und ist dem Patienten beim Aufrichten behilflich. Dabei insbesondere auf den Kreislauf des Patienten achtgeben.

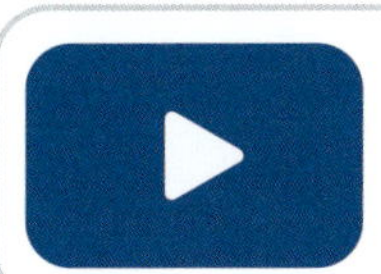

Das Video zu 19.7

https://vimeo.com/908630984?share=copy
Passwort: ADT_19

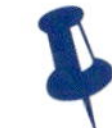

Hinweise:

- Langfristig kann der Therapeut die Heilenergie nicht aus sich allein entnehmen, da sich sein Potential sonst erschöpfen würde. Der Therapeut benötigt daher eine externe Energiequelle. Breuß bat zum Beispiel in einem Gebet um Energie. Woher der Therapeut die nötige Energie erhält oder welche mentalen Verbindungen er dafür herstellt, bleibt ihm überlassen.
- Ohne Seminar sollte die Breuß-Massage nicht praktiziert werden. Während der Ausbildung erhält der Therapeut weitere wichtige Informationen, insbesondere Hinweise zu möglichen Kontraindikationen.

Anhang

Literaturverzeichnis

Bahn, Peter; Bahn, Margit; Raslan, Gamal: Dorn-Therapie und Jin Shin Jyutsu. Der Ratgeber zur Selbsthilfe für Therapeuten und Patienten. ML Verlag, Kulmbach, 1. Auflage 2014

Breidenbach, Olaf; Ewert, Rebecca: Lehrbuch Dorn-Therapie. Mit Breuß-Massage. Sonntag Verlag, Stuttgart 2006

Dorn, Dieter: Die ganzheitliche Methode Dorn. Integral Verlag, München 2007

Dorn, Dieter; Flemming, Gerda: Heilen mit der Methode Dorn. Das Praxisbuch für die sanfte Behandlung von Rücken und Gelenken. Lüchow Verlag, Stuttgart 2003

Graulich, Dr. med. Michael: Wunder dauern etwas länger. Eine schulmedizinische Aufarbeitung der sanften manuellen Therapie nach Dorn. Margarethen Verlag, Ottobeuren, 2. Aufl. 1998

Hansen, Dr. Markus: Der Beinlängendifferenz auf der Spur. Mitschnitt eines Vortrags beim Ausbildertreffen im September 2008, als CD erhältlich über die Firma Panek, Ingenried (Adresse siehe S. 153).

Hay, Louise: Heile deinen Körper. Seelisch-geistige Gründe für körperliche Krankheit. Lüchow Verlag, Stuttgart, 54. Aufl. 2003

Kelder, Peter: Die Fünf „Tibeter". Scherz-Verlag, München 1999

Koch, Helmuth; Steinhauser, Hildegard: Die Dorn-Therapie. Grundlage und praktische Durchführung. Mit Breuß-Massage. ML Verlag, Kulmbach, 5. Auflage 2017

Koch, Helmuth: Poster Die Dorn-Therapie. Beziehung: Wirbel – organische/psychische/seelische Beschwerden. ML Verlag, Kulmbach, 3. vollständig überarbeitete Auflage 2010

Koch, Helmuth; Steinhauser, Hildegard: Bericht zum Deutschen Wirbelsäulen-Kongress der Dorn-Therapie (Kongress-Dokumentationen 1997, 1999, 2001, 2003 und 2005)

Koch, Sven: Dorn-Therapie und Meridian-Lehre, ML-Verlag, Kulmbach, 1. Auflage 2013

Lippert, Dr. Herbert: Lehrbuch Anatomie. Urban & Schwarzenberg, München, 3. Aufl. 1993

Neffe, Franz-Joseph: Sanfte Hilfe für den Rücken durch ein neues Daumendrücken. Neffe Verlag für Könnenschaft, Pfaffenhofen, 2. Aufl. 1998

Platzer, Werner: Taschenatlas der Anatomie. Band 1 Bewegungsapparat. Thieme Verlag, Stuttgart, 6. Aufl. 1991

Podleschak, Dr. Martha: Ismakogie. Schön – geschmeidig – lebensfroh durch Befreiung von Haltungsschäden. Eigenverlag, 8. Aufl. 2003

Raslan, Gamal: Der sanfte Weg zur Mitte: Die Dorn-Methode. Aurum in J. Kamphausen Verlag, Bielefeld, 5. Aufl. 2007

Raslan, Gamal: STR® – Schmerztherapie nach Raslan. Das Erfolgskonzept zur Behandlung der Muskeln, Faszien, Nerven, Gelenke und Organe. Siva-Natara-Verlag, Würzburg, 1. Auflage 2021

Schlaadt, Michael: Die Methode Dorn: Fakten und Meinungen, aus Dorn-Forum Nr. 4 (2004), S. 133ff., Aurum in J. Kamphausen Verlag & Distribution GmbH

Schmitter, Dr. Jürgen: Schmerz – nein danke. Zähne – Kiefergelenk – Wirbelsäule. Eine starke Einheit für Ihre Gesundheit. Eigenverlag, Duisburg 2000

Schwarz, Matthias: Schmerzfrei mit der Dorn-Methode. 45 effektive Übungen zur Selbsthilfe. ML Verlag, Kulmbach, 3., erweiterte Auflage 2013

Schwarz, Matthias: Poster „Übungen mit der Dorn-Methode", ML Verlag, Kulmbach, 3. Aufl. 2013 (auch als Patientenblätter im DIN A4-Format zum Mitgeben erhältlich)

Tepperwein, Prof. Dr. Kurt: Sind Sie sauer? Gesund durch Entsäuerung. Eigenverlag, Ruggell/FL 2002

Adressen

Seminaranbieter

Peter Bahn
Heilpraktiker
Herzogstraße 27
53639 Königswinter
Tel. 02223/9091144
naturheilpraxis-bahn@gmx.de

Gamal Raslan
Praxis für STR® – Schmerztherapie nach Raslan
Johann-Georg-Gademann-Str. 4
97424 Schweinfurt
Tel. 09721/782250
www.gamalraslan.de
kontakt@gamalraslan.de

Sven Koch
Physiotherapeut, Heilpraktiker
Albertstr. 1
79104 Freiburg
Tel.: 0761/8814655
dorn-praxis@gmx.de
www.dorn-praxis.de
www.dorn-methode-therapie.de

Naturheilpraxis Helmuth Koch
Kirchstraße 9
79801 Hohentengen
Tel. 07742/9780028
info@dornmethode.com

Hildegard Steinhauser
Lindauer Zentrum für die Dorn-Methode
Erlachweg 13b
88131 Lindau-Niederhaus
Tel. 08382/23319
www.dornmethode.com
Hildegard.Steinhauser@dornmethode.com

Therapiebedarf Panek
Eisbachweg 26
87666 Ingenried
Tel. 08346/982356
Fax 08346/982368
www.therapiebedarf.net
mail@therapiebedarf.net

Weitere Seminaranbieter im Internet unter
www.dornfinder.org
Holger Verne
Bühlstr. 24
97506 Grafenrheinfeld
Tel. 09723/9370662
Fax 09723/8835

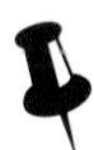

Um Patienten für die eigene Dorn-Praxis zu gewinnen, ist es hilfreich in entsprechende Therapeutenlisten aufgenommen zu werden. Zu nennen sind hier insbesondere www.dornfinder.org, www.dornmethode.com und www.dorn-methode-therapie.de.

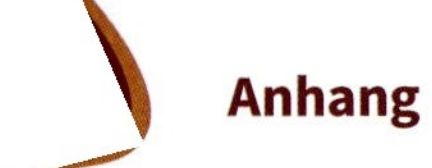

Lehrfilme

„Der DORN-Kongress 2009 (Vol. 1 + Vol. 2) “
Alle Vorträge des Stuttgarter Dorn-Kongresses 2009
auf 9 DVDs
ML Verlag
E.-C.-Baumann-Str. 5
95326 Kulmbach
Tel. 09221/949311
kundenservice@mgo-fachverlage.de
www.ml-buchverlag.de

„The Dorn-Method“. Healing through the spinal column. 2005.
Helmuth Koch
Schulthaiß Str. 1 A
78462 Konstanz
Tel. 07531/2829005
info@dornmethode.com

Prävention und Selbsthilfe

Dieter Dorn hat in all seinen Seminaren und Vorträgen immer wieder explizit darauf hingewiesen, dass die von ihm intuitiv entwickelte Methode nur dann erfolgreich ist, wenn einerseits seine vorgegebenen Selbsthilfeübungen unverzichtbarer Bestandteil der Ausbildung sind und sie andererseits dem Patienten im Rahmen der Prävention zur Selbsthilfe aufgegeben werden.

Insoweit wird das Buch Dorn-Therapie & Jin Shin Jyutsu® empfohlen, das zahlreiche Selbsthilfeübungen beinhaltet und zudem in die heil-energetische Begleitung einführt.

Den Autoren ist es ein Bedürfnis hierauf aufmerksam zu machen, da bedauerlicherweise immer wieder festzustellen ist, dass die Dorn´schen Selbsthilfeübungen in den Seminaren nicht gelehrt werden, respektive die Therapeuten diese nicht an die Patienten weiterleiten.

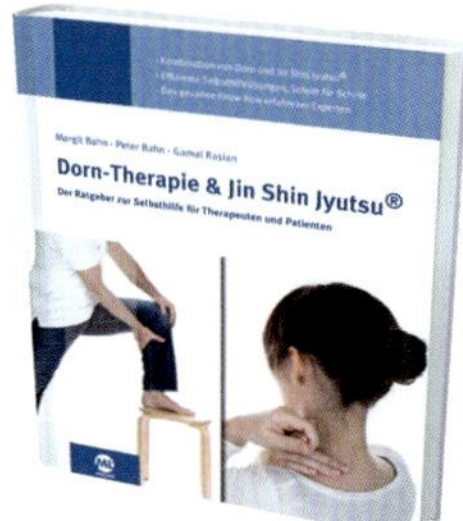

Gamal Raslan, Peter Bahn, Margit Bahn
Dorn-Therapie & Jin Shin Jyutsu®
Der Ratgeber zur Selbsthilfe für Therapeuten und Patienten
1. Auflage 2014, Hardcover, 88 Seiten,
ISBN 978-3-944002-78-1
39,95 Euro

Kongresse

Seit 1997 fand alle zwei Jahre ein Dorn-Kongress in Deutschland statt.

Fachlicher Ansprechpartner für die Dorn-Methode

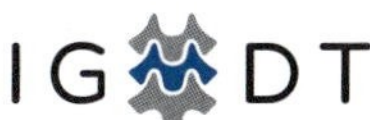

Internationale Gesellschaft für die medizinische Dorn-Therapie e.V. (IGMDT e.V.)

Dieser gemeinnützige Verein wurde von Ärzten, Heilpraktikern, Physiotherapeuten, Ergotherapeuten und medizinischen Masseuren im September 2014 gegründet. Seine Ziele sind die Erforschung der Dorn-Methode, Gesundheitsförderung und Prävention in der Bevölkerung, sowie Durchführung von qualifizierten Seminaren. Das Wissen von Anatomie, Neurologie und Physiologie ist Basis für eine seriöse Anwendung dieser Therapie von medizinischen Heil- und Fachberuflern.
Bisher wurde eine Einzelfallstudie mit dem Thema „Sind Beinlängendifferenzen mit der Dorn-Therapie ausgleichbar?" erstellt, 2019 eine Fachfortbildung zu dem Thema „Differenzierte Behandlung von Hoch/Cervikalen Dysfunktionen" in Stuttgart organisiert, jeweils zwei Mal im Jahr kollegiale Treffen mit Austausch und Weiterentwicklung der Dorn-Therapie, diese Treffen hatten jeweils unterschiedliche Hauptthemen (Stimme-Kehlkopf, Beckenboden-Kreuzbein, Schilddrüse, Meridiane, Kiefergelenk, Kinderheilkunde, Halswirbelsäule, Fallbesprechung aus der Praxis, etc.), zwei Mal als Aussteller und Referent bei den „Süddeutschen Tagen der Naturheilkunde" in Stuttgart teilgenommen, ein kollegiales therapeutisches Netzwerk aufgebaut und veröffentlicht, die Standards der Dorn-Therapie definiert, ein Curriculum für fachliche Dorn-Therapie-Seminare zusammen gestellt und Seminarleiter geprüft.

Sitz des Vereins:
Albertstr. 1
79104 Freiburg
www.igmdt.de

Die Autoren

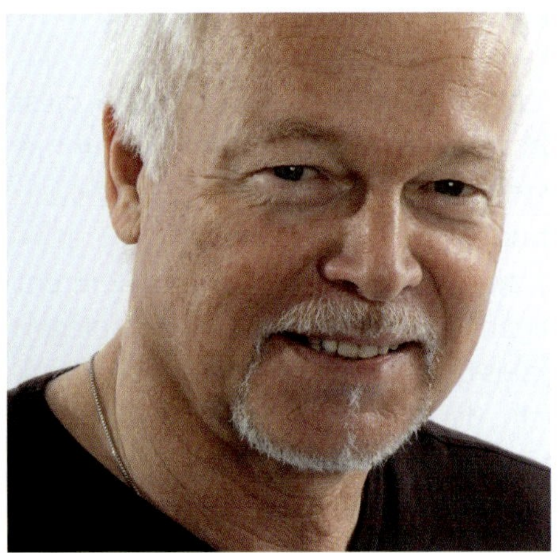

Peter Bahn *(Hauptautor)*

ist Heilpraktiker, Gründungsmitglied der IGMDT e.V. (Internationale Gesellschaft für medizinische Dorn-Therapie e. V.), war jahrzehntelang Dozent und Lehrbeauftragter der Berufsfachverbände „Freie Heilpraktiker", Düsseldorf und „Heilpraktiker Berufs-Bund", Waldeck. Seine Lehrtätigkeit übte er zudem über viele Jahre bei der Tao Chi GmbH, Zürich und der Medical Park AG, Amerang, aus.

2020/2021 absolvierte er erfolgreich die Ausbildung zum Schmerztherapeuten bei der Liebscher & Bracht GmbH und erkannte hierbei den großen Einfluss des muskulären und faszialen Systems auf die Entstehung vieler Krankheitsbilder im Bereich des Bewegungsapparates.

Ein weiteres Fachbuch hat er gemeinsam mit seiner Frau Margit und Gamal Raslan den Dorn´schen Selbsthilfeübungen gewidmet.

Sven Koch

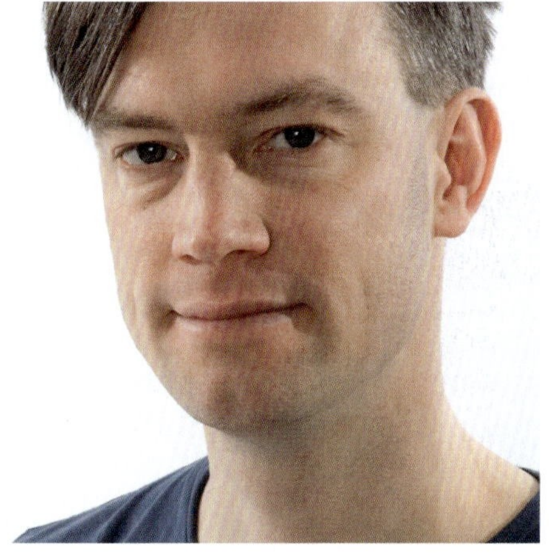

ist Physiotherapeut und Heilpraktiker in Freiburg. Seit 2014 ist er Vorsitzender und Gründungsmitglied der „Internationalen Gesellschaft für medizinische Dorn-Therapie e.V.". Vier Jahre assistierte er bei den Dorn-Seminaren von Helmuth Koch und belegte einige Seminare bei Dieter Dorn.

Seit dem Jahr 2000 leitet er überwiegend in medizinischen Fortbildungszentren in Deutschland, Schweiz und Norwegen Dorn-Seminare. Er ist Fachbuchautor von „Dorn-Therapie und Meridian-Lehre" und hat einige Fachartikel über die Dorn-Methode veröffentlicht. Von 1999 bis 2011 gehörte er zum Organisationsteam des Dorn-Kongresses. Einige medizinische Fachplakate über die Dorn-Therapie mit den Themen Meridian-Lehre, neurologische Segmente und Innere Organe (Viszerum) hat er gestaltet.

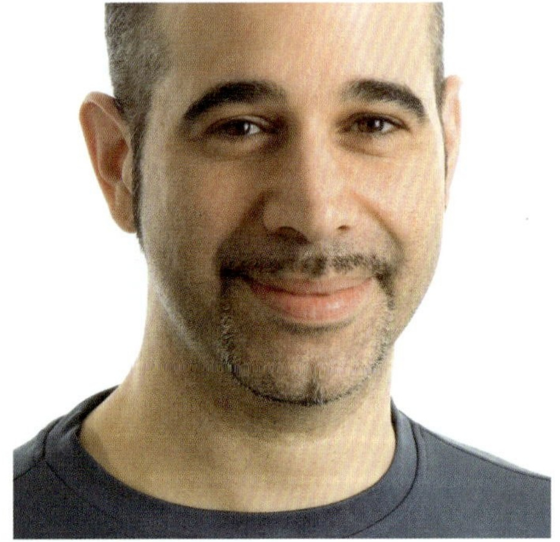

Gamal Raslan

zählte ebenfalls zum Organisationsteam des deutschen Wirbelsäulenkongresses. Der Masseur und medizinische Bademeister machte sich 1996 mit einer Praxis für Physiotherapie selbstständig.

Als Dozent im In- und Ausland bildet er seit 2000 in der Dorn-Methode, Energiearbeit, Sensomotorics, Gua Sha Therapie und nach eigenem Schmerztherapiekonzept STR®-Schmerztherapie aus.

Gamal Raslan ist Autor des Buches „Die Dorn-Methode: Der sanfte Weg zur Mitte" erschienen im Deutschen, Spanischen und Tschechischen sowie als Ebook. Er ist Co-Autor der Bücher „Dorn-Therapie und Jin Shin Jyutsu" und „STR®-Schmerztherapie nach Raslan".

Für Dorn-Therapeuten und ihre Patienten

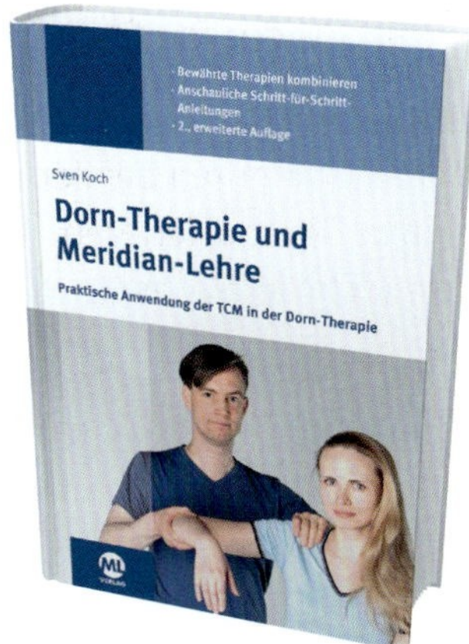

Sven Koch

Dorn-Methode und Meridian-Lehre

Die Traditionelle Chinesische Medizin eröffnet Dorn-Therapeuten über die Nutzung der Meridiane gänzlich neue Möglichkeiten. So kann sich die Dysfunktion eines Wirbels im gesamten Meridianverlauf und im gesamten Funktionskreis auswirken und Beschwerden verursachen. Energiefülle und -leere, Yin und Yang, 5-Elemente, Kreislauf der Förderung und Kontrolle, Organ-Uhr und Schichtverbindungen werden mir ihren Zusammenhängen mit der Dorn-Therapie angewendet. Es gibt direkte Zuordnungen von einzelnen Gelenken und Wirbeln zu Meridianen und deren Funktionskreisen. In diesem Buch wird systematisch eine Analyse von Ursachen und Beschwerden und deren Wahrscheinlichkeiten dargestellt.
Die ganzheitliche Betrachtung dieser beiden Medizinkonzepte erweitert Diagnose und Behandlung an entscheidenden Stellen. Das Buch wendet sich an Dorn-Therapeuten, die das Wissen der TCM nutzen wollen.

2. Auflage 2022, Hardcover, 172 Seiten, ISBN 978-3-96474-615-3, ***39,95 Euro***

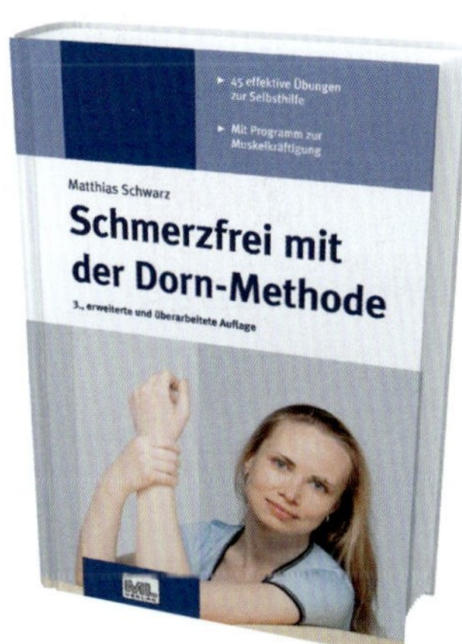

Matthias Schwarz

Schmerzfrei mit der Dorn-Methode

Die ebenso einfache wie effektive Wirbeltherapie von Dieter Dorn der Dorn-Methode hat sich in den letzten Jahren wie kaum eine andere alternative Behandlungstechnik bei Rücken- und Gelenkschmerzen durchgesetzt. Der Heilpraktiker und Dorn-Therapeut Matthias Schwarz assistierte bei Dieter Dorn und spezialisierte sich bereits 1992 auf die Dorn-Methode. Mit *Schmerzfrei mit der Dorn-Methode* stellt er erstmals ein umfassendes Selbsthilfe-Programm für den Laien vor. Es erklärt nicht nur alle Dorn-Selbstübungen mit Bild, sondern sieht auch ein Muskelkräftigungsprogramm zur Stabilisierung des Heilerfolgs vor und bringt viele nützliche Tipps für die Entlastung des Rückens am Arbeitsplatz und in der Freizeit.

3. Auflage 2013, Hardcover, 268 Seiten, ISBN 978-3-944002-45-3, ***29,95 Euro***

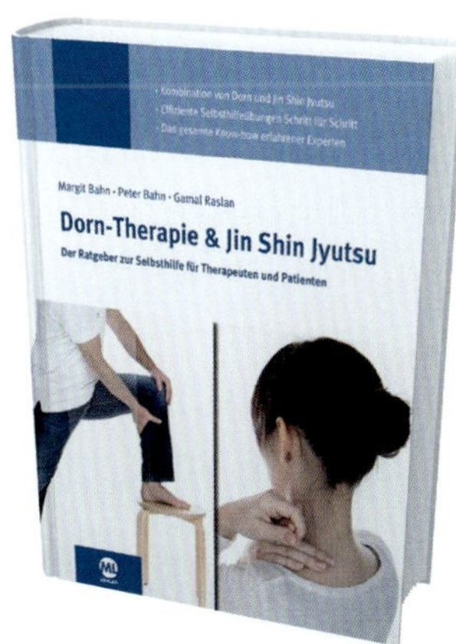

Margit Bahn · Peter Bahn · Gamal Raslan

Dorn-Therapie & Jin Shin Jyutsu

Bewährtes aus der Praxis kombinieren – Dorn-Therapie und Jin Shin Jyutsu sind zwei erfolgreiche Therapien. Doch die Verbindung beider Behandlungsformen steigert die positive Wirkungsweise. Dieses Buch zeigt, wie Dorn-Therapie und Jin Shin Jyutsu miteinander verbunden werden können:

- Hintergründe und Gemeinsamkeiten beider Behandlungsmethoden
- Strukturierte und verständliche Darstellung der Kombination von Dorn-Therapie und Jin Shin Jyutsu
- Schritt für Schritt zu effizienten Selbsthilfeübungen durch zahlreiche Abbildungen
- Hochwertiges Nachschlagwerk

1. Auflage 2014, Hardcover, 88 Seiten, ISBN 978-3-944002-78-1, ***39,95 Euro***

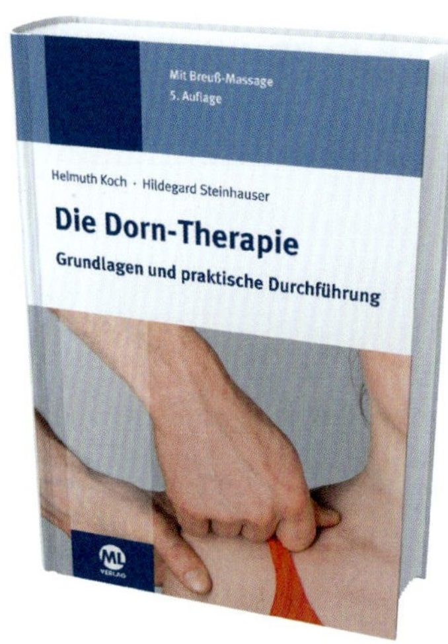

Helmuth Koch ·
Hildegard Steinhauser

Die Dorn-Therapie

5. Auflage 2017
240 Seiten, 90 Fotos und Illustrationen
ISBN 978-3-947396-01-6

44,95 Euro

Das führende Lehrbuch der Dorn-Therapie. Hier erfahren Sie als Therapeut alles, was Sie über die Dorn-Therapie und Breuß-Massage wissen müssen:
Was gehört in eine Dorn-Praxis, wie funktioniert Dorn bei Säuglingen, wie bei Erwachsenen und welche Theorie steckt eigentlich dahinter?

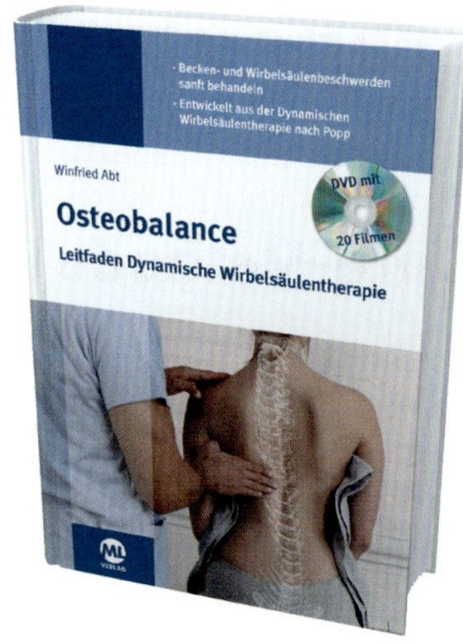

Winfried Abt

Osteobalance

2. Auflage 2020, Hardcover
128 Seiten, mit DVD mit 20 Filmen
ISBN 978-3-96474-319-0

39,95 Euro

Osteobalance basiert auf der Dynamischen Wirbelsäulentherapie nach Popp, einer Weiterentwicklung der Dornmethode:
Der Patient führt einen Muskelzug aus, der Therapeut lenkt die Bewegung. So lassen sich Fehlstellungen sanft und wirkungsvoll korrigieren.

Dazu die passenden Poster

Helmuth Koch

Die Dorn-Therapie

Beziehung zwischen Wirbeln und organischen sowie psychischen Beschwerden. Ein Muss für jede Dorn-Praxis.
ISBN 978-3-929338-58-4, DIN A1

19,95 Euro

Matthias Schwarz

Übungen mit der Dorn-Methode

Dorn-Übungen für Kopf, Hüfte, Finger, Beine.
Mit Kräftigungsprogramm für die Hütte.
ISBN 978-3-929338-34-8, DIN A1

19,95 Euro

Übungen mit der Dorn-Methode, Patientenblätter

So nehmen die Patienten Ihren Therapieerfolg mit nach Hause
ISBN 978-3-96474-408-1, 100 Stück, DIN A4

25,– Euro

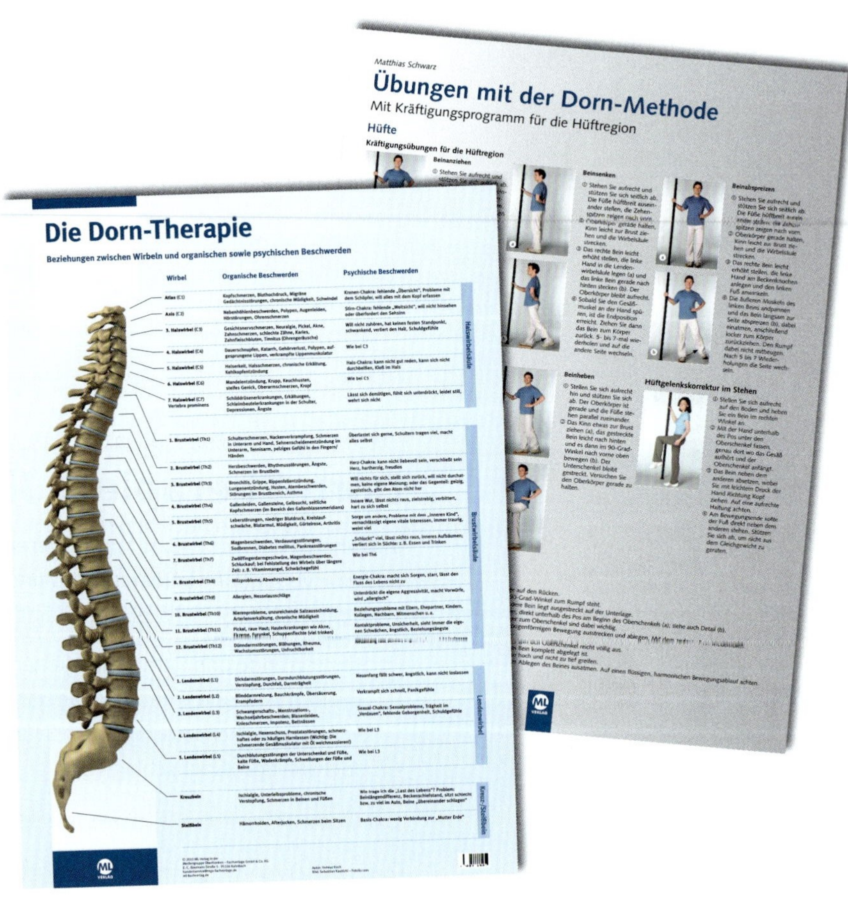

Weitere Fachliteratur im ML Verlag

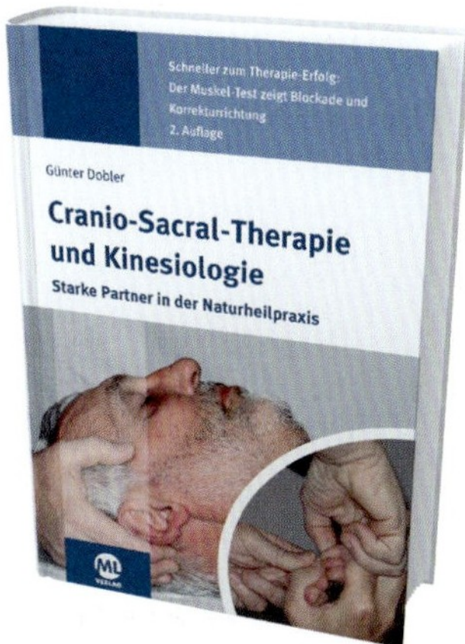

Günter Dobler

Cranio-Sacral-Therapie und Kinesiologie

Günter Dobler präsentiert eine praxiserprobte Vorgehensweise, wie sich cranio- sacrale Korrekturen in die therapeutische Arbeit integrieren lassen. Anhand von zahlreichen Abbildungen und Fotos erläutert er den Ablauf des kinesiologischen Muskeltests, das cranio-sacrale System und den Gesamtablauf der Testung und Korrektur cranio-sacraler Störungen. Wer bereits kinesiologisch arbeitet, erlernt die leicht umsetzbare Anwendung der wichtigsten cranio-sacralen Korrekturen. Der Cranio-Sacral-Therapeut kann mithilfe des kinesiologischen Muskeltests nicht nur Zeit sparen, sondern hat auch eine Möglichkeit zu sondieren.

2. Auflage 2023, Hardcover, 112 Seiten, ISBN 978-3-96474-647-4, ***39,95 Euro***

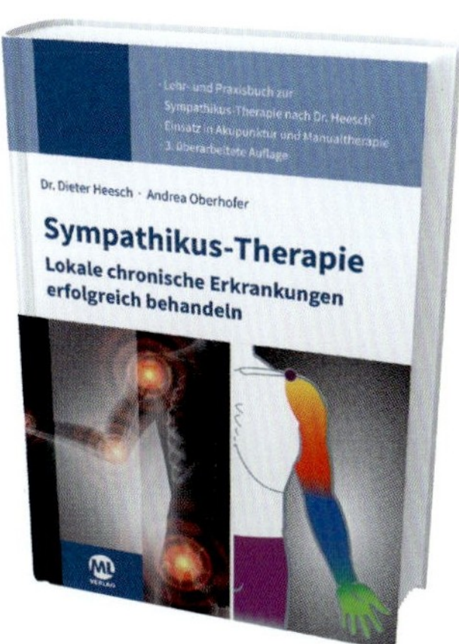

Dr. Dieter Heesch · Andrea Oberhofer

Sympathikus-Therapie

Viele vegetative Erkrankungen haben eine Ursache: die Bedrängung des Sympathikus, unseres Leistungsnerven. Wenn dieser – häufig durch Wirbelblockierungen – irritiert ist, kann das zu chronischen lokalen Schmerzen und Erkrankungen führen.

Das Autorenteam stellt eine leicht zu erlernende, sehr sanfte Methode vor, die nach Vorgaben des Modells der vertebro-vegetativen Kopplung arbeitet. Da der Sympathikus als Generalist im Körper alle Bereiche versorgt, lassen sich durch seine Behandlung unterschiedlichste Beschwerdebilder beeinflussen, wie z. B. Migräne, funktionelle Organstörungen (z. B. Reizdarmsyndrom), chronische Schulter-Arm-Schmerzen oder auch das Restless-Legs-Syndrom sowie Heilungsstörungen nach Operationen.

3. Auflage 2023, Hardcover, 136 Seiten, ISBN 978-3-96474-725-9, ***49,95 Euro***

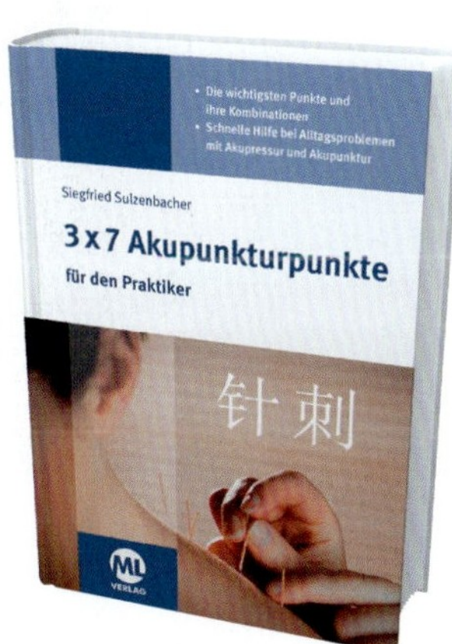

Siegfried Sulzenbacher

3 x 7 Akupunkturpunkte für den Praktiker

Mit wenigen wirkungsvollen Punkten viel bewegen – das ist die Devise dieses Akupunktur-Büchleins.

- Die 21 wichtigsten Punkte – inkl. Wirkrichtung und Kombinationsmöglichkeiten mit anderen Punkten
- Behandlung von Notfällen mittels Akupunktur

Ein handliches Nachschlagewerk für unterwegs, das sich für akupunkturerfahrene Heilpraktiker und Ärzte ebenso eignet, wie für manuelle Therapeuten und Einsteiger.

1. Auflage 2018, Hardcover, 80 Seiten, ISBN 978-3-947566-31-0, ***25,– Euro***

Leseproben und Bestellung unter shop.mgo-fachverlage.de